消化管病理標本の読み方

編集　中村　眞一

執筆

中村眞一／新井冨生／山野泰穂

海上雅光／大倉康男／和田　了

九嶋亮治／菅井　有／八尾隆史

吉野　正／豊田　実

改訂2版

日本メディカルセンター

◆編　集
中村　眞一　DPR株式会社
　　　　　　（前　岩手医科大学医学部臨床病理　教授）

◆執筆者一覧(執筆順)
中村　眞一　DPR株式会社
　　　　　　（前　岩手医科大学医学部臨床病理　教授）
新井　冨生　東京都老人医療センター臨床病理科　医長
山野　泰穂　秋田赤十字病院消化器病センター第2消化器科　部長
海上　雅光　わたり病院病理科
大倉　康男　杏林大学医学部病理学　准教授
和田　　了　順天堂大学医学部附属静岡病院病理診断科　科長
　　　　　　／医学部・大学院医学研究科　教授
松本　道男　順天堂大学医学部附属静岡病院病理診断科(前科長)
山野　三紀　順天堂大学医学部附属静岡病院病理診断科　医局長
　　　　　　／医学部　助教
九嶋　亮治　滋賀医科大学医学部附属病院病理部　准教授
菅井　　有　岩手医科大学医学部病理学講座分子診断病理学分野　教授
八尾　隆史　順天堂大学医学部人体病理病態学講座　教授
恒吉　正澄　九州大学大学院医学研究院形態機能病理　教授
吉野　　正　岡山大学大学院医歯薬学総合研究科病理学　教授
豊田　　実　札幌医科大学医学部生化学講座　教授
今井　浩三　札幌医科大学　学長
篠村　恭久　札幌医科大学医学部内科学第一講座　教授

推薦の言葉

　このたび中村眞一教授の編集の元，若手執筆者の協力で『消化管病理標本の読み方』改訂版が上梓された．まことにご同慶の至りである．

　本書の旧版は『臨牀消化器内科』に連載された論文を中心に，平成11年11月に発行されたが，今回の版では，その後さらに新たに詳しく書き改められ，最近新たに発見された事項や，誤解を招きやすい概念についても大変わかりやすく漏れなく記載されている．

　近年消化器内視鏡の一層の発展に伴い，諸疾患の内視鏡的治療とくにESDが注目を浴び，早期胃癌，大腸癌，食道癌などの内視鏡的切除が諸施設で活発に行われるようになってきた．ESDでは，病変が漏れなく一括切除されることが理想で，各施設ともそのための努力が払われているが，確実に切除が行われたか，それとも断端に癌組織が残されているのかの判定は，予後を左右するきわめて重要なことになっている．しかし切除手技自体は内視鏡医の手で行われるにしても，切除標本についての詳細な病理学的検討は内視鏡医の手には負えず，病理専門家の領域であって，内視鏡医が手を出さない，極論すれば手を出しても自分では正確な判定が不可能なものであった．

　しかし内視鏡的治療とくにESDの一般化に伴い，臨床医自身の目で切除標本を検討し，治療の成否を判定する，さらには通常の検査での生検標本を検査医自身で観察判定できるようにすることは，一連の診療行為としてきわめて重要かつますます必要になってきたといっても過言ではない．また手術摘出標本について病理の報告を正しく理解することも重要なことである．従来内視鏡医にとって，病理医からの報告は必ずしも十分には理解されず，病理医には常識なことが，内視鏡医には馴染みがなく，その内容を誤解あるいは理解しがたかったことも否めない．

　中村教授が以前強調されたごとく，旧版も病理学的素養の少ない内視鏡医のための病理標本検討の正しい理解の解説書であった．しかし内視鏡医にとって病理医が書かれたことを理解するのは決して容易ではなく，時にはその内容，表現を誤って解釈，理解している危険も少なからずあったといわざるをえない．

　今回の改訂版ではその点に一層の注意が払われ，よりわかりやすくかつ具体的に病理学的事項が説明され非常に理解されやすい内容となっている．このようなことから本書は，内視鏡医が病理診断の報告書を得た時に，その報告を参考に，自ら標本を検鏡し，病理診断を自身の目で確認する場合に，記載された内容を理解するのに格好な手引きとなる図書であると信じている．

　かつて旧版発行時に筆者は編集者に病理の知識のない一般内視鏡医に内容がよく理解できるように，カラー組織図とともに，同じ標本の白黒像をセットとして掲載し，それに注目点，所見の説明を書き込めば，読者にとって大変わかりやすくなるのではないかと進言させていただいたことがあった．筆者のこの意見を入れられて，旧版では病理組織標本の顕微鏡図の提示とともに同じ標本の白黒写真像が付記され，その図に細かい解説，留意点をつけていただいた．幸いこの企画は成功であったが，このたびの改定版ではさらに病理組織標本の顕微鏡図の提示とともに，同じ図をすべてカラー図として，その図に所見の詳細，解説，留意点が書き込まれ，より理解しやすい書物になった．また必要に応じて強拡大像も掲載され組織所見の理解に一層の

努力が払われている．

　以上により，本書は摘除標本ならびに生検組織を自身でも検鏡し，病理報告書の内容を十分理解したいという内視鏡医にとって，きわめて有用な手引になるものと信じ，臨床医家の臨床能力の一層の向上に役立つものと考え，ここにご推薦申し上げる次第である．

平成20年9月

聖マリアンナ医科大学客員教授

丹羽　寛文

改訂版の出版にあたって

　平成11年（1999年）に『消化管病理標本の読み方』が出版されて9年が経過した．本書は生検病理標本の解説書であるが，今までの解説書にはない特色が二つある．ひとつは内視鏡医を対象とした病理の解説書ということである．病理組織像の解説書はその多くが病理の知識をもった読者を想定して作られたものであるが，本書は内視鏡医が病理報告を得て，報告書を参考にして自ら標本を検鏡し病理診断を確認する際に役立つ，病理標本の解説書というコンセプトで企画・出版されたものである．したがって，内視鏡医のみならず消化管を専門としていない病理医や，これから病理医を目指す初学者にとっても参考になる解説書となった．このコンセプトを支えたのが二つ目の特色で，組織像に詳細な図解が添えられていることである．組織像内の病変が矢印や線で具体的に示され，初学者にも容易に理解できる方式を取っている．このユニークなアイデアは，日本消化器内視鏡学会理事長の丹羽寛文先生によるものである．丹羽先生は内視鏡の開発・改良や内視鏡による診断技術開発などに長年携わるなかで，病理の知識が内視鏡医に不可欠であることと，その病理の知識を学ぶ適切な解説書がないことを痛切に感じておられたと思われる．本書は丹羽先生のアイデアを具現化したものである．

　初版では6人であった執筆者が，改訂版で11人とほぼ倍増した．執筆者はその分野における日本の第一人者である．また内容も大幅な改訂となった．食道，胃，小腸，大腸の各臓器の固有な疾患の解説は従来どおりであるが，各臓器にわたり発生する疾患は別項目として扱った．すなわち，悪性リンパ腫，カルチノイド腫瘍，GIST，消化管ポリポーシスは一括して解説する方式である．これにより記載の重複を避け，各臓器での疾患の共通点と相違点が比較して記述され，理解を深める工夫とした．また残胃に発生する疾患と虫垂疾患および消化管と遺伝子異常の項を新設した．残胃は生理的な状態ではなく，発癌過程も異なると考えられる．生検材料の診断もこの状況を考慮しながら行わなければならない．虫垂は内視鏡医にとって常に鑑別診断として考慮しなくてはならない臓器である．消化管の遺伝子解析を新たに加えたのは，消化管病変の原因や発生過程，発育進展のより深い理解のためには，遺伝子の知識は不可欠であると考えたからである．時代がさらに進めば，治療や予防に関しても遺伝子の知識は必要となってくる．本書の必読項目である．

　病理標本の材料を快く提供してくださった関連病院の諸先生方と，初版同様に忙しい執筆者を叱咤激励し，細部にわたるまで心を配り，読みやすく理解しやすい改訂版に仕立て直した日本メディカルセンターの有田敏伸氏に心より感謝申し上げる．

平成20年9月

DPR株式会社（元 岩手医科大学臨床病理）

中村　眞一

※本書に掲載された組織像は，基本的にHE染色によるものであり，
　それ以外については染色法を付記した．

初版　序(抜粋)

　近年消化管に関する重要な発見や新たな概念の導入が相次いだ．*Helicobacter pylori* の胃十二指腸病変における関与が明らかになり，MALT リンパ腫や胃癌との関連も明らかになりつつある．表面型大腸腫瘍が多数発見されるようになり，大腸癌の組織発生に一石を投ずるとともにその組織診断基準がわが国の病理医間で一致しないことが問題となった．癌における遺伝子解析も大腸癌がモデルとなって進んでいる．消化管粘膜下腫瘍に GIMT の概念が導入され腫瘍の組織発生が再検討されている．

　また電子内視鏡，拡大内視鏡や超音波内視鏡などの画像診断機器が大変進歩し，それに裏付けられた消化管病変の診断技術も近年飛躍的に向上した．この診断技術を利用して内視鏡的ポリープ切除術や粘膜切除術なども盛んに行われるようになった．消化管疾患を病理の立場からながめてきた者にとっても，この刺激的で，知的興味の尽きない時代に身を置き活動できた幸せを感じている．

　本書は雑誌『臨牀消化器内科』に連載された「消化管病理標本の読み方」を基にしているが，21世紀の病理診断を担う若手の病理医に大部分の項を分担して頂いた．当然のことながら先に触れた新たな発見や概念についても漏れなく記載したつもりである．

平成 11 年 10 月

岩手医科大学医学部臨床病理教授

中村　眞一

目　次

1　病理診断の書き方と読み方……………………中村眞一，新井冨生　13

　　Ⅰ．病理報告書の構成要素／13
　　Ⅱ．病理診断の書き方／13
　　　　病理診断の構成要素／13　Group 分類と病理診断／14
　　　　採取方法と病理診断／14　意味をなさない病理診断／14
　　Ⅲ．病理診断の記載例／15
　　　　食道／16　胃／16　十二指腸／18　空腸・回腸病変／18
　　　　大腸／19

2　臨床診断に基づいた標本の処理………………………山野泰穂　21

　　Ⅰ．病理診断材料を得る前に―臨床の立場から／21
　　Ⅱ．生検の理想と問題点／23
　　Ⅲ．標本の取り扱い／24
　　Ⅳ．標本の取り扱いの実際／25

3　食　道……………………………………………………海上雅光　31

　　Ⅰ．食道の正常構造／31
　　Ⅱ．診断名の使用法／31
　　Ⅲ．発生異常／32
　　Ⅳ．炎症，びらんおよび潰瘍／33
　　Ⅴ．Barrett 食道／34
　　Ⅵ．良性腫瘍／35
　　Ⅶ．悪性腫瘍／36
　　　　扁平上皮内腫瘍／36　浸潤性扁平上皮癌／37
　　　　扁平上皮癌の特殊型／38　扁平上皮癌以外の癌／39
　　　　Barrett 腺癌／40　粘膜切除標本（EMR，ESD）について／40

 胃

A．非腫瘍性病変 ……………………………………………………… 大倉康男　45
  Ⅰ．正常組織／45
    粘膜の組織所見／45　粘膜筋板から漿膜までの組織所見／48
  Ⅱ．胃　炎／48
    急性胃炎／48　慢性胃炎／48
    Helicobacter pylori（*H. pylori*）／50　A型胃炎／50
    肥厚性胃炎／50　胃腸吻合部隆起性病変／51
  Ⅲ．びらん・潰瘍／51
    壊死物と肉芽組織／51
    再生上皮／52　線維化／53
  Ⅳ．ポリープ／53
    過形成性ポリープ／53　胃底腺ポリープ／54
    炎症性類線維性ポリープ／55
  Ⅴ．胃黄色腫／55
  Ⅵ．異所性組織／56
    粘膜下異所性胃腺／56　異所性膵／57

B．腫瘍性病変 ………………………………………………………… 新井冨生　58
  Ⅰ．胃生検標本の見方の実際／58
  Ⅱ．胃腺腫／58
    扁平腺腫／58　大腸型腺腫／59
    幽門腺型腺腫／59
  Ⅲ．胃　癌／61
    腺腔形成のみられる胃癌の診断／61
    腺腔形成のみられない胃癌の診断／62
    特殊な形態を示す胃癌の診断／64
  Ⅳ．胃腺腫，胃癌と鑑別を要する病変あるいは胃癌の診断が困難な病変／65
    悪性リンパ腫と鑑別が必要な未分化癌／65
    異型を示す血管内皮や間質細胞／66
    MALT lymphoma における変性腺管／66
    印環細胞癌に類似した形質細胞／66
    胃腺窩上皮細胞に類似した腺癌／66
    腸上皮化生に類似した腺癌／66　乳癌からの転移／68

C．残胃病変 …………………………………… 和田　了，松本道男，山野三紀　69
  Ⅰ．残胃炎／69
    吻合部残胃炎／69　吻合部領域以外の残胃炎／72
    Helicobacter pylori と残胃炎／72　gastritis cystica polyposa／72

　　　　Ⅱ．残胃の癌／73
　　　　　　吻合部残胃新生癌／73　吻合部以外の残胃新生癌／76

5　十二指腸・小腸　　　　　　　　　　　　　　　　　　　　　　九嶋亮治　81

　　　　Ⅰ．マクロ解剖学／81
　　　　Ⅱ．正常組織／81
　　　　　　小腸上皮共通の構築／81
　　　　　　十二指腸には粘液腺があるが，空腸と回腸にはない／82
　　　　　　小腸粘膜にはリンパ装置が発達している／83

■十二指腸の病理　　　　　　　　　　　　　　　　　　　　　　　　　85

　　　　Ⅰ．十二指腸炎／85
　　　　　　十二指腸と *Helicobacter pylori*／85
　　　　　　非特異性(特発性)十二指腸炎と *H. pylori* 関連十二指腸炎／85
　　　　　　特異性(続発性)十二指腸炎／86
　　　　Ⅱ．そのほか知っておくべき十二指腸非腫瘍性疾患の組織所見／89
　　　　　　アミロイドーシス／89　リンパ管拡張症／89
　　　　Ⅲ．十二指腸の腫瘍様病変／89
　　　　　　胃上皮化生と異所性胃粘膜／89　ブルンナー腺過形成と過誤腫／89
　　　　　　胃腺窩上皮型過形成と過形成性ポリープ／91　異所性膵／91
　　　　Ⅳ．十二指腸の上皮性腫瘍(腺腫と腺癌)／92
　　　　　　小腸腫瘍における十二指腸腫瘍の特殊性／92　十二指腸腺腫／92
　　　　　　十二指腸腺癌／92　内分泌細胞腫瘍／95　悪性リンパ腫／96

■空腸・回腸の病理　　　　　　　　　　　　　　　　　　　　　　　　96

　　　　Ⅰ．吸収不良症候群／96
　　　　　　Whipple 病／96　セリアック・スプルー／96
　　　　　　イソスポーラ症，ジアルジア症，糞線虫症，リンパ管拡張症／97
　　　　Ⅱ．肉芽腫性炎症／97
　　　　　　エルシニア症／97　腸結核症／98　クローン病／98
　　　　Ⅲ．血流障害が原因となる小腸疾患／98
　　　　　　虚血性小腸炎(狭窄型)／98　血管炎／98
　　　　Ⅳ．発生機序のよくわからない潰瘍性病変／100
　　　　　　単純性潰瘍とベーチェット病／100　非特異性多発性小腸潰瘍症／101
　　　　Ⅴ．最近注目されている小腸病変／101
　　　　　　慢性活動性 EB ウイルス感染症／101　NSAIDs 関連疾患／101
　　　　Ⅵ．憩室症／102
　　　　　　メッケル憩室とその翻転／102　小腸憩室／102
　　　　Ⅶ．空腸・回腸の腫瘍様病変と腫瘍／103

inflammatory fibroid polyp(IFP)／103　腺腫と腺癌／103
悪性リンパ腫／103　軟部腫瘍／103

6　虫　垂 ……中村眞一　105

Ⅰ．正常組織／105
Ⅱ．虫垂炎／106
　　急性炎症／106　虫垂周囲炎／108
　　慢性炎症／108　特殊な炎症／109
Ⅲ．腫　瘍／111
Ⅳ．悪性上皮性腫瘍／112
　　大腸型腺癌／112　粘液囊胞腺癌／112
　　印環細胞癌／113
Ⅴ．その他の病変／114
　　憩室／114　過形成性ポリープ／116
　　neuroma(neurogenic hyperplasia)／116

7　大　腸 …… 117

A．炎症性疾患 …… 菅井　有　117

Ⅰ．大腸の正常粘膜／117
Ⅱ．炎症性腸疾患の病理診断／118
Ⅲ．炎症性腸疾患の診断のための確認手順／118
　　発症年齢を確認する／118　症状を確認する／118
　　直腸の炎症状態を確認する／118
　　病変は直腸を含む連続性病変であるかどうかを確認する／118
　　大腸のどの部分に病変を認めるかを確認する／118
　　病変はスキップしているのか，または区域性であるのかを確認する／118
　　スキップ病変である場合，回盲部との関係を確認する／119
　　潰瘍の形態を確認する／119
　　潰瘍と腸間膜もしくは結腸紐との関係を確認する／119
　　病理組織像に pathognomotic はない／119
Ⅳ．潰瘍性大腸炎／119
　　概　念／119　活動期／120　緩解期／120
Ⅴ．クローン病／124
　　概　念／124　病　理／124　生検の際の重要所見／127
Ⅵ．炎症性腸疾患の鑑別上重要な疾患／128
　　腸結核／128　虚血性大腸炎／129

薬剤起因性大腸炎／131　単純性潰瘍，腸型ベーチェット／131
粘膜脱症候群／132　アメーバ赤痢／132
Ⅶ．生検診断のポイントになる組織像のまとめ／135

B．非腫瘍性ポリープ　　　　　　　　　　　　　　　　　　　　　　　八尾隆史，恒吉正澄　136
Ⅰ．過形成性ポリープ／136
Ⅱ．炎症性ポリープ／138
Ⅲ．inflammatory myoglandular polyp／140
Ⅳ．粘膜脱症候群／141
Ⅴ．cap polyp/polyposis／143
Ⅵ．腸管気腫性嚢胞症／144
Ⅶ．colonic muco-submucosal elongated polyp／145

C．腫瘍性病変　　　　　　　　　　　　　　　　　　　　　　　　　　　　　　菅井　有　147
Ⅰ．大腸腺腫と粘膜内癌／148
　　管状腺腫／148　pseudocarcinomatous invasion／157
Ⅱ．鋸歯状病変／158
Ⅲ．管状絨毛腺腫／161
Ⅳ．絨毛腫瘍／162
Ⅴ．表面陥凹型腫瘍の病理組織診断／163

8　消化管全般にわたる疾患　　　　　　　　　　　　　　　　　　　　　167

A．悪性リンパ腫　　　　　　　　　　　　　　　　　　　　　　　　　　　　　吉野　正　167
Ⅰ．胃 MALT リンパ腫の診断基準と診断の実際／167
Ⅱ．除菌反応性と組織像／172
Ⅲ．胃びまん性大細胞型 B 細胞リンパ腫／173
Ⅳ．十二指腸の濾胞性リンパ腫／174
Ⅴ．小腸の T 細胞性リンパ腫／175
Ⅵ．大腸のリンパ腫／176

B．消化管カルチノイド腫瘍　　　　　　　　　　　　　　　　　　　　　　　新井冨生　177
Ⅰ．カルチノイド腫瘍の基本構造／178
Ⅱ．カルチノイド腫瘍の組織診断／180
　　生検材料における診断の実際／180　切除材料における断端の取り扱い／183
　　手術材料における診断／183
Ⅲ．カルチノイド腫瘍の取り扱い—悪性度の評価を含めて／183
Ⅳ．内分泌細胞腫瘍の概念／184

C. Gastrointestinal stromal tumor（GIST） ……………… 菅井　有　188

Ⅰ．GIMT の分類／188
Ⅱ．GIST のリスク分類／189
Ⅲ．GIMT の各タイプの病理組織像／189
　　GIST の病理組織像／189　平滑筋腫の病理組織像／194
　　神経系由来の GIMT（so called schwannoma）／196
Ⅳ．GIST の診断に抗体は何を用いるか？／198
Ⅴ．消化管の GIST の問題症例の解説／199
　　c-kit 陰性 GIST／199　小腸の GIST／199
Ⅵ．GIMT 診断の診断工程／201

D. 消化管ポリポーシス ………………………… 八尾隆史，恒吉正澄　203

Ⅰ．家族性大腸腺腫症／204
Ⅱ．Peutz-Jeghers 症候群／205
Ⅲ．若年性ポリープ／ポリポーシス／208
Ⅳ．Cronkheit-Canada 症候群／210
Ⅴ．Cowden 病／211

9　消化管と遺伝子異常 ……………… 豊田　実，今井浩三，篠村恭久　213

Ⅰ．大腸癌における遺伝子異常／213
　　Two hit セオリー／213　多段階発癌／214
　　ゲノム網羅的解析により明らかとなった新規大腸癌関連遺伝子／215
　　マイクロサテライト不安定性／215　染色体不安定性／217
　　エピジェネティックな異常／217
　　CpG island methylator phenotype（CIMP）／218
　　組織形態と遺伝子異常／220
Ⅱ．胃癌における遺伝子異常／220
Ⅲ．食道癌における遺伝子異常／220
Ⅳ．家族性消化管腫瘍と遺伝子異常／221
Ⅴ．非上皮性腫瘍における遺伝子異常／221

索　引…………223

コラム

食道癌取扱い規約改訂について……海上雅光／43
胃癌取扱い規約について……………大倉康男／77
大腸癌取扱い規約改訂について……中村眞一／166

病理診断の書き方と読み方

　本稿は，病理医のための内容であるが，同時に病理診断を受け取る内視鏡医にとっても重要なメッセージが含まれている．病理診断書が不十分であることは，実は珍しいことではない．病理診断を臨床に還元するためには，病理診断書は本来どのように書かれるべきか，病理医のみならず内視鏡医も理解しておく必要がある．内視鏡医に役立つよき病理医を育てるのは，内視鏡医でもあることを理解していただきたい．

I．病理報告書の構成要素

　病理報告書は，通常，病理診断と病理所見から構成されている．病理診断を記載する欄が最初にある．次に病理所見を書く部分があり，ここには余白は十分にある．適切なたとえではないかもしれないが，新聞になぞらえると病理診断は「見出し」であり，病理所見は「記事」にあたる．病理診断は，簡潔に的確に病変の核心部分を，診断材料を提供した臨床医に伝えることを目的としている．病理所見は病理診断の解説を行うところで，組織所見の説明とそこから考えられる疾患や鑑別診断などを挙げて，最終的に病理診断を下した理由が述べられる．また臨床上の疑問点や治療方針への言及などが記載される．病理診断はすでに述べたごとく新聞の「見出し」にあたる部分であるから，病理医はどのようにすれば決断した病理診断を的確に臨床医に伝えられるかを考えなくてはならない．

II．病理診断の書き方

1．病理診断の構成要素

　病理診断は三つの構成要素からなる[1),2)]．最初に狭義の病理診断，次に由来臓器あるいは臓器を構成する部分名などで，最後は採取方法である．いくつかの例を示す；

- Well differentiated adenocarcinoma of the stomach, Group V（biopsy の代わり）
- Advanced cancer of the stomach, distal gastrectomy
- Hyperplastic polyp of the stomach, polypectomy
- Early cancer of the ascending colon, EMR
- Long-standing ulcerative colitis with low-grade dysplasia of the sigmoid colon, multiple colonic biopsy

2. Group 分類と病理診断

　生検材料のなかで，消化管（胃，大腸）生検の数がもっとも多く，一般の医療機関であれば生検のほぼ半分以上を占めている．消化管疾患の診療において Group 分類は定着しているが，元来 Group 分類の目的は癌か否かを明確に判断し伝えることにある．胃癌取扱い規約には，「Group 分類は，胃生検において胃癌ないしそれと関係の深い上皮性病変の組織学的判定を，簡単に表現するために設定された」ものであり，「Group 分類と組織診断とは併記しうる」と記載されている[3]．また，大腸癌取扱い規約でも，「Group 分類は病変の組織異型度で癌か非癌かの区別を明確にすることを目的するものであるが，各 Group 分類に病変の組織診断を併記することを原則とする」とある[4]．

　しかしながら，その病理診断報告書のなかには Group Ⅰ とか Group Ⅲ としか記載されていないものが時折みられる．Group 分類に関するアンケート調査でも，Group 分類のみを病理診断とすると回答した病理医が全体の9％あった[5]．Group Ⅰ のなかには病変のない粘膜だけでなく，腸上皮化生やびらん，潰瘍，アミロイドーシスなど多くの疾患が含まれる．Group Ⅰ の記載だけでは，胃生検材料で正常組織および異型を示さない良性（非腫瘍性）病変[6]という情報だけである．同様に，Group Ⅲ の中身は腺腫であったり，良性・悪性境界病変であったりする．診療上は Group Ⅲ という分類より，腺腫なのかあるいは癌が疑われるのかのほうが重要である．

　このように，病理報告にもっとも重要なのは組織診断であり，Group 分類は良悪性の判定を平易に伝えるための手段でしかない．したがって，Group 分類のみを診断名に記載することは，規約の意図や目的から大きく逸脱した行為と言わざるをえない．

　以上のような理由から，病理診断の欄にはまず組織診断を記載し，次に Group 分類を併記すべきである．

3. 採取方法と病理診断

　病理診断の構成要素の3番目が採取方法である．この記載がない報告書が多い．生検と内視鏡的粘膜切除（EMR/ESD）では意味合いがまったく異なる．生検では，病変のごく一部が採取されたものであるから，患者の体内に病変は残っている．ところがEMR/ESD では病変の全摘出が目的でなされたものであるから，病変の質的診断のみならず，側方や深部断端での病変の有無，脈管侵襲なども検討されなければならない．当然，EMR/ESD と手術摘出でも，病理診断の質的相違に関しては同じことが言える．病理診断が Early cancer of the stomach だけでは，患者はどのような状況に置かれているのかまったくわからない．採取方法を記載しない病理医は，おそらくこのような想像力が欠如しているものと考える．

4. 意味をなさない病理診断

　一番意味のない病理診断は"See description"である．「見出し」作成作業を放棄した病理医が用いる用語である．"See description"には，病理診断も臓器も採取方法も見当たらないから，ここから得られる情報は何もない．所見に詳しく書いてあるでは

ないかとの言い訳が必ずあるが，病理医の一番重要な仕事は病理診断を決断することであり[2]，病理所見はその説明にすぎない．過去の病理診断既往を閲覧するときに，"See description"が出てくるとがっかりする．"See description"は病理診断ではなく，そこから何の情報も得られない．

また，前述したようにGroup分類のみを診断名として記載することも意味をなさない．とくに，潰瘍性大腸炎などの炎症性腸疾患を疑って生検した場合，診断名として"Group 1"のみの記載はdysplasiaや癌がみられないこと以外の情報は何もない．それで十分だと感じる臨床医もいるかもしれないが，炎症に関する病理診断がないことに多くの臨床医は困惑していることであろう．このような場合，炎症の程度や種類，推定される病態などを診断名に書く必要がある．同様に，アミロイド沈着の有無を組織学的に診断する目的で胃生検したにも関わらず，病理診断を"GroupⅠ"とするのも意味がない．このような場合には，"Gastric mucosa without amyloid deposition, GroupⅠ"のように，アミロイド沈着の有無を診断名に反映させる必要がある．同じ病理組織像を示す検体であっても，臨床医の要望や想定している病態によって病理診断の書き方が変わることを，病理医はもっと認識すべきである．

III. 病理診断の記載例

日常の消化管生検材料では，大部分が病変の乏しい材料であり，特殊な疾患の頻度はまれである．病理診断報告書に記載される病理診断も実際には定型化されている．前述した病理診断の三要素を守ったうえで，日常よく使用される病理診断の記載例を**表1-1～5**に示す．参考になれば幸いである．

表1-1 食道病変の病理診断の記載例　　〔　〕註

	状　況	記載例
1	食道粘膜の重層扁平上皮のみ採取され，ほとんど著変のみられない場合	Esophageal mucosa without significant change, biopsy
2	食道生検の粘膜固有層乳頭周辺の上皮内に軽度の炎症細胞浸潤がみられる場合	Esophageal mucosa with mild inflammation, biopsy〔軽微な炎症細胞浸潤のみで esophagitis とすべきではない〕
3	食道の小潰瘍性病変で単純ヘルペス感染を伴った場合	Esophageal ulcer with herpes simplex virus infection (or viral esophagitis with ulceration), biopsy
4	不染帯からの生検材料で，重層扁平上皮の再生性変化がみられた場合	Regenerative esophageal mucosa, biopsy
5	不染帯からの生検で，扁平上皮癌がみられた場合	Squamous cell carcinoma of the esophagus, biopsy
6	表面平滑な小隆起性病変で粘膜筋板由来の平滑筋腫の場合	Leiomyoma arising from the muscularis mucosae of the esophagus, biopsy
7	食道下部の腺上皮を生検し，扁平上皮島が散見され Barrett 食道が示唆された場合	Squamous islands in the glandular esophagus, suggestive of Barrett's esophagus, biopsy
8	Barrett 食道からの生検で腺癌がみられた場合	Adenocarcinoma arising from the Barrett's esophagus, biopsy

表1-2 胃病変の病理診断の記載例　　〔　〕註

	状　況	記載例
病的意義に乏しい組織		
1	ごく軽度の腸上皮化生や炎症細胞浸潤の増加を認めるのみで，病的意義に乏しいと思われる場合	Gastric mucosa without significant change, Group Ⅰ〔Group 分類は生検材料のみに用いられるもので，Group Ⅰは生検を意味する〕
過形成性病変		
2	内視鏡的に 2～3 mm の小隆起として生検され，胃腺窩上皮細胞の限局性の過形成がみられた場合	Focal foveolar hyperplasia of the stomach, Group Ⅰ
3	内視鏡的に数 mm のⅠs型ポリープとして認識され，生検された場合	Polypoid foveolar hyperplasia of the stomach, Group Ⅰ
4	Ⅰsp型，Ⅰp型の比較的大きなポリープを内視鏡的に粘膜切除した場合	Foveolar hyperplastic polyp of the stomach, EMR
5	胃底腺領域の小隆起性病変から生検され，胃底腺ポリープであった場合	Fundic gland polyp of the stomach, Group Ⅰ

表 1-2　胃病変の病理診断の記載例（続き）

	状　況	記載例
炎症性病変		
6	好中球を含む炎症細胞浸潤が粘膜固有層・粘膜上皮内にみられ，胃腺窩上皮表面に H. pylori が散見される場合〔細菌の同定には，CLO テストや呼気テストを併用することが望ましい〕	Gastritis with H. pylori infection, Group I
7	通常の胃粘膜よりリンパ球を主体とした炎症細胞浸潤の増加がみられる場合	Gastric mucosa with inflammation, Group I〔臨床的，内視鏡的に gastritis を指摘されず，軽度の炎症細胞浸潤を認めるだけで gastritis と診断するのは適切でない〕
潰瘍・びらん		
8	潰瘍辺縁の再生変化のみられる粘膜上皮と潰瘍底の肉芽組織あるいは炎症性滲出物がみられた場合	Gastric ulcer, Group I
9	潰瘍が浅く粘膜内にとどまり，その周辺の胃腺窩上皮に再生性変化がみられた場合	Gastric erosion, Group I
10	再生性変化のみられる胃粘膜が採取されたが，潰瘍底の組織や炎症性滲出物がみられない場合，あるいは潰瘍瘢痕から採取された場合	Regenerative gastric mucosa, Group I
11	いわゆる「タコいぼびらん」の部位から生検され，軽微なびらんとその周囲の再生性・過形成性変化がみられた場合	Gastric mucosa with erosive-regenerative change, Group I
化生性病変		
12	胃粘膜（の一部）に腸上皮化生がみられた場合	(Partly) intestinalized gastric mucosa, Group I
腫瘍性病変		
13	内視鏡的に扁平隆起を示す腫瘍からの生検で腺腫の場合	Flat adenoma of the stomach, Group III
14	内視鏡的に腫瘍が疑われ，組織標本でも癌を疑う異型腺管が少量みられた場合	Atypical glands, suggestive of adenocarcinoma, of the stomach, Group III
15	明らかな癌ほど異型は強くないが，腫瘍細胞の核配列の乱れ，表層分化などの観点から極高分化腺癌とした場合	Very well differentiated tubular adenocarcinoma of the stomach, Group IV
16	管状（乳頭）腺癌の場合	Tubular (papillary) adenocarcinoma of the stomach, Group V
17	表面陥凹型の早期胃癌により幽門側胃切除術を施行した場合	Early cancer of the stomach, stage I A, distal gastrectomy : 1) Locus L Less, pType 0 IIc, 3.5×2.0 cm in size, tub2, int, pT1(SM1), INFβ, ly1, v0, PM(−), DM(−). 2) No lymph node metastasis, 0/12(pN0)
18	進行癌により全胃切除術を施行した場合	Advanced cancer of the stomach, stage IIIB, total gastrectomy : Locus U Gre, pType 3, 5.4×4.8 cm in size, por2＞sig, sci, pT3(SE), INFγ, ly0, v1, PM(−), DM(−). 2) Extensive lymph node metastasis, 25/34(pN2)

表1-2 胃病変の病理診断の記載例（続き）

	状況	記載例
非上皮性腫瘍		
19	GIST のため，胃部分切除された場合	Gastrointesitnal stromal tumor, high malignant potential, of the stomach, excision
20	悪性リンパ腫を疑い生検した場合〔免疫染色も参考にして〕	Diffuse large B-cell lymphoma of the stomach, biopsy
21	リンパ球浸潤が目立つ胃粘膜で，lymphoepithelial lesion や centrocyte-like cell がみられた場合	MALT lymphoma of the stomach, biopsy

表1-3 十二指腸病変の病理診断の記載例　　〔　〕註

	状況	記載例
1	十二指腸球部の小隆起性病変で，絨毛上皮に胃腺窩上皮化生がみられ軽度の過形成を伴っている場合	Metaplastic foveolar hyperplasia of the duodenum, biopsy
2	十二指腸球部の小隆起性病変で，十二指腸粘膜内に胃底腺を含む胃粘膜組織がみられた場合	Ectopic gastric mucosa in the duodenum, biopsy
3	十二指腸球部の隆起性病変で，Brunner 腺の増生，拡張がみられた場合	Duodenal mucosa with Brunner's gland hyperplasia, biopsy
4	潰瘍性病変から採取され，再生粘膜と潰瘍底の肉芽組織が認められた場合	Duodenal ulcer (or erosion), biopsy
5	潰瘍性病変から採取され，再生性変化を示す十二指腸粘膜だけであった場合	Regenerative duodenal mucosa, biopsy〔潰瘍瘢痕の場合もこのような診断になる〕
6	十二指腸乳頭部近傍の隆起性病変の生検で良性の場合	Adenoma of the duodenum, biopsy
7	十二指腸第2部の乳頭部外にみられた癌の場合	Adenocarcinoma of the duodenum, biopsy

表1-4 空腸・回腸病変の病理診断の記載例

	状況	記載例
1	悪性リンパ腫で小腸を部分切除した場合	Malignant lymphoma of the small intestine, excision : 1) Grossly infiltrating type, 9×5 cm in size, diffuse large B-cell lymphoma, depth ss, ly1, v1, PM (−), DM (−). 2) No lymph node involvement, 0/8
2	陥頓鼠径ヘルニアで壊死に陥った小腸を部分切除した場合	Hemorrhagic infarction of the small intestine, excision (clinically, incarcerated inguinal hernia)
3	絞扼性イレウスで虚血性変化のみられた小腸を切除した場合	Ischemic enteritis involving the small intestine, excision (clinically, strangulation ileus)

表1-5 大腸病変の病理診断の記載例

	状 況	記載例
炎症性病変		
1	非特異的炎症所見を認める場合	Nonspecific colitis, Group 1
2	虚血性腸炎が疑われ大腸生検された場合	Colitis with crypt dropout, suggestive of ischemic colitis, biopsy. あるいは Colonic lesion, compatible with ischemic colitis, biopsy
3	内視鏡的にも疑われ，組織学的にも陰窩膿瘍など潰瘍性大腸炎を示唆する所見がみられた場合	Colitis with crypt abscess, suggestive of active phase of ulcerative colitis, biopsy
4	潰瘍性大腸炎のため長期経過観察中，dysplasia のスクリーニングで多数の生検を行った場合	Long-standing ulcerative colitis with low-grade dysplasia of the sigmoid colon, multiple colonic biopsy
5	臨床的にクローン病を疑い直腸生検した場合	Proctitis with scatteted epithelioid granulomas, strongly suggestive of Crohn's disease, biopsy
上皮性腫瘍		
6	S状結腸のIsp型ポリープを生検した場合	Tubular adenoma with moderate atypia of the sigmoid colon, Group 3
7	横行結腸ポリープの粘膜切除術で粘膜下層に浸潤する癌がみられた場合	Well differentiated adenocarcinoma with submucosal invasion of the transverse colon, EMR
8	上行結腸の扁平隆起性病変を粘膜切除した場合	Sessile serrated polyp with atypical glands of the ascending colon, EMR
9	盲腸癌を生検した場合	Poorly differentiated adenocarcinoma of the cecum, Group 5
10	上行結腸癌で右半結腸切除術を施行した場合	Advanced cancer of the ascending colon, stage Ⅲa, right hemicolectomy：1) Type 2, 6.3×5.5 cm in size, tub2, pSS, INFβ, ly2, v1, pPM0, pDM0. 2) Lymph node metastasis, 1/23(pN1)
11	術前に放射線照射後の直腸癌切除例の場合	Advanced cancer of the rectum(Ra), stage Ⅱ, low anterior resection：1) Type 2, 3.4×3.3 cm in size, tub2, INFβ, pSS, ly0, v1, pPM0, pDM0. 2) No lymph node metastasis, 0/12(pN0). 3) Radiotherapeutic effect, Grade 1a

文　献

1) 向井　清：病理診断の流れとその運用．向井　清，真鍋俊明，深山正久 編：外科病理学 第4版．文光堂，東京，2006：1-20
2) Rosai J：Introduction. Rosai and Ackerman's Surgical Pathology, ninth edition. Mosby, Edinburgh, 2004：1-23
3) 日本胃癌学会 編：胃癌取扱い規約 第13版．金原出版，東京，1999：92-93
4) 大腸癌研究会 編：大腸癌取扱い規約 第7版．金原出版，東京，2006：64-65
5) 中村眞一，菅井　有，加藤　洋：胃生検組織診断分類(Group分類)の問題点―アンケート調査による検証．胃と腸　2004：39；1449-1455
6) 日本胃癌学会 編：胃癌取扱い規約第13版．金原出版，東京，1999：28

〈中村眞一，新井冨生〉

臨床診断に基づいた標本の処理

　病理診断は臨床医，とくに内視鏡医にとって病変あるいは疾患を疑って採取した組織の一部あるいはすべてから「回答」を得るに等しい．臨床医はこの「回答」に基づいて患者に総合的に診断を下し，次なる治療方針を決定し展開していくのは当然であるが，一方で自身の内視鏡診断や画像診断の正当性や診断能向上も培われるものとなる．したがって病理診断には正確性が求められるわけであるが，たとえ病理医の診断精度が一定であったとしても検体材料に不備があれば正しい診断には導かれず臨床像との乖離が生じる原因となる．以上の問題を防止する意味で臨床医，とくに内視鏡医としての心得を述べたい．

I．病理診断材料を得る前に—臨床の立場から

　生検はじめ病変や疾患に対する病理診断は，診断そのものの確定や治療方針を決定するうえでも臨床医として重要視すべきものの一つである．しかし正しい病理診断を得るためには診断材料の質が問われる．すなわち病変や疾患の肝となるところを臨床医がいかに捉え採取してきたかが重要であり，それに基づいた病理診断であることを念頭に置く必要がある．闇雲に採取された診断材料では高名な病理医をもってしても正しい診断は得られないのである．

　消化管では正確な内視鏡診断こそが，正しい診断材料を病理側に提供できる唯一の手段である．正確な内視鏡診断あるいは病変の特徴を捉えるために内視鏡医がすべきことは，通常観察ばかりではなく色素内視鏡にて病変全体の形態的特徴である隆起・陥凹の有無，空気変形，ひだ集中の有無とその収束点，白斑の有無，病変内の色調の違いなどを捉えること，さらに著者らは拡大内視鏡を用い病変表層の微細構造を観察し，時にはNBI（Narrow Band Imaging）を用いた微細血管構築像やEUS（超音波内視鏡）を用いて病変の特徴を捉えることをルーチンに心がけている．病変の特徴を捉え，それが反映される部位を捉えることが可能であれば，仮に生検する場合にも生検すべきポイントも必然的かつ明瞭に判断でき，その部位を狙った狙撃生検が可能である（**図2-1**）．

　これまでの拡大内視鏡診断と病理診断との対比の研究成果もありバーチャルバイオプシーの領域に達しつつあるため，病変の特徴ばかりではなく，ある程度分化度の違い，深達度，脈管侵襲の予測がなされるようになり，著者は実際に生検することは非常にまれである．むしろ病変に手を加える場合は生検ではなく完全切除を目指した内視鏡治療（EMR，ESD），もしくは外科切除の選択といった治療にまで言及し，診断から治療まで総合的に考えるべきであると思っている．

　また近年ESD（内視鏡的粘膜下層剥離術）が消化管における腫瘍径が大きい病変に対しても

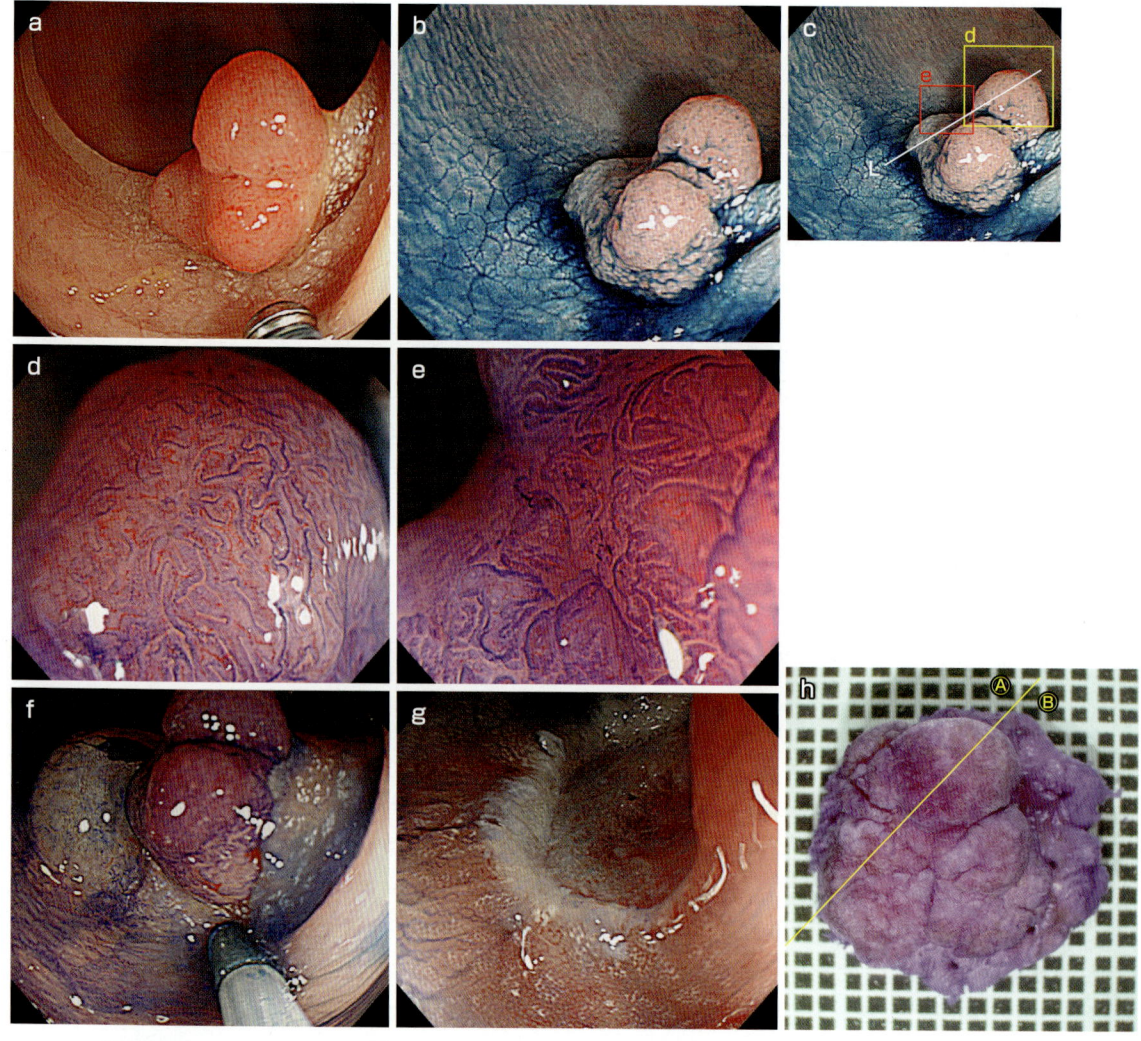

図 2-1 大腸における内視鏡診断から標本切り出しまでの流れ

a：通常観察では一見普通のポリープに見えるが，周囲正常粘膜に白斑が存在している．
b：インジゴ・カルミン撒布による色素内視鏡では，隆起部分とやや陥凹した部分が観察できる．
c：拡大観察の部位（d，e）および切片作成部位（L）を示す．
d：クリスタル・バイオレットによる拡大観察では，隆起部分は管状 pit が規則性をもって均一に配列されている（III$_L$ 型，IV 型の混在）．
e：陥凹様の部分では，隆起部分と異なり pit の大きさや開口部が不規則で，大小不同を示しており不整であり，一部 pit の観察が困難な部分も存在している（V$_I$ 型）．
f：拡大所見では隆起部分は腺腫性，陥凹様部分は粘膜内癌から SM 軽度浸潤も考えられ，完全切除を目指した EMR が施行された．
g：切除断端には拡大観察でも腫瘍性 pit の遺残がなく，完全切除であると判断できる．また穿孔，出血も生じていない．
h：実体顕微鏡で観察して III$_L$ 型を示す隆起部分と V$_I$ 型が認められた陥凹部分を内視鏡画像と対比して割線の部位を決定する．

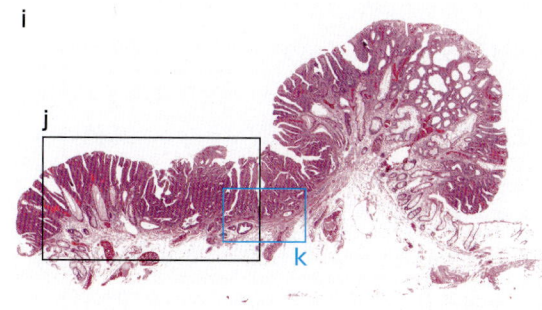
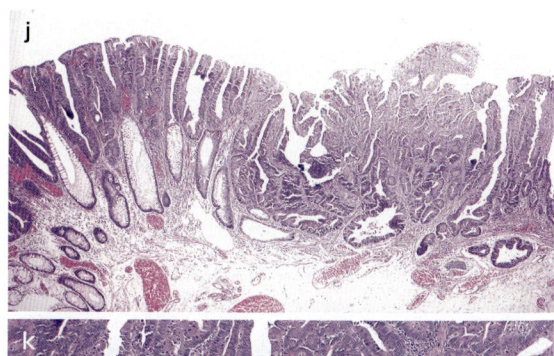
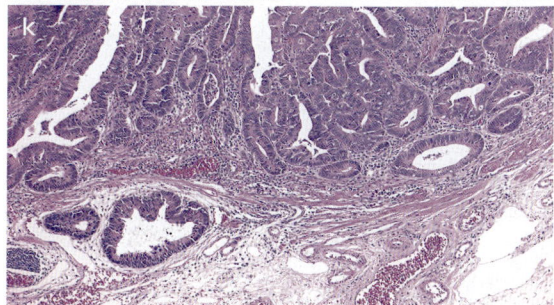

図 2-1 （続き）
i～k：Ⓐの切片．病理診断では，腺腫内癌（高分化腺癌），陥凹直下に SM 微小浸潤を認める．脈管侵襲は陰性であった．

行われつつあり，飛躍的な進歩，普及をみせている．今までスネア EMR では切除困難であった病変に対する治療として大いに福音となっていることは事実であり，また治療を完遂したときの内視鏡医としての達成感や充実感は代え難い感があるのも事実である．しかし症例のなかには適応を逸脱したものや穿孔等の合併症も散見され，その後の治療を外科に委ねなければならない場合もある．

大腸 ESD の対象となる病変は，一般的に腫瘍径が大きいゆえに担癌率，SM 癌率が高く，かつ SM 深部浸潤癌，脈管侵襲陽性の可能性も高率であり，内視鏡治療だけでは完結しえない可能性を含んでいる．したがって仮にこれらの病変群に対して内視鏡切除した場合であっても粘膜下層の病理学的評価が正確にできるような熱変性が少なく，かつ十分な粘膜下層の厚さを伴った切除を術者は意識する必要がある．単なる切除ではないことを認識しなければならない．

II．生検の理想と問題点

生検では耳かき半分ぐらいの組織が採取されるわけであるが，この小さな組織片が単なる良悪の判定にとどまらず病変全体の病理学的特徴を十分反映することが望ましいと考えられる．また炎症性腸疾患の場合では病変部分だけではなく，正常部分からの採取により病理学的に対比ができるように診断材料を提示するべきである．

生検個数に関しては 1 カ所ないし数個以内におさめるべきであると思われる．闇雲に病変から多数個の組織を採取するケースを散見するが，さまざまな意味で著者は弊害であると感じている．その理由として多数個生検することで本体組織が挫滅また消失して病理診断が不可能な検体となっていたりすることがあること，また治療法選択においても多数個の生検は病変近

傍の粘膜下層に線維化を招く可能性があり，内視鏡治療が不能な状況に陥ることが経験されるからである．さらに病変の形態的特徴が散逸する恐れがあり，発育進展が議論できなくなることなどが挙げられる．

また生検の別の問題点として採取部位の不適切さが挙げられる．臨床診断にて明らかな進行癌であっても生検にてGroup 3等の良性の結果を得て，困惑し精査目的に上級医療機関に紹介される症例も見聞する．

これらの生検に関わる問題点は，正直なところ被験者にとって大変迷惑な話であり医療経済的にも問題であり，これらの過ちはすべて正確な内視鏡診断，画像診断ができない臨床側の診断のあまさにほかならないと推察する．当然すべての疾患に対して臨床診断・病理診断が可能なわけではないが，そのような症例は研究会等で議論されるようなごく希少のものに限られ，実臨床の現場で経験する症例の多くは診断可能なものであることを忘れてはならない．

III. 標本の取り扱い

内視鏡治療，手術治療によって得られた標本を適切な病理検討を可能にする取り扱いも重要である．切除されたままの収縮した状態でホルマリン固定すると病変の重要部分を見極めることも困難であるし，病変の形態も変化しており適切な標本切り出しが困難であるため，ひいては正しい病理検討が困難となる．

このように標本を最適化することも臨床医の責任の一つであると考える．

IV. 標本の取り扱いの実際（図 2-2～8）

ここでは，大腸 EMR 後の切除標本を例に挙げ，治療後に内視鏡医が行うべき，標本の取り扱い方の実際を解説する．

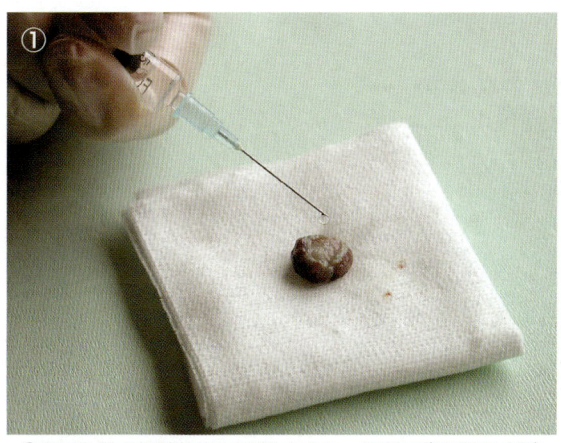

① EMR 後の切除片を回収後すぐに，切離面（粘膜下層側）にブスコパンを 1～2 ml 撒布する．

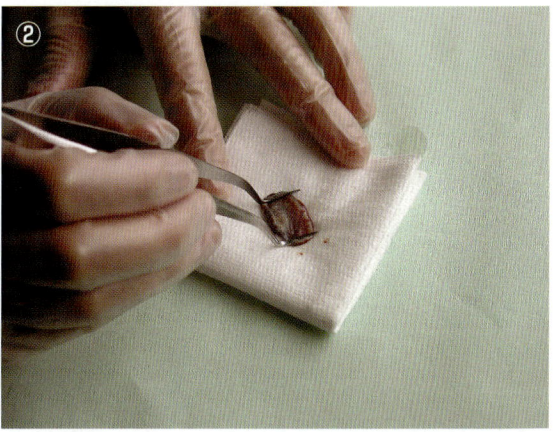

② 歯科用ピンセットの背面を使って傷つけないように慎重に切離面を拡げ，同時に筋層の付着の有無を確認する．

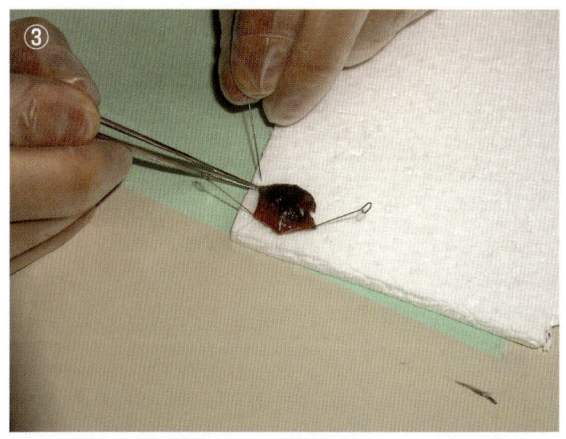

③ 確実に正常粘膜である一端を把持して，固定板（発泡スチロール）にステンレスピンで最初の仮固定をする．対角線になるように他の正常粘膜の端も順次仮固定していく．

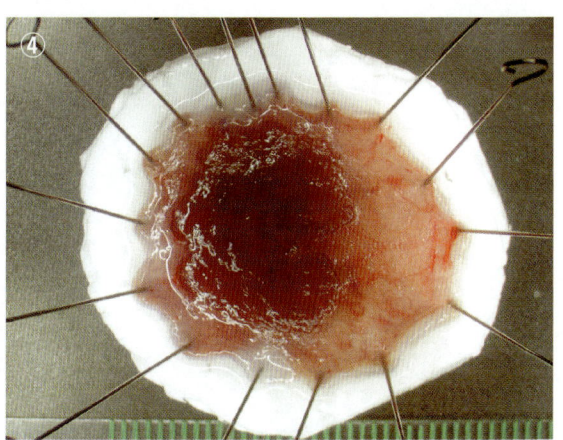

④ 適度な張力で少しずつ全体を拡げていく．ピンを標本の張力に負けないように斜めに打つことがポイント．

図 2-2 標本の取り扱いの実際（1）
（標本の伸展）

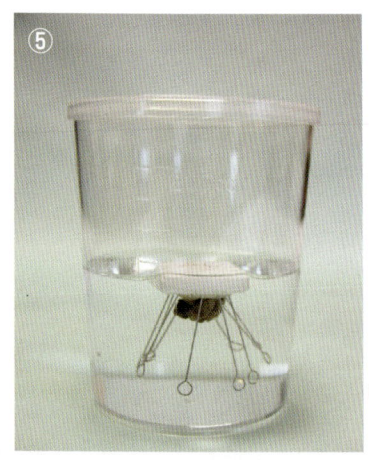

⑤ 標本が十分浸るように 20%ホルマリン溶液の中へ入れ，固定する．

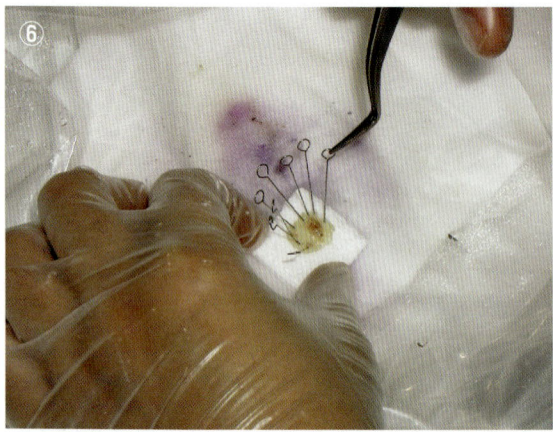

⑥ 固定後，ステンレスピンを慎重に抜去して固定板から外す．

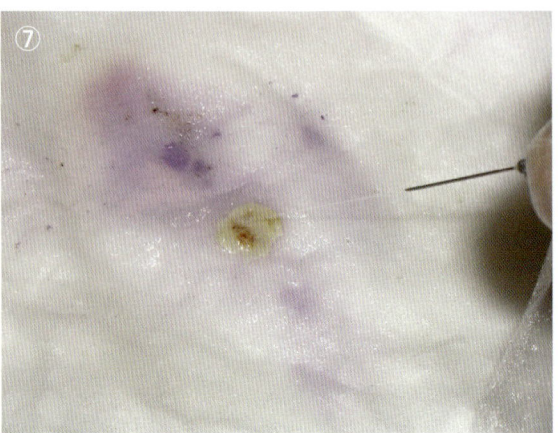

⑦ 23 G 針のついた注射器で水洗し，粘液等の付着物を除去する．

図 2-3 標本の取り扱いの実際(2)
（標本の固定と固定後の洗浄）

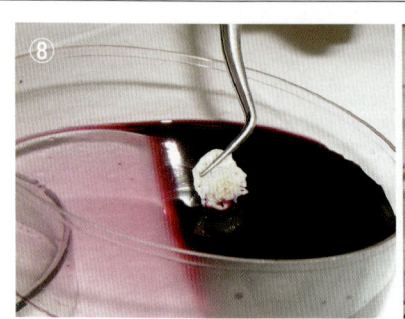 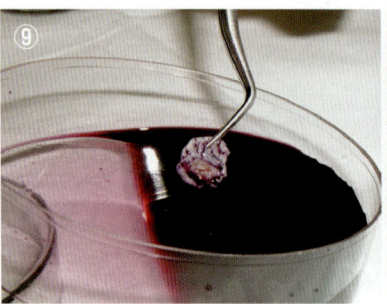 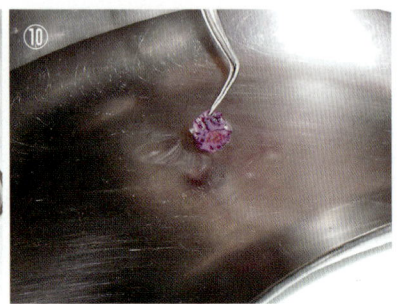

⑧〜⑩ カラチヘマトキシリンにて染色を行うが，短時間浸した後に膿盆に張った水の中で標本を水洗して染色度合いを見ながら数回行うことがポイントである．

図 2-4 標本の取り扱いの実際(3)
（標本の染色）

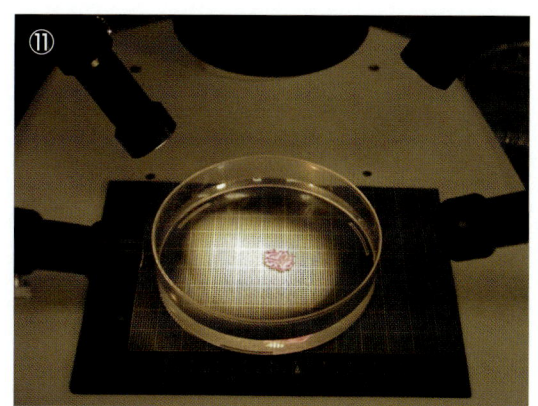
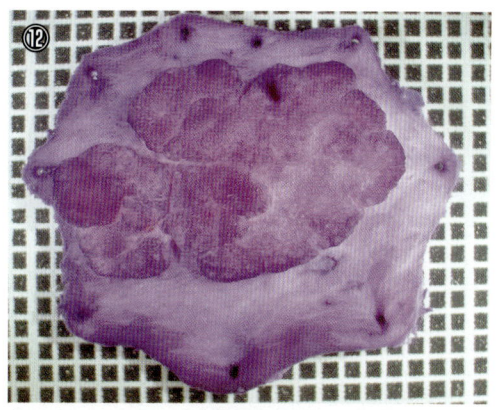

⑪ 生理食塩水を満たしたシャーレに標本を入れ，実体顕微鏡で観察を行う．染色ムラが認められる場合は再度染色，粘液の付着を認めた場合は歯科用ピンセットにて慎重に除去する．

⑫ スケールのもとで全体像を撮影後，観察を始める．

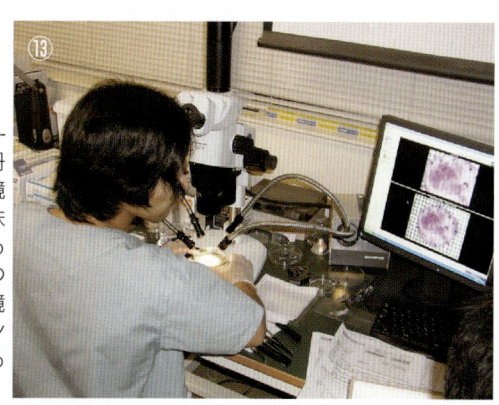

⑬ 内視鏡所見と照らし合わせ，pit patternの評価や病変内での違い等を丹念に観察する．重要なことは内視鏡所見や病理学的に重要あるいは興味ある部分を実体顕微鏡下で特定することにあり，臨床と病理診断を結びつける肝となる．可能であれば内視鏡を担当した医師が，ディスカッションしながら実体顕微鏡観察に参加する方が，より質の高いものとなる．

図 2-5 標本の取り扱いの実際(4)
（観察と切り出し方向の決定）

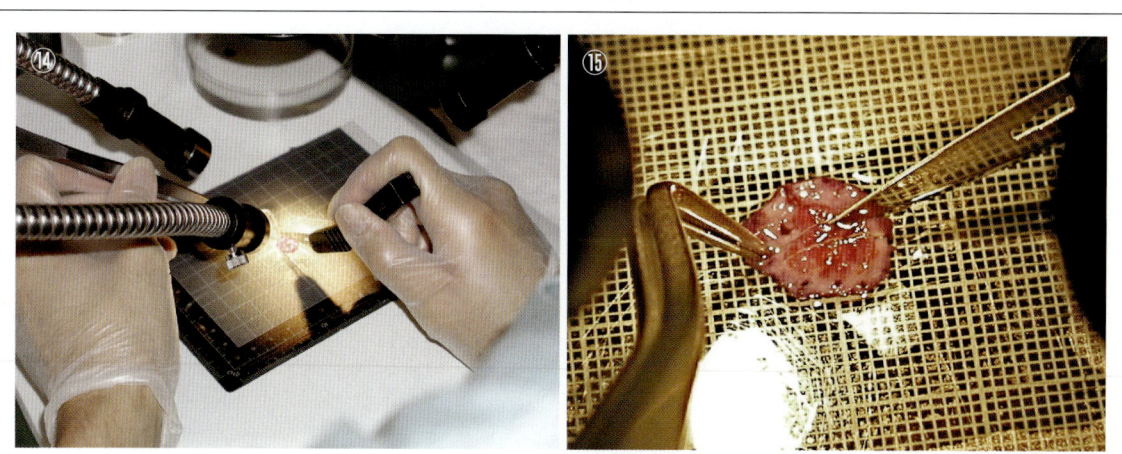

⑭〜⑮：病理組織像が内視鏡所見を反映する切り出し方向を勘案した後に，実体顕微鏡下で必要な部分にステンレス刃で割を入れ，その部分を中心に2mm幅で複数の割を入れる．この際注意すべき点は，病理標本作製行程での標本の脱落を考慮して病理組織像で表現したいところからわずかにずらして割を入れることである．また標本をバラバラにしないために，割の一端は残して完全に切り離さないこともポイントの一つである．

図 2-6 標本の取り扱いの実際(5)
（標本の切り出し）

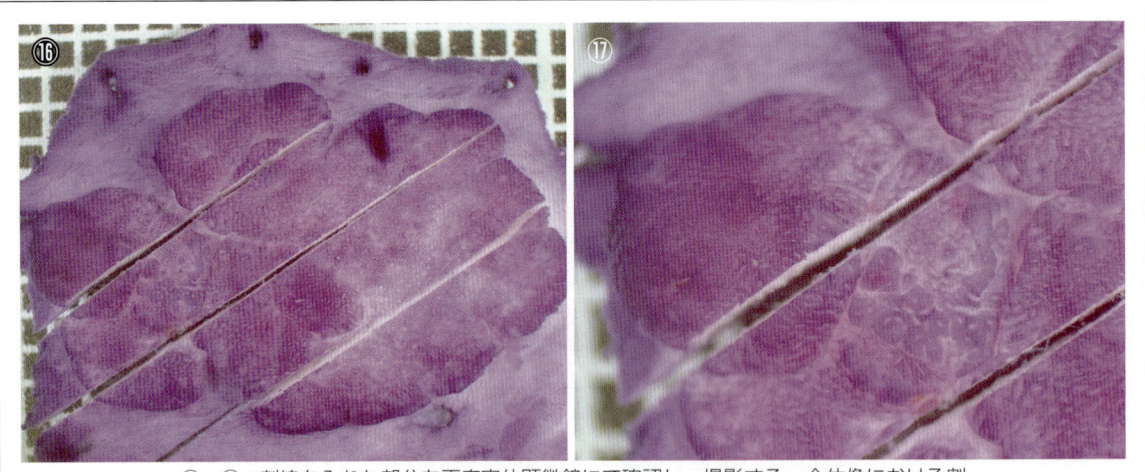

⑯〜⑰：割線を入れた部分を再度実体顕微鏡にて確認し，撮影する．全体像における割線の位置や数をランドマークがわかるように撮影，記録する．

図 2-7 標本の取り扱いの実際(6)
（切り出し後の観察と撮影）

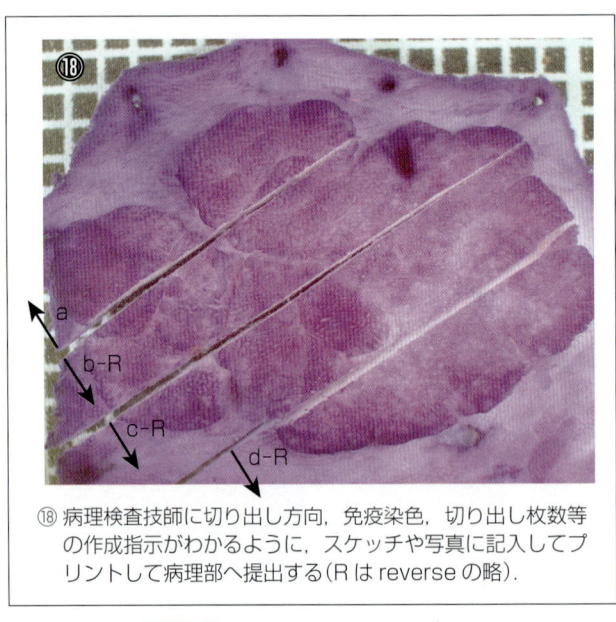

⑱ 病理検査技師に切り出し方向，免疫染色，切り出し枚数等の作成指示がわかるように，スケッチや写真に記入してプリントして病理部へ提出する（R は reverse の略）．

図 2-8 標本の取り扱いの実際(7)
（病理検査依頼書の作成）

まとめ

　生検診断と標本の処理に関して臨床医側がすべき点を解説した．適正な病理診断を得るためには内視鏡画像等の臨床側の特徴や資料に基づいた標本処理が重要であり，臨床医・内視鏡医こそがそれを行え，病理側に指示できる立場にあることを肝に銘じなければならない．そして病理診断を再度臨床にフィードバックすることが患者への福音，医学の進歩に繋がることを忘れてはならない．単なる病変の発見や切除手技に興じているだけでは，真の臨床医とは言えないと強く考えている．

（山野泰穂）

3 食道

I. 食道の正常構造

　正常粘膜の組織像を図3-1に示す．胃，大腸と異なる点は上皮が重層扁平上皮である，粘膜固有層の間質が広く深部にはリンパ管，小静脈が豊富である，粘膜筋板の平滑筋束が食道長軸に平行に走行している，粘膜下層には食道腺があり導管が筋板と固有層を貫いて上皮まで達している，などである．

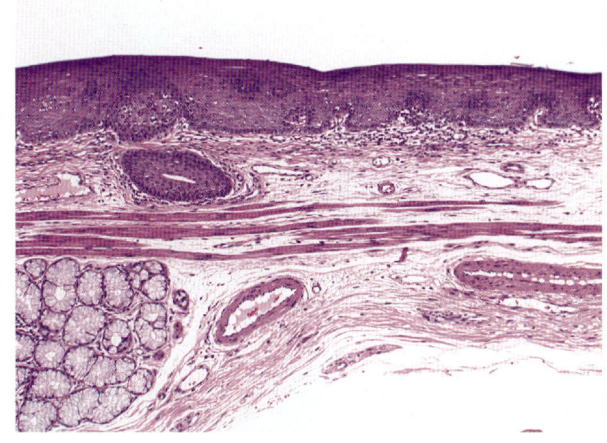

図 3-1　食道粘膜（ESD 標本）
- 粘膜筋板が存在するのは頸部食道から肛側であり，下咽頭～上咽頭，口腔の粘膜では筋板は存在せず粘膜固有層と粘膜下層の区別がない．

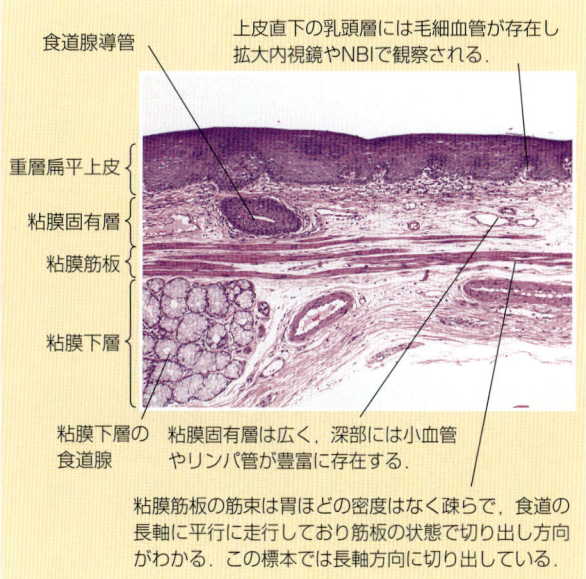

食道腺導管／上皮直下の乳頭層には毛細血管が存在し拡大内視鏡やNBIで観察される．／重層扁平上皮／粘膜固有層／粘膜筋板／粘膜下層／粘膜下層の食道腺／粘膜固有層は広く，深部には小血管やリンパ管が豊富に存在する．／粘膜筋板の筋束は胃ほどの密度はなく疎らで，食道の長軸に平行に走行しており筋板の状態で切り出し方向がわかる．この標本では長軸方向に切り出している．

II. 診断名の使用法

　問題になるのは dysplasia である．従来 dysplasia は異形成と和訳され腫瘍性のみならず炎症性，反応性病変も含めて「異型を示すが上皮内癌と診断するには十分でない病変」とされてきた[1]．しかし近年海外では dysplasia は腫瘍であると定義され，また term も dysplasia ではなく squamous intraepithelial neoplasia[2],[3]（以下，SIN）とされている．日本でも食道癌取扱い規約第10版（2007年）[4]では SIN が採用された．しかし SIN という語はまだなじみが薄

く臨床の現場では dysplasia が多用され混乱の元ともなっている．病理医が"dysplasia"を使用するときは何を意味するのか厳密に伝えないと誤解を招く．この点は grade 分類も同様で，旧来は3段階法（mild-moderate-severe）であったが，近年は2段階法（low-high）が普及している．WHO や AFIP でも2段階法を採用しており，low grade（LG）は従来の mild～moderate dysplasia に相当し，high grade（HG）のなかには severe dysplasia と上皮内癌（carcinoma in situ；CIS）が含まれる．日本では severe dysplasia と high grade dysplasia を同義に扱っている人もいて混乱していたが，食道癌取扱い規約で LG SIN，HG SIN と明確に定義された．本稿でも腫瘍性上皮内異型病変は SIN と記載し亜分類は LG-HG の2段階法で HG SIN には CIS を含める．

III. 発生異常

組織診断上重要な発生異常は異所性胃粘膜（heterotopic gastric mucosa）と異所性脂腺（heterotopic sebaceous gland）である．異所性胃粘膜は胎生期粘膜の遺残とされ[5]，上部食道と下部食道に円柱上皮の小島として認められるが，時に広い範囲で存在することがある．**図 3-2** は上部食道の異所性胃粘膜の生検像である．胃粘膜の内容は胃底腺から幽門腺まで種々認められる．異所性脂腺は皮脂腺同様の腺組織が上皮から連続して粘膜固有層にみられるもので，foamy cell と誤診されることがある（**図 3-3**）．

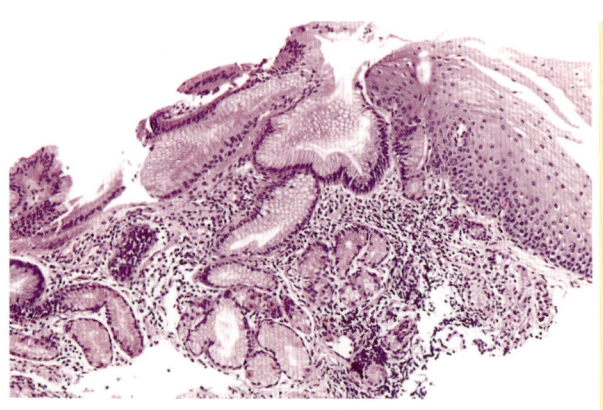

図 3-2 上部食道の異所性胃粘膜（生検標本）

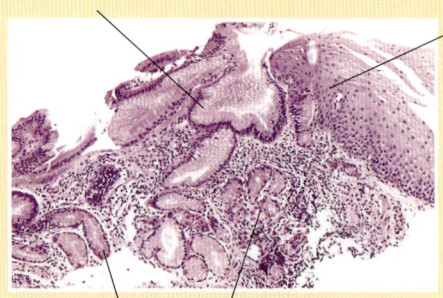

円柱上皮：高円柱状の細胞からなる．"tall columnar epithelium" は胎生10週頃から上部と下部食道に出現しこれが異所性胃粘膜の発生母地となる．食道噴門腺もこの tall columnar epithelium 由来とされる[5]．

重層扁平上皮

噴門腺類似の粘液腺に混じって壁細胞がみえる．

● 異所性胃粘膜にみられる腺細胞は噴門腺類似の粘液細胞，壁細胞，主細胞，など種々である．表面上皮は炎症による変化がなければ高円柱状である．

図 3-3 異所性脂腺(生検標本)

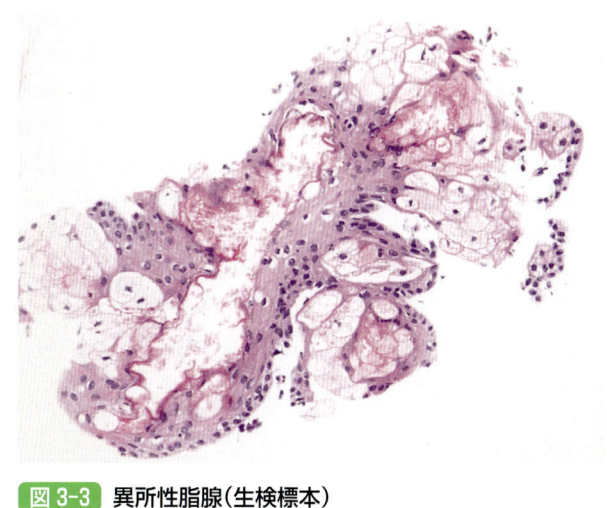

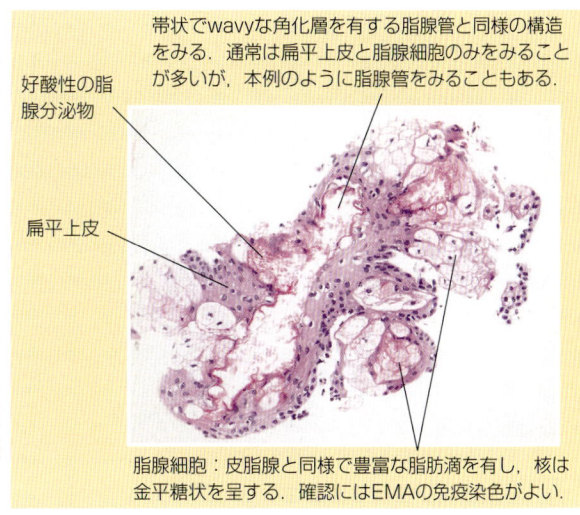

帯状でwavyな角化層を有する脂腺管と同様の構造をみる．通常は扁平上皮と脂腺細胞のみをみることが多いが，本例のように脂腺管をみることもある．

好酸性の脂腺分泌物

扁平上皮

脂腺細胞：皮脂腺と同様で豊富な脂肪滴を有し，核は金平糖状を呈する．確認にはEMAの免疫染色がよい．

● 異所性脂腺は内視鏡的には黄白色の小隆起としてみえる．単発のものから散在性あるいは広範に多発するものまで存在様式は種々である．

IV．炎症，びらんおよび潰瘍

　食道炎の大部分は逆流性食道炎(reflux esophagitis)で下部食道に生じる．このほか中部〜上部食道でも孤立性の食道炎がみられる．いずれも内視鏡で陥凹性の表在癌を疑って生検が提出されることがある．炎症性異型と癌の鑑別は生検では時に難しい．炎症性異型でも大型核やクロマチンの増加をみる(図3-4)．癌との鑑別点は細胞学的には①核は類円形で核形の不整は軽度．②核縁の肥厚に乏しい．③核間距離にバラツキが少ない．(④クロマチンの状態では鑑別困難)．組織構造上は①表層部へ向かう細胞分化がみられる(胞体は横長になり核が小さくなる)．②釘脚は細長く延長しびらんや潰瘍の中心部に向かって次第に短くなる傾向

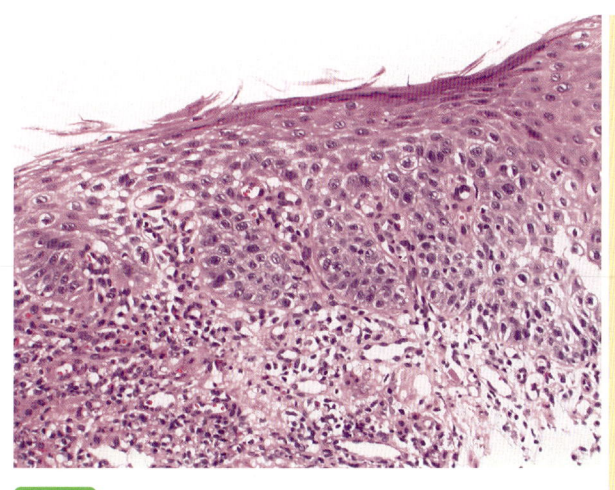

図 3-4 逆流性食道炎(生検標本)

表層部まで核が存在しparakeratosisをみるところもある

上皮の増生と乳頭層の上昇により釘脚が延長しているようにみえる．

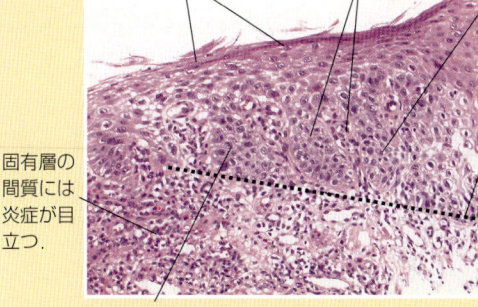

釘脚自体は細く緊満感がない．

固有層の間質には炎症が目立つ．

釘脚は炎症の中心部に向かって次第に短縮している．

細胞は核小体が明瞭な大型核を有しクロマチンの増量や軽度の多形性もある．釘脚部では表層へ向かう分化傾向もみられない．しかし核を強拡大で見ると核縁の肥厚はなく核間距離もほぼ均一である．

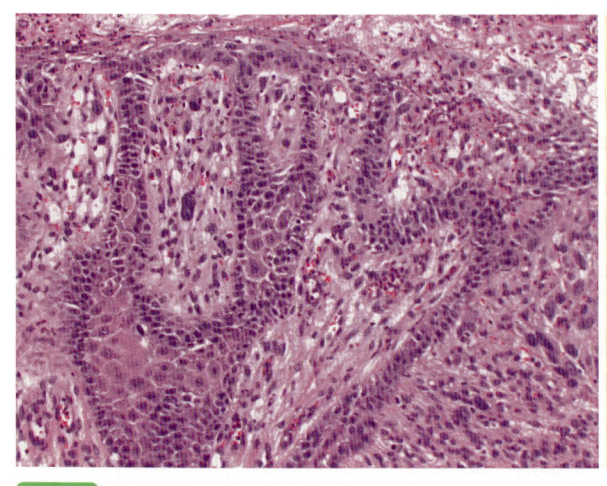

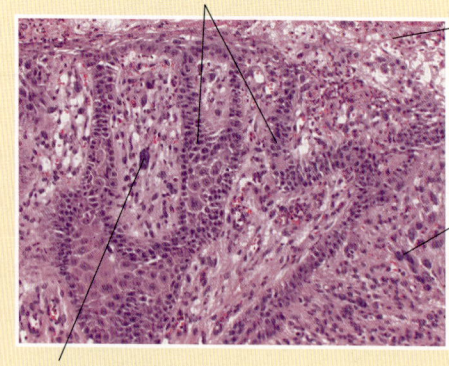

図 3-5 食道胃接合部の炎症性ポリープ（ポリペクトミー標本）

重層扁平上皮は細長い分岐吻合状の胞巣を形成し核の異型もみられる。
表層部にはフィブリンや壊死物が付着している。
間質細胞の核腫大が目立つ。
間質細胞の核腫大が目立つ。

● 食道胃接合部の炎症性ポリープには扁平上皮型と腺窩上皮型があり，前者では扁平上皮と間質の血管内皮や線維芽細胞に異型を認める。扁平上皮癌や癌肉腫と間違わないようにする必要がある。経過観察やプロトンポンプ阻害薬による治療で形が変わることも多い。

がある．免疫組織化学的には P-53 陽性細胞は存在しないかごく少数，あるいは存在しても Ki-67 陽性細胞よりも狭い範囲で数も少ない．ただし「P-53 陽性細胞なし＝非癌」というわけではないので注意が必要である．鑑別困難時はその旨記載し，治療後の再検を依頼する．

特殊な病態に食道胃接合部の炎症性ポリープがある[6]．扁平上皮型と腺窩上皮型とがあり，前者では扁平上皮の異型とともに間質細胞の核も腫大し癌肉腫などが疑われることがある（図3-5）．この病変は従来「偽悪性ポリープ」などと呼ばれていたが misnomer である．このほか真菌性やウイルス性食道炎もあるが診断は難しくない．

V．Barrett 食道（Barrett's esophagus）

下部食道扁平上皮の一部または全周が胃から連続性に伸びる円柱上皮で置換された状態を Barrett 食道という（図 3-6）．食道腺癌の発生母地として重要である．欧米では腸上皮化生（特殊円柱上皮）が重要視されているが Barrett 粘膜を構成する上皮は種々あり（噴門腺型，胃底腺型，腸上皮型），日本の定義では腸上皮化生の有無は問わない．Barrett 食道は柵状血管の状態によって内視鏡的に診断されるので生検が寄与するものは少ないが，手術標本では Barrett 食道に特有の所見がある．それらは ① 粘膜下層に食道腺がある，あるいは粘膜固有層に食道腺導管がある．② 粘膜筋板の二重化がある．③ 腺上皮に混って扁平上皮島をみる，など．ただしこれらが切片上になくとも Barrett 食道はありえるので注意が必要である．

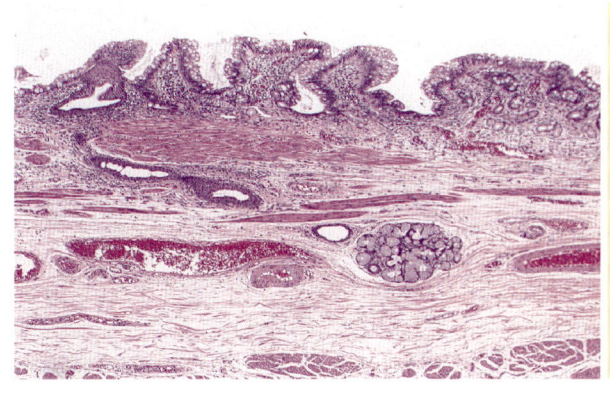

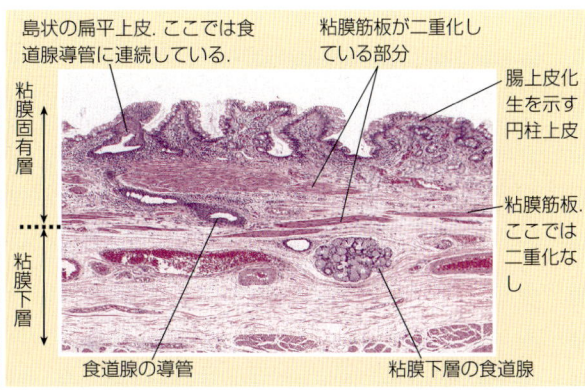

図3-6 Barrett粘膜（手術標本）

● 腸上皮化生を示す円柱上皮粘膜を認める．粘膜下層には食道腺があり，これに連続する導管が粘膜固有層を貫いている．筋板は部分的に二重化し深部の筋板下端までが粘膜固有層である．筋板のあり方（二重化や多層化）は場所により異なる．

VI. 良性腫瘍

　頻度の高いものは乳頭腫（papilloma）で，その他の腫瘍は少ないが，顆粒細胞腫（granular cell tumor），血管拡張性肉芽腫，平滑筋腫（食道ではGISTは少ない）などがあげられる．乳頭腫は，① exophytic type，② endophytic type，③ spike typeに分けられ[4]，通常みられるのは① で，② は構造が鼻腔粘膜などのinverted papillomaに類似している（**図3-7**）．③ はまれである．乳頭腫の癌化例はごく少数の報告をみるのみであるが，後述するverrucous carcinomaは表層部の組織が乳頭腫に酷似しており，生検組織では鑑別困難である．顆粒細胞腫は神

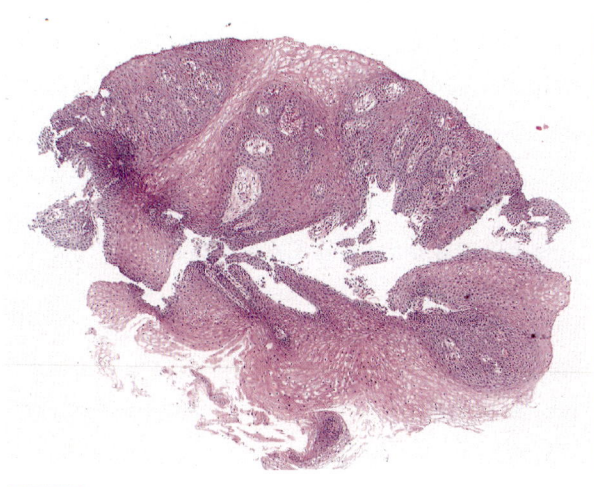

図3-7 乳頭腫 endophytic type（生検標本）

● 乳頭腫でもっとも多いのはexophytic typeであるが，ときにこのようなendophytic typeがみられる．逆流性食道炎に伴う乳頭腫に多い．内視鏡像も典型的な白色の乳頭状隆起ではなく表面は粗大な凹凸かほぼ平滑で色も混濁したものが多い．組織構築上はいわゆるinverted papillomaに近い．

図 3-8 顆粒細胞腫（EMR 標本）

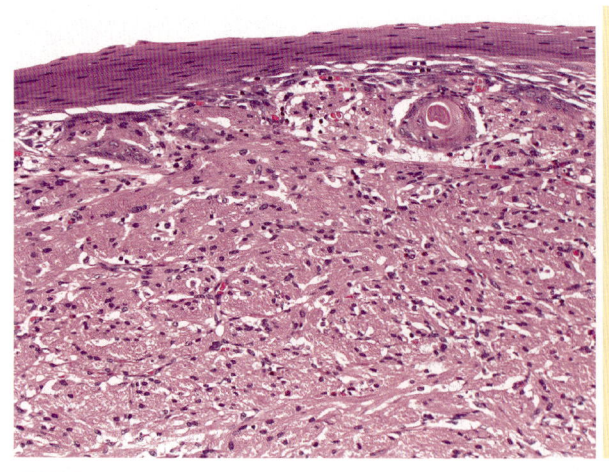

被蓋扁平上皮

顆粒細胞腫．小型類円形の核と好酸性顆粒状の胞体を有する細胞が充実性に増殖している．PAS 染色陽性 S100 蛋白陽性である．

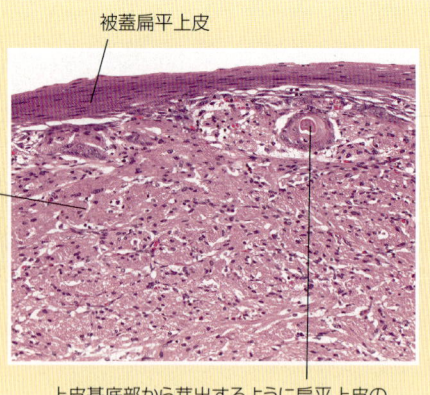

上皮基底部から芽出するように扁平上皮の胞巣があり角化巣をみる．

● 顆粒細胞腫を覆う上皮には，pseudoepitheliomatous hyperplasia といわれる変化や，SIN をみることがあり鑑別を要するが，ここでは核異型に乏しく腫瘍とはいえない．反応性の軽い上皮増生の像である．

経鞘由来の良性腫瘍と考えられており食道では粘膜下腫瘍として認められる．顆粒細胞腫自体は小型類円形の核と diastase-PAS 陽性の顆粒状胞体を有し組織診断に迷うことはないが，これを覆う扁平上皮には pseudoepitheliomatous hyperplasia という現象を伴うことがある．また顆粒細胞腫の上に表在癌（0-Ⅱc, 0-Ⅱb）を合併した症例の報告もまれではなく，腫瘍を覆う上皮には注意が必要である（**図 3-8**）．

Ⅶ. 悪性腫瘍

扁平上皮癌を主とする上皮性の腫瘍が大部分である．上皮性腫瘍では表在癌に限ると約 96％が扁平上皮癌で，残り 4％は類基底細胞癌や癌肉腫，腺扁平上皮癌などの特殊型が占める[7]．

1. 扁平上皮内腫瘍（squamous intra-epithelial neoplasia）

前述のように異型を示す腫瘍性上皮内病変で LG-HG の 2 段階分類で示される．LG SIN はただちに処置を必要とせず経過観察可能な病変であるが，良性腫瘍かどうかはまだわからない．LG SIN の組織学的診断基準で確立されたものはないが，筆者は概ね以下のように考えている．

細胞学的には ① 細胞密度は軽度～中等度まで．② 核は小型～中型で N/C 比は高くないが不整形を呈することがある．組織構築上は，① 表層へ向かう分化傾向あり．② front 形成をみる（**図 3-9**）．過形成との鑑別点は，まずヨード不染域であって領域性の微細血管異常を示し病変として認識可能であることが前提である．過形成では境界は不明瞭で front もはっきりしない．WHO の基準では LG SIN は上皮の基底側 1/2 以内に異型細胞群をみる場合と記載されているが，日本における表在癌の検討では基底層型の上皮内癌はまれではなく 1/2 をもって区別するのは妥当でない．同様に子宮頸部の組織診断基準も食道癌に流用することはできない．

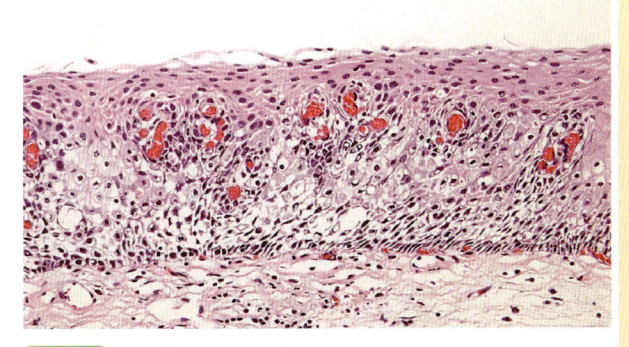

図 3-9 SIN(low grade)(EMR 標本)

表層部までクロマチン濃染する核がみられるが核の大小不同や多形性は軽度で，核密度の増加も中等度までである．

front 形成をみる

上皮下乳頭が上昇し増生した毛細血管が上皮の表層部にまで認められる．これが NBI での異常血管に反映される．

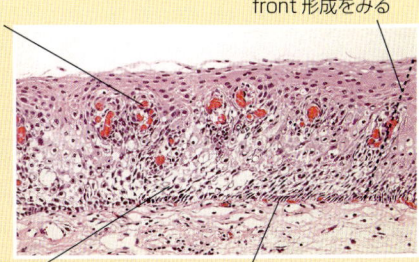

上皮基底部には EMR 特有の変性がある．空胞形成，核濃縮，細胞離開がみられる．

基底細胞が整然と並んでいる．

● EMR 標本．中部食道の径 1 mm の病変で NBI で発見された．井上の IPCL パターン分類では type Ⅳ で，ヨード染色では明瞭な不染域である．

表 3-1　high grade SIN の特徴

1．細胞形態
　1）核の大型化，大小不同，多形性
　2）核の hyperchromatism
　3）N/C 比の増大
　4）核間距離の不整
　5）核縁の肥厚
　6）parakeratosis
　7）細胞の紡錘形化
2．増殖形態
　1）front 形成(oblique line など)
　2）高い細胞密度
　3）基底細胞配列の乱れ
　4）表層へ向かう分化勾配の乱れ，消失
　5）bulky downgrowth
　〔6）基底層型の存在に注意〕

HG SIN の特徴は**表 3-1，図 3-10，11** にまとめた．HG SIN のなかでもっとも異型の強いものは従来の CIS に相当する．EMR 標本や手術例では深達度を記載する必要があり，M1，M2，M3，SM1，SM2，SM3 という分類が現在コンセンサスを得ている(**図 3-12**)．新しい組織診断用語とはまだ整合性がはかられていないが，HG SIN は M1 に相当する．

2．浸潤性扁平上皮癌

初期浸潤癌(M2)の場合 HG SIN との鑑別を要することがある．浸潤が疑われるが確実でないものは上皮内(M1)とする(**図 3-13**)．粘膜筋板まで達すると M3 であり，ここまで浸潤するとリンパ管侵襲やリンパ節転移の可能性が出てくるので注意する(**図 3-14**)．HG SIN(M1)は角化を示すことは少なく分化度を記載する必要はないが，浸潤癌については角化を指標とする分化度を記載することになっている．

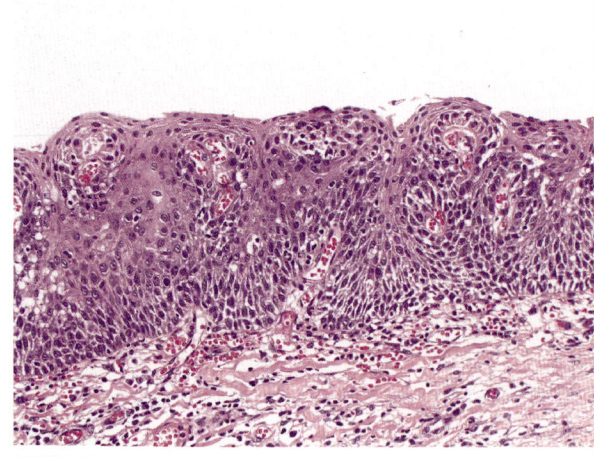

| 図 3-10 | SIN(high grade)(ESD 標本) |

表層部までクロマチン濃染する核がみられる．
粘膜表面は上昇した乳頭により凹凸がみられる．
基底側から表層部へ向かう分化傾向がみられる．
基底細胞が整然と並ぶ像はなく，基底部にも異型細胞をみる．
基底側では核密度が高く表層部よりも異型が強い．
上皮下乳頭が上昇し増生した毛細血管が表層部にまで認められる．

● ESD 標本．中咽頭の径 1.2 mm の病変で NBI で発見された．井上の IPCL パターン分類では type V を示す．切除標本のヨード染色では不染である．

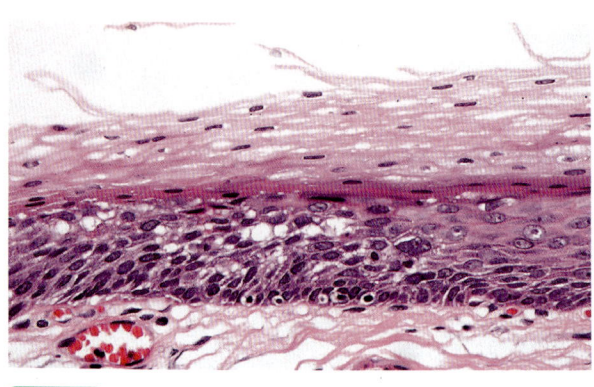

| 図 3-11 | SIN(high grade)/基底層型(EMR 標本) |

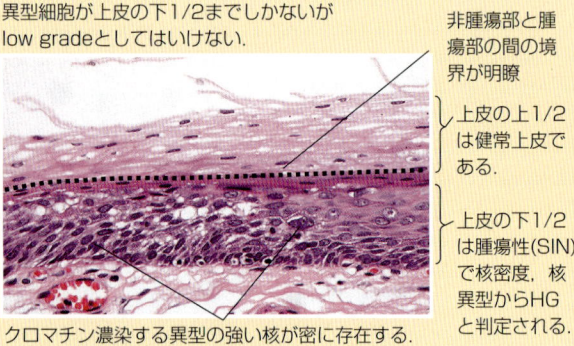

異型細胞が上皮の下 1/2 までしかないが low grade としてはいけない．
非腫瘍部と腫瘍部の間の境界が明瞭
上皮の上 1/2 は健常上皮である．
上皮の下 1/2 は腫瘍性(SIN)で核密度，核異型から HG と判定される．
クロマチン濃染する異型の強い核が密に存在する．

● "異型細胞が上皮の上 2/3 以上までみられるものが severe dysplasia" あるいは "上 1/2 以上までみられるものが high grade SIN" という診断基準ではこのような基底層型の HG SIN は診断できない．基底層型の HG SIN があることを踏まえ核異型と核密度から判断する．

3．扁平上皮癌の特殊型

疣状癌(verrucous carcinoma)：きわめて分化した扁平上皮癌の亜型で通常の角化型高分化扁平上皮癌とは異なる．内視鏡的には乳頭腫とはまったく異なるが，乳頭状の組織構築を示し細胞異型は軽微なので，表層部のみの生検では乳頭腫と鑑別困難なことが多い．

癌肉腫(carcinosarcoma)：疾患概念が再検討され，現在では旧規約(第 9 版)の二つの型(「いわゆる癌肉腫」，「偽肉腫」)においては紡錘形細胞は扁平上皮癌の変化(化生)したものであるとする考えが多い(図 3-15)．「真性癌肉腫」の存在については controversial である．組織発生が明確でない現在，食道の癌肉腫については "癌肉腫" として構成成分を詳細に記載し，亜分類はあえてしないでおくのがよいと思われる[8]．新しい規約(第 10 版)でも亜分類なしでまとめて "癌肉腫" と記載されるようになった．

```
T1a    癌腫が粘膜内にとどまる病変
    T1a-EP    癌腫が粘膜上皮内にとどまる病変(Tis)
    T1a-LPM   癌腫が粘膜固有層にとどまる病変
    T1a-MM    癌腫が粘膜筋板に達する病変
T1b    癌腫が粘膜下層にとどまる病変（SM）
    SM1    粘膜下層を3等分し，上1/3にとどまる病変
    SM2    粘膜下層を3等分し，中1/3にとどまる病変
    SM3    粘膜下層を3等分し，下1/3に達する病変
```

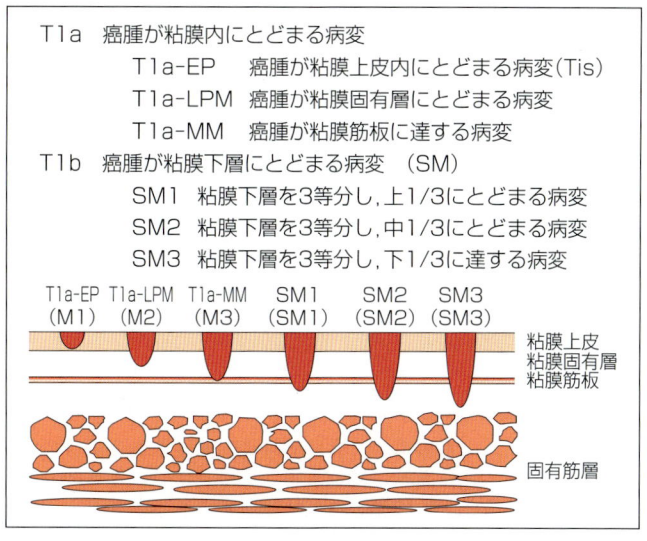

図 3-12 食道表在癌の深達度亜分類
〔食道癌取扱い規約（第10版）〕

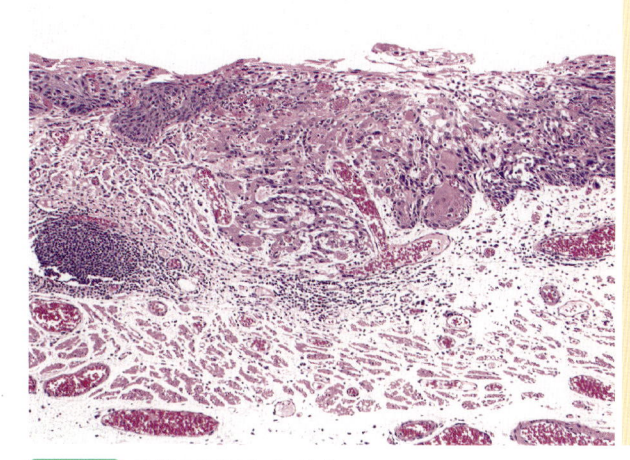

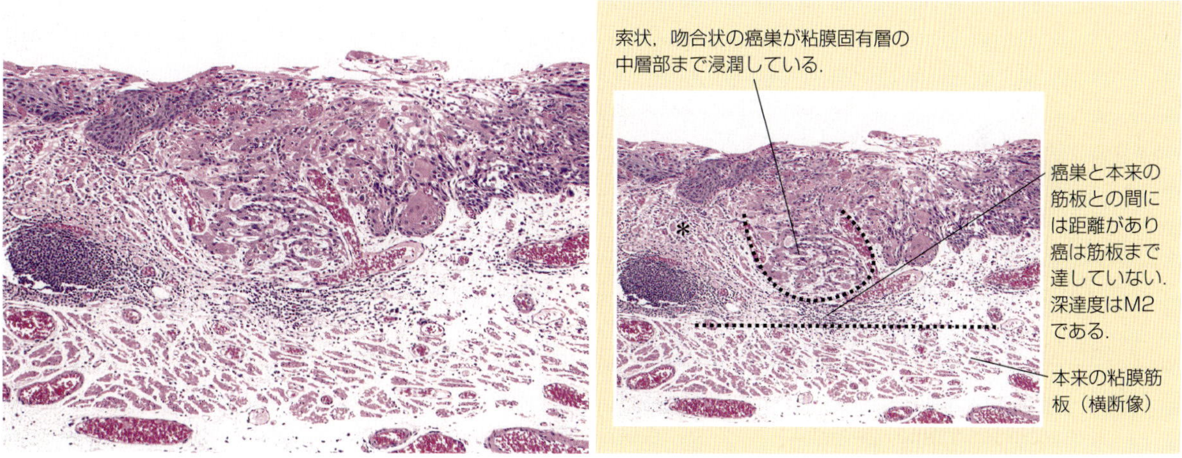

図 3-13 粘膜内浸潤癌/深達度：M2（EMR標本）

索状，吻合状の癌巣が粘膜固有層の中層部まで浸潤している．

癌巣と本来の筋板との間には距離があり癌は筋板まで達していない．深達度はM2である．

本来の粘膜筋板（横断像）

● *部では，平滑筋束がみられる．これは新生筋板でありBarrett食道のみならず炎症，癌浸潤などに伴って二次的に筋板新生をみることがある．新生筋板と本来の筋板が区別されるときは癌浸潤との関係（深達度）は本来の筋板と癌巣との間で判定する．この場合はM2であり，表層部の平滑筋束に接しているからといってM3とはしない．

4．扁平上皮癌以外の癌

代表的なものは類基底細胞癌（basaloid carcinoma）で，非扁平上皮癌の約25%[7]にみられる．上皮下に増殖する粘膜下腫瘍の形態をとることが多い．組織学的には基底細胞に類似したN/C比の高い細胞が充実性で丸みを帯びた大小の胞巣を形成して増殖する．胞巣内外にPAS陽性の基底膜様物質をみる．cribriform-like patternをみることもあるが，近年は真の腺様嚢胞癌は食道ではまれであるという指摘がなされ，多くは類基底細胞癌（basaloid carcinoma）とされるようになった[9]（**図 3-16**）．

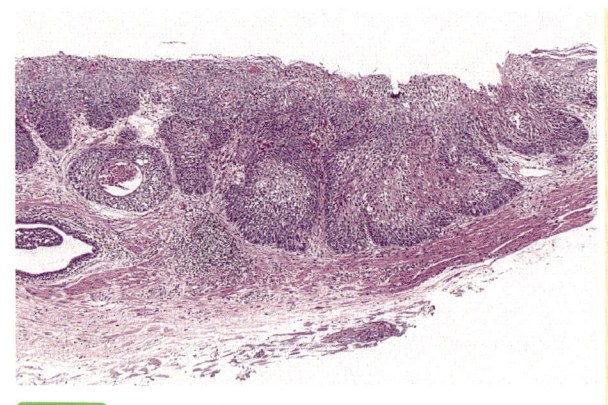

図 3-14 粘膜内浸潤癌/深達度：M3（ESD 標本）

癌の食道腺導管内への進展をみる．癌胞巣は類円形で内部にも円形の空隙がある．
癌浸潤の先進部が粘膜筋板にまで達している．深達度はM3．
筋板は反応性に肥厚している．
筋板内にある拡張した食道腺導管（非腫瘍性）
深部側切除端の焼灼による変性

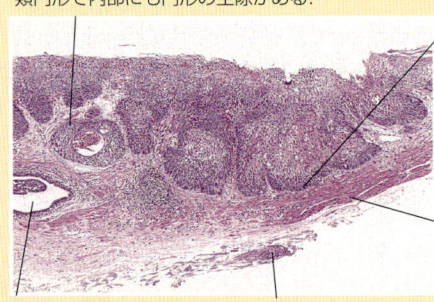

- 標本内に食道腺導管内進展がある場合は深部側切除断端に注意．導管内進展が粘膜下層にまで及んでいる可能性がある．導管内進展自体は癌が粘膜固有層や粘膜下層にあっても上皮内病変である．

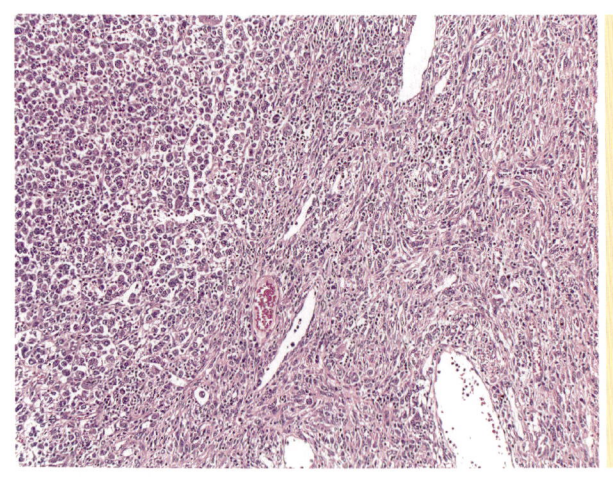

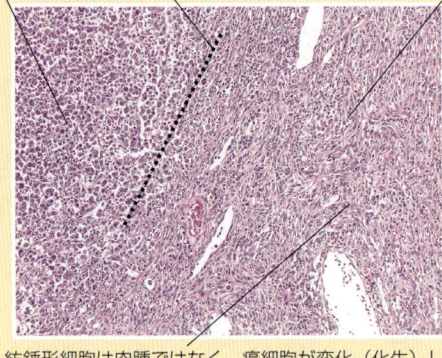

図 3-15 いわゆる癌肉腫（so-called carcinosarcoma，手術標本）

多角形の癌細胞が敷石状の配列を示す．境界があるが移行像もみられる．
紡錘形の癌細胞が線維性の配列を示す．
紡錘形細胞は肉腫ではなく，癌細胞が変化（化生）したものである．

- 食道の"いわゆる癌肉腫"では，肉腫成分は癌細胞が変化したものであり，他臓器の規約では紡錘細胞癌の名で記載されているものが多い．真の癌肉腫は，骨や軟骨などの異所性成分を伴う真の肉腫と癌とが衝突したようなものに限定される．実際上，このような腫瘍をみることはきわめてまれである．
- 新しい規約（第10版）では「癌肉腫」とされる．

5．Barrett 腺癌

食道の腺癌は大部分がBarrett粘膜から発生する．腺上皮に発生する腺癌なので分類は肉眼型，組織型とも胃癌に準じて行うのがよい．筋板が二重化した場合の深達度分類については規約の第10版で初めて記載された（図 3-17）．Barrett粘膜に発生する腺癌は潰瘍性大腸炎などのcolitic cancerと類似した発癌過程が推測され，前癌病変は腺腫よりも"dysplasia"と呼ばれる傾向にあるが，その概念や診断基準はまだ確立されていない．

6．粘膜切除標本（EMR，ESD）について

最近は手術標本よりも内視鏡的粘膜切除標本が増えている．これらでは手技に起因する特徴的な組織変性がみられるので注意が必要であ

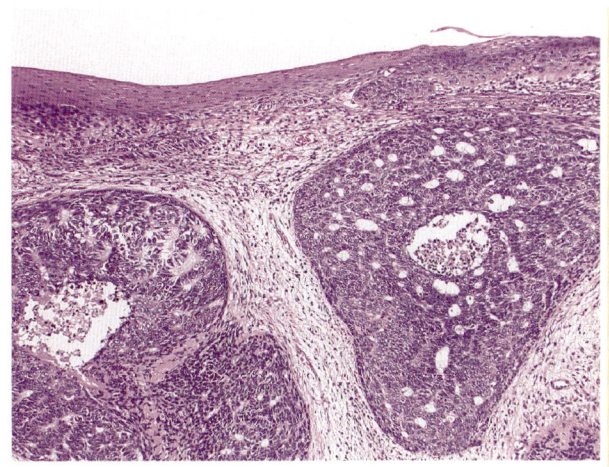

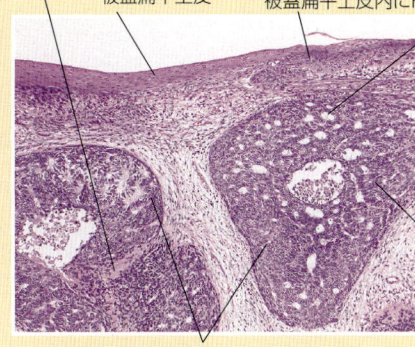

図 3-16 類基底細胞癌（手術標本）

好酸性硝子様の基底膜様物質の沈着をみる．PAS陽性，laminin, type IV collagen 陽性である．
被蓋扁平上皮
被蓋扁平上皮内にHG SINをみる．
篩状の空隙形成をみるが，真のcribriform patternではない．構成細胞に2層性はない．
基底細胞に類似した大型類円形の核を有する腫瘍細胞の充実性，策状，腺管様の増殖をみる．
基底細胞癌：扁平上皮下で丸みを帯びた大型の胞巣を形成している．

● 食道における特殊型腫瘍でもっとも多いのは類基底細胞癌である．腺様嚢胞癌の存在については近年は否定的な見解が多く，診断するためには癌上皮と筋上皮の2層性を証明する必要がある．

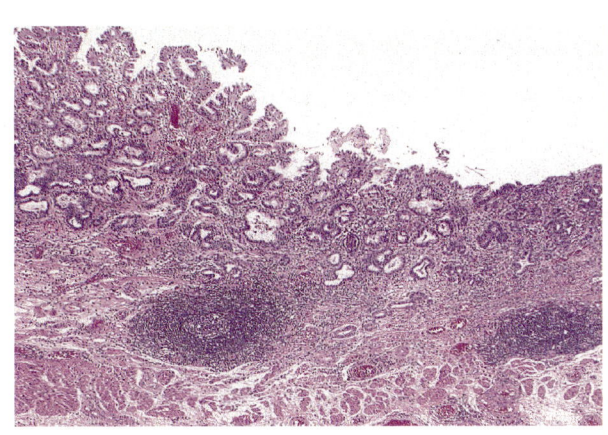

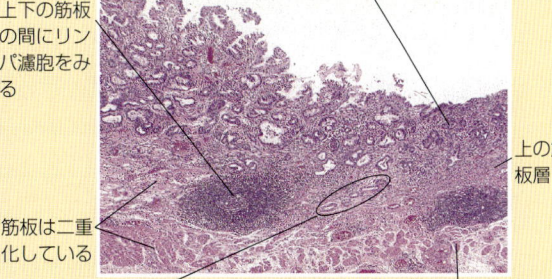

図 3-17 Barrett 腺癌（手術標本）

癌の組織型は管状腺癌で，高分化～中分化型．Barrett腺癌の分類は胃癌に準じて行う．(tub1～tub2)
上下の筋板の間にリンパ濾胞をみる
上の筋板層
筋板は二重化している
二重化した筋板の間に癌が入り込んでいる
下の筋板層．切り出しが食道を輪切りにするように行われているので，筋束の断面像が表れている．(cf 図3-1)

● Barrett腺癌の深達度は新しい規約（第10版）で初めて記載された．筋板が二重化している場合が予想され，本症例の深達度はT1a-LPM（浅層筋板を越えるが深層筋板に達しない）に相当する．

る．

EMR標本：2-channel法と吸引法があり，両者とも変性がみられる．とくに吸引法では陰圧吸引に起因する変性がよくみられる．それらは上皮基底側に出現する空胞形成，核濃縮，細胞離解である（**図 3-18**）．診断するときは変性の少ない部分や生検組織を参考にする必要も出てくる．

ESD標本：基底側は変性軽度であるが，中層部に粘膜剝離時の機械的な圧力による細胞配列のゆがみ，細胞離解と空胞変性をみることがある．この変性は手技の熟練度による差が大である．全体的にはESD標本のほうが診断に影響するような変性が少なく組織診断上望ましい．

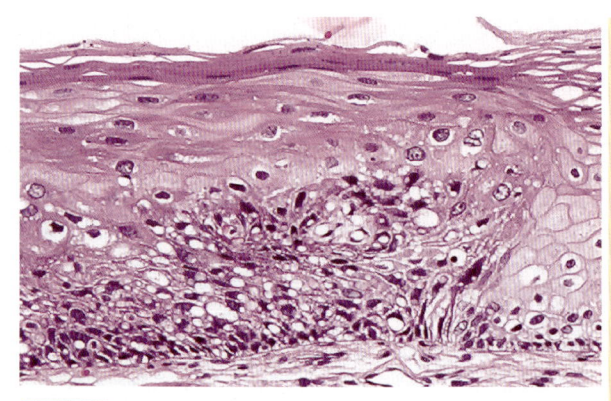

図3-18 EMR標本（吸引法）における組織変性

変性は技術が向上するのに伴って軽減する傾向にある．

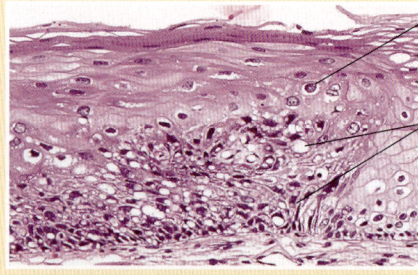

中層部から表層部は，比較的保たれている．

上皮の基底側で空胞形成が目立ち，細胞離解と核の濃縮がみられる．

この部分はSINと思われるが，変性によりgrade分類が困難である．このような標本では比較的変性の軽い部分で判定するか，生検所見を参考にして診断するしかない．

● EMRによる組織変性はおもに上皮の基底側に目立ち，核周囲の空胞形成，核濃縮，細胞離解の三つがおもな所見である．

文献

1) 食道疾患研究会 編：臨床・病理 食道癌取扱い規約（第9版）．金原出版，東京，1999
2) Hamilton SR, Aaltonen LA (eds)：WHO Classification Pathology and Genetics of Tumours of the Digestive System. IARC Press, Lyon, 2000
3) Lewin KJ, Appelman HD (eds)：Atlas of Tumour Pathology, Tumours of the Esophagus and Stomach. AFIP, Washington, 1996
4) 日本食道学会 編：臨床・病理 食道癌取扱い規約（第10版）．金原出版，東京，2007
5) Johns BA：Developmental changes in the esophageal epithelium in man. J Anat 1952；86：431-442
6) 小沢俊文，渡辺秀紀，堀江裕子，他：食道胃接合部における炎症性ポリープの臨床病理学的検討．Gastroenterol Endosc 2002；44：980-989
7) Arima M：A detailed survey of superficial esophageal cancer with histologic features other than squamous cell carcinoma in Japan. Dig Endosc 1999；11：12-23
8) 大倉康夫：食道原発癌肉腫の臨床と病理．病理と臨床 2002；20：489-495
9) 大橋健一：食道原発の類基底細胞癌について．病理と臨床 2002；20：471-478

（海上雅光）

コラム

■ 食道癌取扱い規約改訂について ■

2007年4月に改訂第10版が出版されたので改訂点(病理関係)について見てみる．おもな改訂項目は①肉眼型，②壁深達度，③組織分類，④バレット食道，などである．全体的には胃，大腸と整合性がはかられまた新しい知見が反映されており論理的で使いやすくなっているが，いくつか問題点もある．

1．肉眼型

表在隆起型が胃，大腸と同様に Ip, Is となり，従来の Isep は記載法がなくなった．この型は食道特有のもので組織像まで推定可能であり，基本型に入れる必要はないが「Is(sep) として亜型で記載してもよい」程度の待遇があってもよいと思う．

2．壁深達度

M1～3，SM1～3 が正式に採用された．ただし記載法は M 癌については M1＝T1a-EP，M2＝T1a-LPM，M3＝T1a-MM とされた．内容は同じである．また早期食道癌の定義が「粘膜内にとどまるものでリンパ節転移の有無を問わない」となった．T1a(NX, MX) である．手術例では SM 癌は従来どおり SM1, SM2, SM3 であるが粘膜切除標本では SM1(SM 浸潤距離 200μm 未満)，SM2(浸潤距離 200μm 以上) とされた．これについてはまだ evidence が不十分で今後の症例蓄積が必要であろう．壁深達度の本文「註3」(p.33)には小さな字で重要なことが書いてある．「深達度は原発巣から連続する直接浸潤の最深部をもって壁深達度とする」．脈管侵襲は原発巣占居範囲内のものは壁深達度として扱うが範囲外のものは除外し記載にとどめるというものである．これは第9版では pending になっていた項目で，今回確定された．大腸癌取扱い規約第7版でも腫瘍本体から連続性のない脈管侵襲は壁深達度ではないとされ，食道と類似の記述になっているが，胃癌取扱い規約第13版では胃壁内の脈管侵襲はどこにあってもすべて壁深達度として扱うとされている．胃癌取扱い規約は修正が必要であろう．

3．組織型分類

組織型分類は大きな改訂があった．従来使用されていた dysplasia が廃止され，扁平上皮内腫瘍 (intraepithelial neoplasia) とされた．また grade 分類も 3-tier system (mild-moderate-severe) から 2-tier system (low-high) に変更された．WHO 分類とほぼ同じで国際的なレベルになったが，日本では dysplasia があまりにも浸透しておりその運用については今後しばらく議論があろう．CIS (carcinoma in situ) という語は使えないのか，診断基準は WHO と同じでよいのか，など問題点も指摘されている．同じ見出しに「円柱上皮内腫瘍」という項目もあるが，説明は腺腫の項目で簡単に述べられているのみで写真はない．運用については今後の検討が必要である．この他では癌肉腫が大きな変更を受けた．従来の3亜型分類が廃止されまとめて「癌肉腫」とされたが，他臓器では癌肉腫の診断名が廃止されつつあり次回の改訂では検討項目になるであろう．組織写真では批判の多かった dysplasia の写真が新しいものに変更された．問題があるのは「疣状癌」で，これは本文では「註」にしか記載がないにもかかわらず写真が載っており，しかも疣状癌にはみえない不適切な写真である．

4．バレット食道

バレット食道については第9版では記載がなかったが，今回は写真をふくめ多くのスペースが使われた．まず「食道胃接合部」が食道筋層と胃筋層の境界と記載されているが，これはどうであろうか．この定義が難しいのは分かるが，これではその後に書いてある食道胃接合部の同定法と乖離してしまい混乱を生じるのではないか．このほかバ

レット食道腺癌は食道癌取扱い規約で扱うとされているが，本規約組織分類「腺癌」の項には「胃癌に準じて高，中，低分化腺癌に亜分類される」とある．この記載では肉眼型は食道癌分類を適用し組織型は胃癌分類を適用する，とも読めるが，その胃癌の組織分類は「高，中，低分化腺癌」ではなく，pap, tub1, tub2, por, sig, muc という分類である．胃と連続した腺上皮粘膜に発生した腺癌である以上，肉眼型，組織型ともに胃癌取扱い規約に準じて記載するのが理論上も実際上も適切であると思う．規約の記載はわかりにくい．バレット腺癌の壁深達度分類は筋板が2重化した状態を想定したものが採用されたが，癌浸潤部で筋板が2重化していない場合は記載法がない．筋板のあり方を分類し，それに応じて深達度亜分類を適用する方式がよいと思われる．

　以上のように規約は大分改善されたが次回の改訂に残された課題も散見される．

（海上雅光）

4 胃

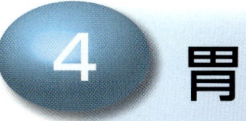

A）非腫瘍性病変

I．正常組織

胃の正常組織は，内腔側から粘膜（mucosa），粘膜筋板（muscularis mucosa），粘膜下組織（submucosa），固有筋層（muscularis propria），漿膜（serosa）で構築される（図4-1）．粘膜の組織所見は他の消化管に比べて多様であり，基本所見を十分に理解しておく必要がある．

1．粘膜の組織所見

粘膜は，腺組織と粘膜固有層からなる．腺組織は本来の胃腺と炎症あるいは加齢に伴ってみられる腸上皮化生がある．本来の胃腺は腺窩上皮（表層上皮）と固有腺からなる．それらの境界部を腺頸部と称するが，細胞新生が行われる部である．

腺窩上皮（foveolar epithelium）は粘液を有する表層上皮細胞からなる．

固有腺には，噴門腺（cardiac gland），胃底腺（fundic gland），幽門腺（pyloric gland）の3種類の腺がある（図4-2）．

胃底腺：胃の襞の領域とほぼ一致してみられる．主細胞，壁細胞，副細胞から構成される．主細胞はペプシノーゲンを，壁細胞は胃酸（塩

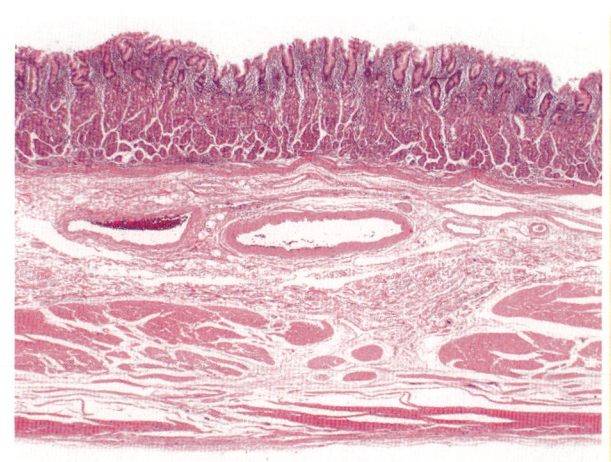

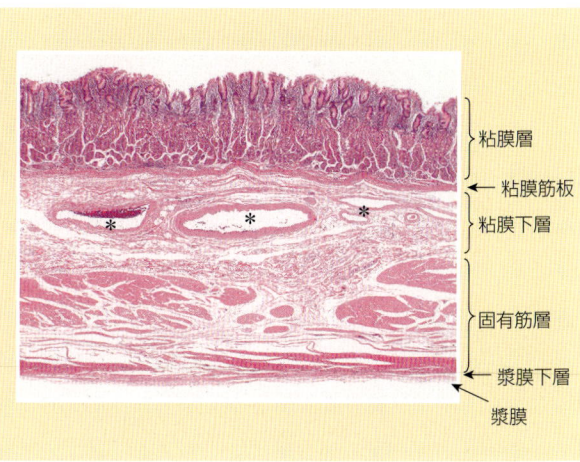

図4-1 胃の壁層構造（手術標本）

- 胃底腺領域の胃壁の割面組織である（写真上方が内腔面）．粘膜筋板は細長い帯状の組織として捉えられる．粘膜下層は淡明にみえる結合織からなり，大小の動静脈がみられる（*）．もやもやした線状の組織は増生した線維芽細胞である．固有筋層は平滑筋束からなる厚い組織である．漿膜・漿膜下層は本切片では薄い結合織の層として捉えられる．

<幽門腺粘膜>　　　　　　　　　　　　　　　　<胃底腺粘膜>

―表層上皮
←腺頸部
―固有腺

←表層上皮
←腺頸部
―固有腺

粘膜固有層
←腺頸部
腺窩上皮
固有腺

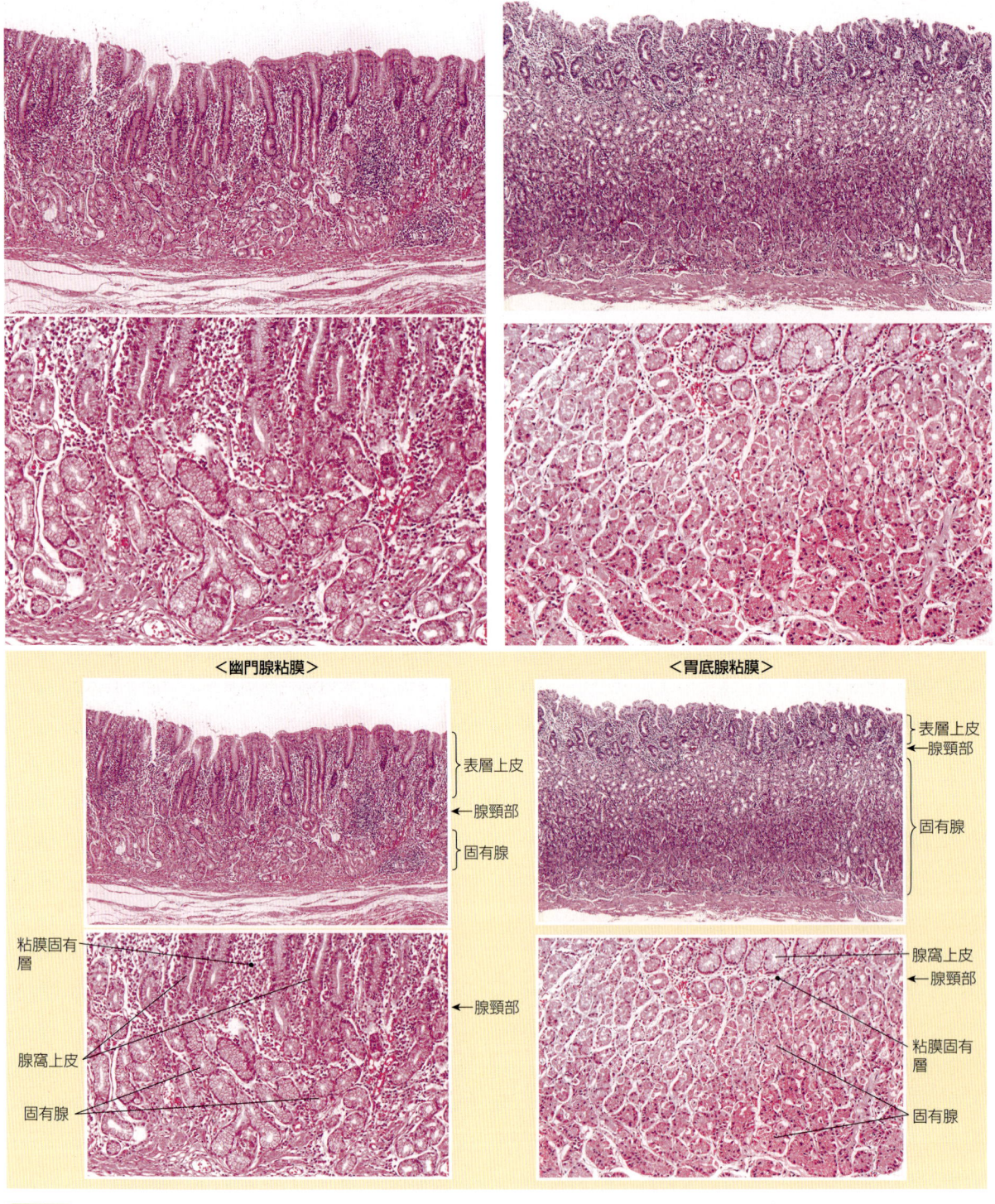

―腺窩上皮
←腺頸部
―粘膜固有層
―固有腺

図4-2　胃の固有腺（手術標本）

- 萎縮の少ない幽門腺粘膜と胃底腺粘膜である．
- 幽門腺粘膜は腺窩上皮と固有腺の比が1：1〜2であり，腺管間がやや広くみられる．固有腺は粘液を有するために，細胞質が明るい．
- 胃底腺粘膜は腺窩上皮と固有腺の比が1：3〜4であり，小型な固有腺が密にみられる．固有腺は分泌物を有するために，細胞質の色調が濃い．

酸)を産生し，副細胞は胃粘膜を保護する粘液を産生する．

幽門腺：前庭部にみられ，粘液産生細胞からなる．ガストリンを産生するガストリン分泌細胞(G細胞)が散在性にみられる．

噴門腺：胃の入口部1～2 cmの部分にみられ，幽門腺とほぼ同様の粘液産生細胞からなる．

粘膜固有層は結合織からなり，毛細血管がみられる．粘膜筋板近傍では，細動静脈，リンパ管がみられる．

腸上皮化生(intestinal metaplasia)は，腸粘膜に類似した腺管が胃粘膜に認められる組織変化である．年齢が高くなると腸上皮化生が目立つことから，加齢現象と捉えられている．近年では*Helicobacter pylori*(*H. pylori*)菌との関連があげられている．腸上皮化生の分類は種々のものがあるが，形態学的には完全型腸上皮化生と不完全型腸上皮化生に分けることが多い(**図4-3**)．前者は吸収細胞，杯細胞とパネート細胞(Paneth細胞)からなり，小腸粘膜に類似している．後者は吸収細胞，杯細胞からなり，パネート細胞を欠き，大腸粘膜に類似している．不完

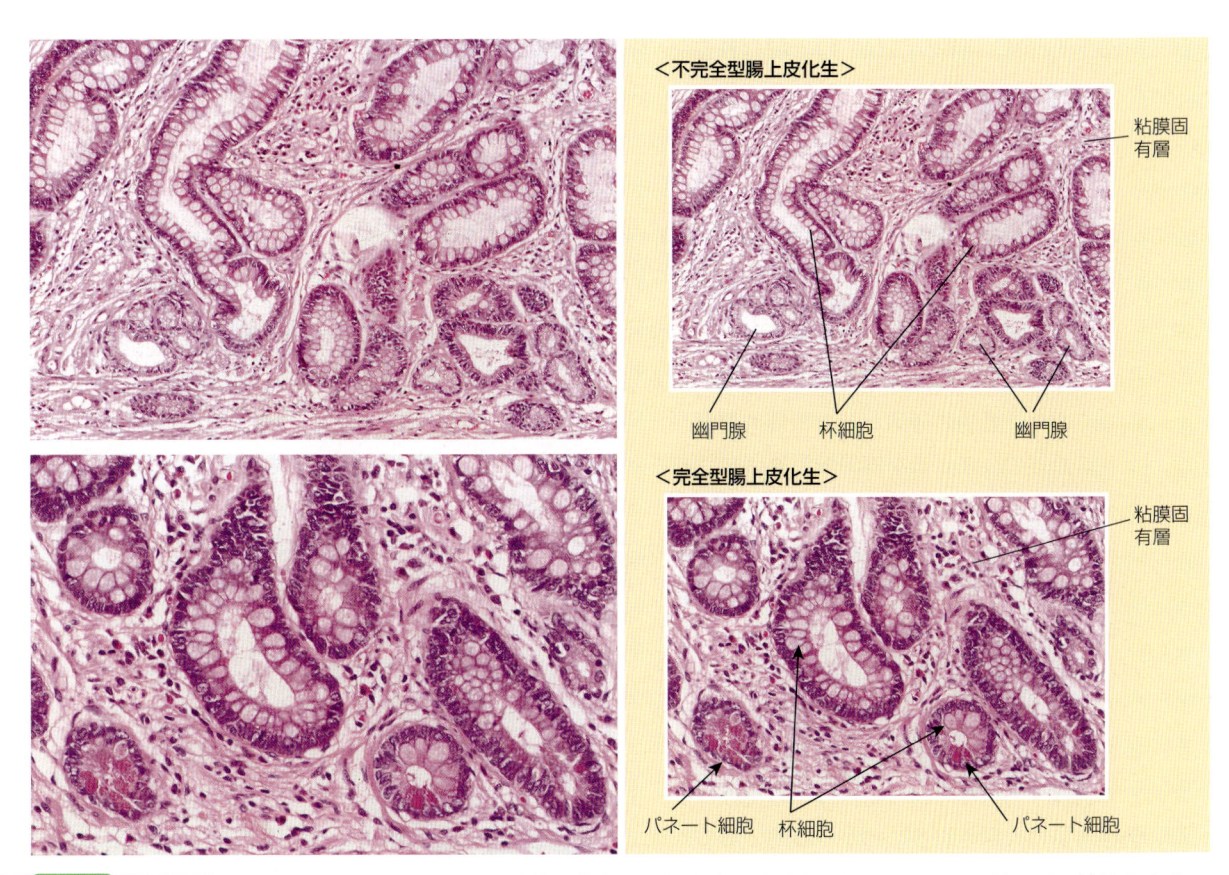

図4-3　腸上皮化生（手術標本）

〈不完全型腸上皮化生〉
粘膜固有層／幽門腺／杯細胞／幽門腺

〈完全型腸上皮化生〉
粘膜固有層／パネート細胞／杯細胞／パネート細胞

- 腺管を構成する細胞の細胞質内に類円形あるいは楕円形の粘液を有する細胞が杯細胞である．腺底部にみられるパネート細胞は細胞質内に赤い顆粒を有する．
- 不完全型腸上皮化生がみられる粘膜では，粘膜深部に幽門腺が認められる．幽門腺と不完全型腸上皮化生腺管が移行してみられ，新生細胞が生ずる腺頸部から腸上皮化生が生じたことが理解できる．固有腺は徐々に萎縮し，腸上皮化生腺管が全層性にみられるようになる．
- 粘膜固有層にはリンパ球，形質細胞，好酸球の浸潤がみられる．線維芽細胞の増生もみられる．

全型腸上皮化生は癌化との関係が深いという報告が多い．

胃底腺粘膜が萎縮すると偽幽門腺化生がみられる．偽幽門腺化生と幽門腺を形態学的に分けることは難しい．胃底腺粘膜が萎縮を示し，幽門腺が混在する粘膜を中間帯(intermediate zone)と呼ぶ．中間帯には腸上皮化生がみられることが多い．

粘膜固有層には，炎症性細胞の浸潤とともにリンパ濾胞の形成がみられる．粘膜を介して外界と接することにより二次的に形成されるものであり，粘膜関連リンパ組織(mucosa-associated lymphoid tissue；MALT)と呼ばれる．

2．粘膜筋板から漿膜までの組織所見

粘膜筋板は，おおよそ内斜・外縦の2層の平滑筋からなる．薄い組織であるが，筋組織は密に配列している．その間を細動静脈が貫いている．

粘膜下層は，脂肪織を含むゆるい結合織からなり，比較的太い血管，リンパ管，神経節細胞などがみられる．

固有筋層は，厚い平滑筋束からなる．内斜・中輪・外縦の3層構造を示すが，2層のところもある．

漿膜は，腹膜と連続する中皮細胞に覆われた結合織である．しかし，成書では中皮細胞部分を漿膜，結合織を漿膜下層と区分しているものが多い．

II．胃炎(gastritis)

炎症とは刺激・侵襲に対する生体の局所的反応のことである．胃は酸分泌による刺激が絶え間なくあり，食物の通過などの物理的刺激，ストレスなどのさまざまな外的刺激要因にさらされることから，常に胃炎の状態にあるといえる．生体の防御機能をつかさどるさまざまな細胞の浸潤がみられるとともに，組織には変性，壊死，萎縮がみられ，さらに増殖，再生に至る．したがって，胃炎にはびらん，潰瘍が含まれることになるが，一般的にはそれらを除いたものを胃炎と表現している．

胃炎は，病態ならびに組織像から急性胃炎・慢性胃炎に大別されることが一般的である．急性胃炎，慢性胃炎にはさまざまな亜分類がある．また，特別な要因による胃炎を特殊型として加える分類もある．

1．急性胃炎(acute gastritis)

急性の炎症性変化が認められるものを急性胃炎と呼ぶ(図4-4)．急性期の炎症所見としては，好中球を主体とした炎症性細胞浸潤，浮腫，うっ血，出血などである．それらの組織所見はさまざまな程度でみられる．好中球の腺窩上皮の中への浸潤がみられることもある．

細胞浸潤が高度になれば，腺管の変性，萎縮がみられる．また，腺窩上皮が二次的な変化として反応性の腫大，延長を示すこともある．さらには再生性変化を示すこともある．

胃は常に胃炎の状態にあることから，急性の炎症性変化がみられる組織標本であっても，慢性胃炎の所見が混在してみられることが多い．急性胃炎と慢性胃炎の判別は難しいことがあるが，急性期の組織所見が広範囲にみられれば，組織学的には急性胃炎である．

2．慢性胃炎(chronic gastritis)

慢性炎症の組織所見がみられれば，慢性胃炎である(図4-5)．慢性期のおもな炎症所見としては，リンパ球，形質細胞の浸潤があげられる．急性炎症が治まると，粘膜固有層に線維芽細胞

A) 非腫瘍性病変

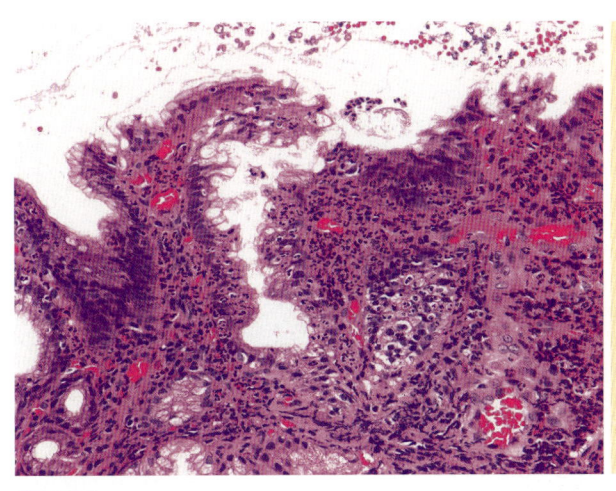

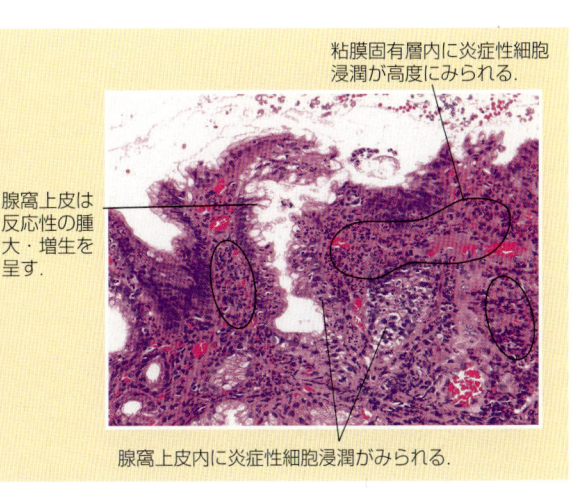

| 図 4-4 | 急性胃炎（生検標本） |

- 粘膜固有層内に炎症性細胞の浸潤が目立つ．この倍率ではわかりにくいが，好中球の浸潤がみられる．好中球は腺窩上皮内へ浸潤している．
- 腺窩上皮は炎症性変化による二次的な増生を示し，腺管の腫大，延長が軽度にみられる．細胞内粘液の分布もさまざまであり，内腔面は平滑でない．

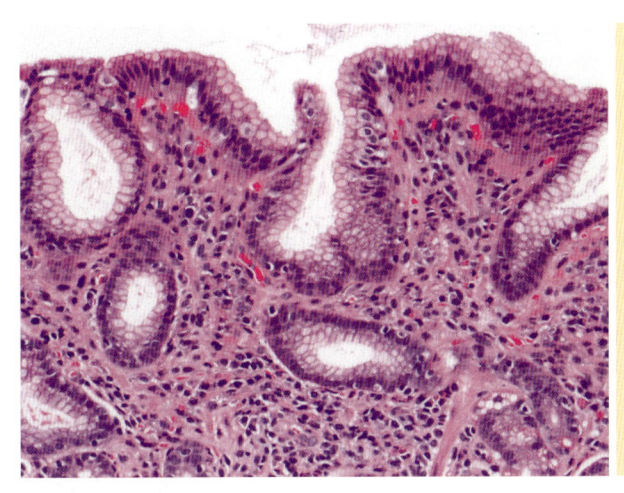

（画像注釈）
- 粘膜固有層内に炎症性細胞浸潤が高度にみられる．
- 腺窩上皮は反応性の腫大・増生を呈す．
- 腺窩上皮内に炎症性細胞浸潤がみられる．

| 図 4-5 | 慢性胃炎（生検標本） |

- 粘膜表層部であり，腺管は軽度の腫大を示し，細胞質に粘液の増加がみられ，反応性の増生所見を呈している．粘膜固有層にはリンパ球，形質細胞を主体とした炎症性細胞浸潤がみられる．線維芽細胞や平滑筋線維の増生がみられる．

（画像注釈）
- 粘膜固有層にはリンパ球，形質細胞の浸潤がみられる．
- 腺窩上皮は反応性の腫大を示す．
- 線維芽細胞
- 平滑筋線維

の増生がみられる．粘膜筋板からの平滑筋細胞の伸長，増生がみられることもある．腺窩上皮は炎症性変化に伴い，反応性の腫大・増生を軽度に示す場合と，腺管が萎縮を示す場合とがある．また，再生性変化がみられることもある．固有腺は萎縮を示すことが多く，囊胞状の拡張がみられることもある．

慢性胃炎を示す胃粘膜には腸上皮化生がみられることが多い．固有腺の萎縮を含めて腺組織の所見で慢性胃炎と診断されることがあるが，それらは炎症性変化に伴う二次的な組織所見であるか，あるいは炎症とは別に加齢現象として

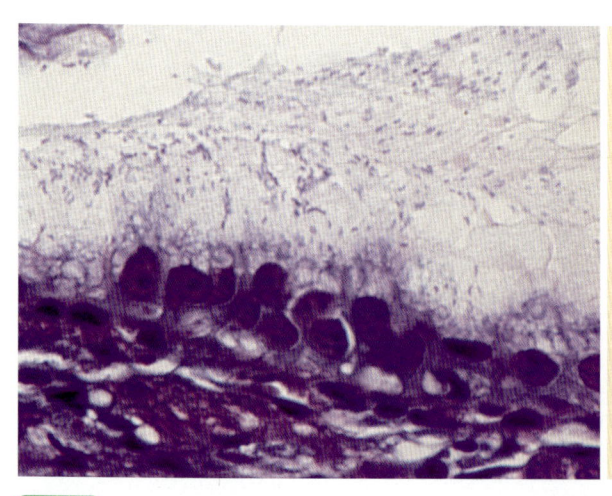

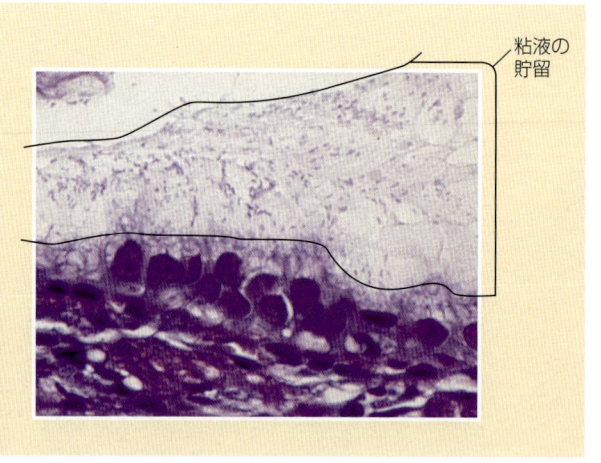

図 4-6 *H. pylori* 菌感染（生検標本） ● ギムザ染色標本である．表層上皮の細胞から粘液が多量に分泌され，腺管内腔表層には粘液の貯留がみられる．その中に，短棍棒状の *H. pylori* が多数認められる．

（粘液の貯留）

捉えられている．そのようなことから，慢性胃炎は粘膜固有層にみられる炎症所見を主体にして診断すべきである．

3．*Helicobacter pylori*（*H. pylori*）

1983年にオーストラリアのJ. Robin WarrenとBarry J. Marshallにより発見されたグラム陰性菌である．直径約0.5 μm，長さ3〜5 μmのらせん状の桿菌であり，4〜8本の鞭毛をもつ．coccoid formと呼ばれる球菌様の形態を示すこともある．強力なウレアーゼ活性を有する．

H. pylori は，粘膜表層や腺窩内の増加した粘液層の中に観察される（図4-6）．腺窩上皮は反応性の腫大，延長を示し，細胞内粘液の増加がみられる．粘膜固有層にはリンパ球，形質細胞を主体とした炎症性細胞の浸潤が目立つ．

H. pylori 感染は，胃炎，胃潰瘍や十二指腸潰瘍の原因だけでなく，胃癌やMALTリンパ腫の原因として重要視されている．また，腺窩上皮型の過形成性ポリープやMenetrier病への関与が示されている．

4．A型胃炎

抗壁細胞抗体や抗内因子抗体陽性の患者にみられ，胃底腺領域粘膜がびまん性萎縮をきたす．組織学的には，幽門腺の萎縮が軽度であるのに対して，胃底腺は著明な萎縮を示す．逆萎縮型胃炎あるいはautoimmune gastritisとも呼ばれる．無酸症，高ガストリン血症を示す．

胃底腺粘膜は壁細胞が著明に減少あるいは消失し，偽幽門腺化生がみられる．粘膜固有層はリンパ球，形質細胞の浸潤が軽度であり，好中球の浸潤を欠く．

G細胞の増生がみられ，非腫瘍性の内分泌細胞の小胞巣（endocrine cell micronest）をみる．カルチノイド腫瘍が多発することがある．

5．肥厚性胃炎（hypertrophic gastritis）

Schindlerによって分類された肥厚性胃炎は，基本的に粘膜萎縮あるいは固有胃腺の萎縮とは異なった現象であるため，現在では慢性胃炎の分類から省かれている．

肉眼的には，胃体部粘膜襞が脳回転状に肥厚し，巨大皺襞を形成する．

組織学的には，腺窩上皮と胃底腺の過形成が

みられ，部分的に固有腺の萎縮，腺窩上皮の著明な過形成，あるいは囊胞状拡張がみられる．

6．胃腸吻合部隆起性病変

残胃の吻合部胃側には，胆汁を含む十二指腸液の逆流により，腺窩上皮が腫大，延長し，蛇行を示す過形成性変化が認められる．粘膜固有層には軽度の浮腫がみられる．吻合部過形成性胃炎（stromal hyperplastic gastritis）である．そのような粘膜の変化に加えて，粘膜深部や粘膜下層に囊胞状拡張腺管がみられると，広基性の隆起性病変として捉えられるようになる．gastritis cystica polyposa，あるいは stromal polypoid hypertrophic gastritis と呼ばれるものである．

III．びらん（erosion）・潰瘍（ulcer）

潰瘍は，さまざまな要因によって胃の壁構造が欠損する病態である．一般的には粘膜筋板より深いところにある組織の欠損状態であり，粘膜の一部の欠損状態をびらんと呼ぶ（図4-7）．組織欠損の深さの違いからUl-I～Ul-IVに分類される．Ul-Iは粘膜の欠損であり，Ul-IIは粘膜下層まで，Ul-IIIは固有筋層まで，Ul-IVは漿膜下組織あるいは漿膜までの欠損をいう．欠損が漿膜に及んだ場合は潰瘍穿孔である．

潰瘍底の組織は，表層から白血球・線維素析出層，フィブリノイド壊死層，肉芽組織層，線維性瘢痕層で形成される．白血球・線維素析出層とフィブリノイド壊死層をまとめて壊死物質とすることが多い．潰瘍底周囲あるいは修復された粘膜には再生上皮がみられる．

1．壊死物（necrotic debris）と肉芽組織（granulation tissue）（図4-8）

壊死物は，好中球を主体とした炎症性細胞の集簇巣あるいは炎症性細胞浸潤が高度にみられるフィブリンである．

肉芽組織は，毛細血管の増生や線維芽細胞の

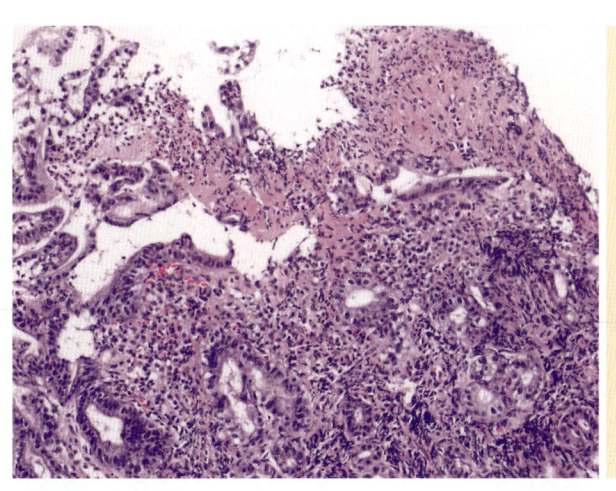

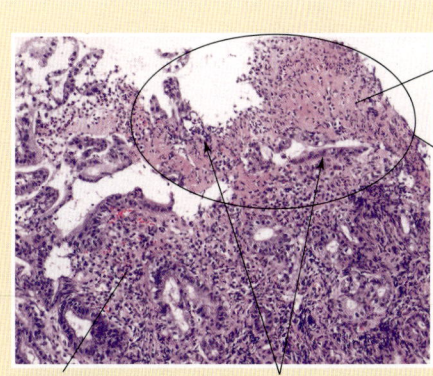

図4-7　びらん（生検標本）
● 腺窩上皮は不規則な形態を示し，変性，脱落を示す．粘膜表層部が脱落した部分にはフィブリンの析出がみられる．粘膜固有層には炎症性細胞浸潤が目立つ．

（右図注釈）
炎症性細胞浸潤を伴うフィブリン
粘膜表層部の欠損
粘膜固有層には高度の炎症性細胞浸潤がみられる．
変性，剥脱した表層上皮片

増生を主体とした間葉系組織で構成される．リンパ球，形質細胞，組織球などの浸潤がみられ，さらには好中球や好酸球が認められる．

2．再生上皮（regenerative epithelium，図 4-9）

びらん，潰瘍を生じた粘膜には，欠損部を辺縁から覆うように上皮の再生が起こる．潰瘍底の中には再生上皮島として認められることがある．

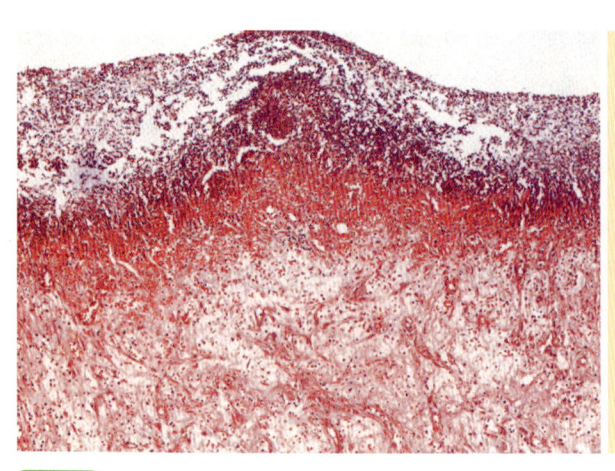

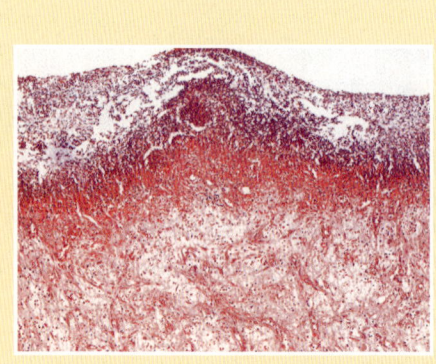

図 4-8 潰瘍：潰瘍底の組織所見（手術標本）

｝白血球・線維素析出層
｝フィブリノイド壊死層
｝肉芽組織層

- 開放している潰瘍の底部である．表層から白血球・線維素析出層，フィブリノイド壊死層，肉芽組織層である．白血球・線維素析出層では炎症性細胞の浸潤が高度にみられる．白血球・線維素析出層とフィブリノイド壊死層を合わせて壊死物と呼ぶことが多い．肉芽組織層には小血管の増加，浮腫，線維増生がみられる．

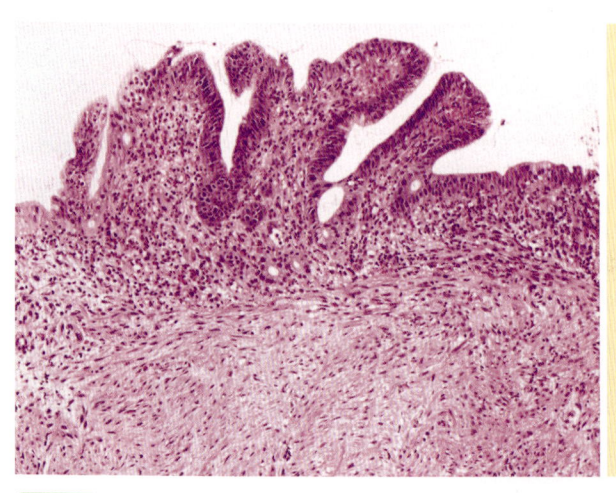

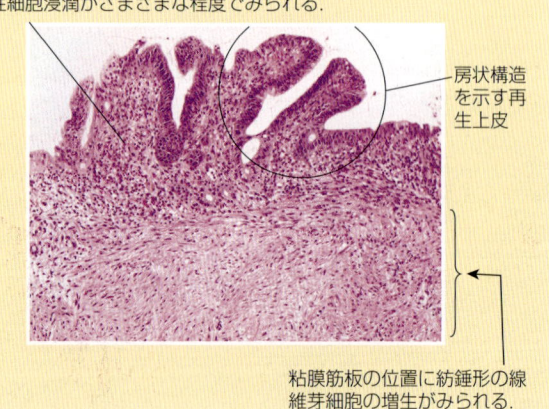

図 4-9 潰瘍；再生上皮と線維化（手術標本）

粘膜固有層には線維増生がみられる．炎症性細胞浸潤がさまざまな程度でみられる．

房状構造を示す再生上皮

粘膜筋板の位置に紡錘形の線維芽細胞の増生がみられる．

- 本来の粘膜筋板が存在する部分には，線維芽細胞が増生する線維化がみられる．粘膜筋板は消失している．線維化は粘膜固有層内にもみられる．表面には房状構造を示す再生上皮が被覆している．粘膜固有層にはリンパ球，形質細胞，好酸球などを主体とした炎症性細胞浸潤がみられる．

再生上皮は表層上皮が潰瘍表面を覆うように伸び出し，さらに内腔に突出して腺窩上皮の形態を示すようになる．その後に幽門腺様の円柱上皮が粘膜の深部にみられるようになる．

再生上皮の形態学的特徴として，房状構造があげられる．腺窩上皮の根部がくびれ，ブドウの房を逆さまにしたような形状を示す．腺管を形成する細胞は幼若であり，細胞内粘液をさまざまな程度で有している．粘膜固有層は浮腫状，あるいは疎であり，炎症性細胞浸潤がさまざまな程度でみられる．また，毛細血管の増生，線維増生がみられることが多い．

再生上皮では，核が反応性の腫大を軽度に示すことが少なくない．また，炎症性変化により不規則な形態を示すこともある．情報量が限られた生検標本では，時に腫瘍性腺管との判別が問題になる．腺管形態，腺管の分布，大小不同などの構造異型の所見に重きをおく必要があり，とくに腺頸部の所見に注意すべきである．

核異型の判定は難しいことが多いが，大小不同，極性の乱れなどの所見が重要である．

粘膜上皮に炎症性変化や再生性変化がみられる場合には，異型度判定をやや低めにすべきである．可能であれば腫瘍性か，非腫瘍性についての質的判断を示したほうがよいが，判定が難しい場合には，深切り標本を追加作製するか，臨床医に再検査を指示することが適切である．

3．線維化（fibrosis，図4-9）

潰瘍の周囲組織に二次的な変化として線維芽細胞の増生がみられる．また，潰瘍が修復されると，欠損部に線維芽細胞が増生し，充填する．そのような所見が線維化である．線維組織で充填されたところには，本来の壁構造は再生されない．そのような線維化した組織を再生上皮が覆うと，潰瘍瘢痕の所見となる．古い瘢痕巣では，線維組織のヒアリン化，硝子化がみられることがある．

IV．ポリープ（polyp）

1．過形成性ポリープ（hyperplastic polyp）（図4-10）

過形成性ポリープには，腺窩上皮が腫大，増生する腺窩上皮型の過形成性ポリープと，幽門腺が過形成を示す幽門腺型の過形成性ポリープがある．生検やポリペクトミーの検体として提出されるものは前者が多い．腺窩上皮型の過形成性ポリープは，単に過形成性ポリープと表現されることが一般的である．

腺窩上皮型の過形成性ポリープは，腺窩上皮の腺管が腫大，延長し，分岐や嚢胞状拡張を呈する．細胞質に豊富な粘液を有する淡明な細胞が増生する．間質は浮腫状で，種々の程度の炎症性細胞浸潤がみられる．線維化や平滑筋の増生，毛細血管の増生がみられる．*H. pylori* 感染がみられることもあり，そのような症例は除菌療法で消失することが多い．腺窩上皮型の過形成性ポリープの癌化は約3％とまれである．

大きなもの，有茎性のものには表層にびらんを伴うものが多く，表層上皮の剥脱，肉芽組織の形成，壊死物の付着がみられる．間質には好中球を含む炎症性細胞浸潤がみられる．炎症性細胞浸潤が高度な場合には，過形成性腺管が萎縮，変性を示し，過形成性変化が目立たなくなる．生検標本では肉芽組織がおもに採取され，上皮組織がわずかにしか認められないことがある．また，変性した腺管に核異型が目立ち，腫瘍性病変と誤ることがまれにある．また，間質に大型で不整な核を有する紡錘形細胞がみられ，肉腫と間違えることがあるが，反応性増生を示す線維芽細胞である．

過形成性変化が軽度な場合には，腺窩上皮の

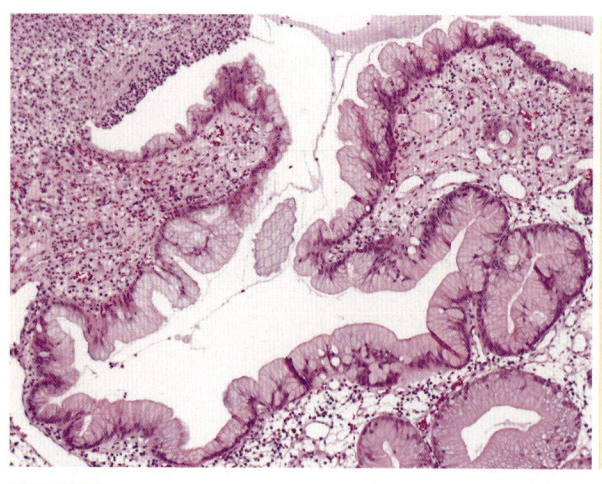

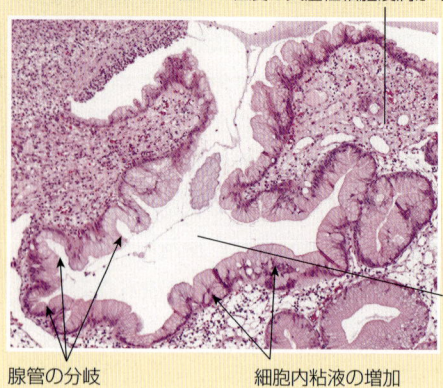

図 4-10 過形成性ポリープ（生検標本）

粘膜固有層には毛細血管の増加，線維増生を示す肉芽組織がみられることが多い．種々の程度の炎症性細胞浸潤がみられる．

腺管の分岐　細胞内粘液の増加　腺管は腫大，延長し，拡張する．

● 腺窩上皮の腺管が腫大，延長し，分岐や囊胞状拡張を呈する．細胞質に豊富な粘液を有する淡明な細胞が増生する．間質には線維化や平滑筋の増生，毛細血管の増加がみられる．大きなもの，有茎性のものはびらんを伴うことが多い．

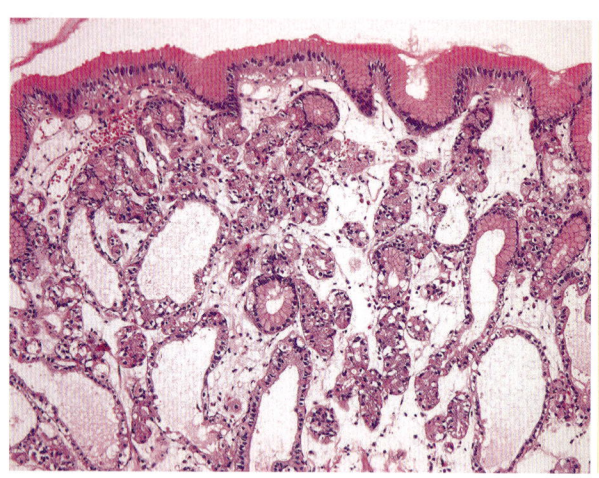

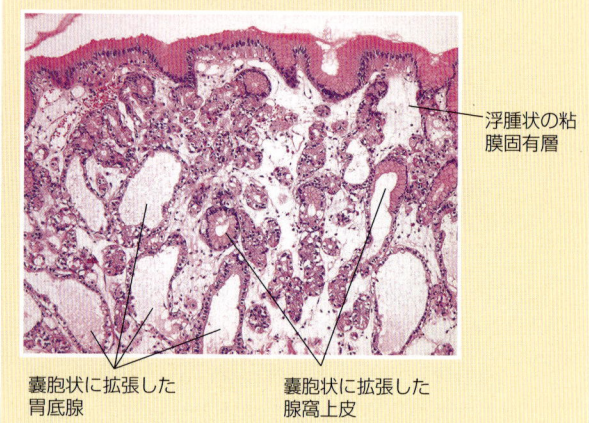

図 4-11 胃底腺ポリープ（生検標本）

浮腫状の粘膜固有層

囊胞状に拡張した胃底腺　囊胞状に拡張した腺窩上皮

● 萎縮のない胃底腺粘膜であり，さまざまな程度に拡張した腺管がみられる．粘膜固有層は浮腫状である．炎症性細胞はみられないか，小円形細胞がわずかに認められる．腺窩上皮が過形成性変化を示すものもある．

二次的な反応性増生との判別が難しくなる．*H. pylori* 感染に伴う腺窩上皮の増生，たこいぼびらんなどとの鑑別が問題になるが，臨床所見を参考にすべきである．

幽門腺型の過形成性ポリープは，幽門腺の増生からなる隆起性病変である．粘膜筋板から平滑筋線維が分岐して増生する．粘膜固有層には細胞浸潤，浮腫はほとんどみられない．

2．胃底腺ポリープ（fundic gland polyp）（図 4-11）

胃底腺領域にみられる数 mm のポリープであり，多発することが多い．

萎縮のない胃底腺組織であり，さまざまな程

A）非腫瘍性病変

度に拡張した囊胞状の固有腺が認められる．腺窩上皮に類似した腺管が囊胞状に拡張する所見もみられる．腺窩上皮は丈が低いものが多いが，過形成性変化を示して腫大，延長を示すこともある．腺窩上皮の過形成性変化が目立つ場合には過形成性ポリープとの判別が問題になるが，囊胞状に拡張した腺管の所見が認められれば，胃底腺ポリープと判定する．粘膜固有層には軽度の浮腫がみられることがある．炎症性細胞浸潤はほとんどみられないか軽度である．

家族性大腸腺腫症の胃粘膜病変としてみられることがある．その場合には，異形成がみられることがあり，まれに腺癌を生ずることがある．

3．炎症性類線維性ポリープ（inflammatory fibroid polyp）

主として幽門部に生ずる無茎性あるいは亜有茎性ポリープで，正常粘膜に被覆されている．粘膜下層および粘膜固有層深部に線維芽細胞が増生する．車軸様の配列もみられることがある．小血管を主体として好酸球の浸潤がみられる．

V．胃黄色腫（gastric xanthoma，図4-12）

淡黄色を示す平坦あるいは半球状隆起を示す病変である．大きさは10 mm以下で，しばしば多発する．肉眼所見からつけられた疾患名である．

組織学的には，粘膜固有層に中性脂肪を取り込んだ組織球の集簇巣がみられる．腺窩上皮の過形成がみられることが多い．印環細胞癌との鑑別が問題になるが，細胞質内に脂肪が取り込まれた所見や，核が偏在を示さない所見などから判別が可能なことが多い．判別が難しい場合には，上皮組織と組織球を区別する免疫染色を行うことが必要である．

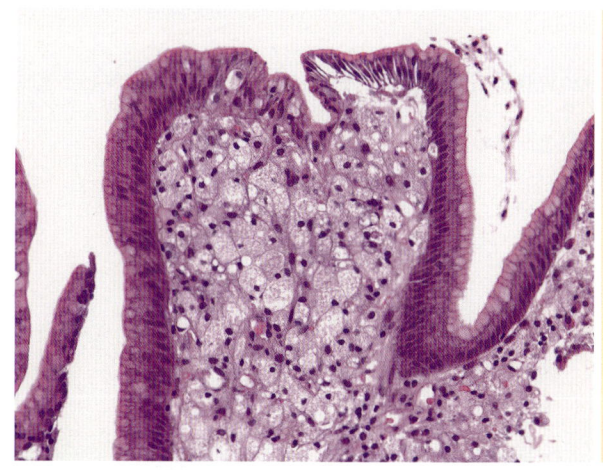

図4-12　胃黄色腫（生検標本）

● 粘膜固有層に中性脂肪を取り込んだ組織球の集簇巣がみられる．印環細胞癌との鑑別が問題になることがあるが，印環細胞癌の核に比べると円形であり，偏在を示さず，細胞質内に脂肪が取り込まれた所見がみられる．また，腺窩上皮は反応性の過形成性変化を示すことが多い．

VI. 異所性組織

1. 粘膜下異所性胃腺（heterotopic gastric mucosa，図4-13）

胃粘膜下層に胃腺の迷入がみられることがある．腺組織は偽幽門腺が多く，腺窩上皮がみられることが少なくない．腸上皮化生腺管がみられることもある．腺管だけのこともあるが，粘膜固有層の組織を伴うもの，増生した平滑筋組織を伴うものなどさまざまである．大きな病変では，肉眼的には粘膜下腫瘍として捉えられる．標本の薄切面によっては粘膜層と連続する所見がみられることがあり，平滑筋組織は粘膜筋板と連絡性がみられることがある．

粘膜下異所性胃腺は単発のこともあるが，多発してみられることも少なくない．びまん性にみられる場合には，diffuse heterotopic cystic malformation, diffuse cystic malformation, diffuse cystic disease of stomach などと呼ばれる．

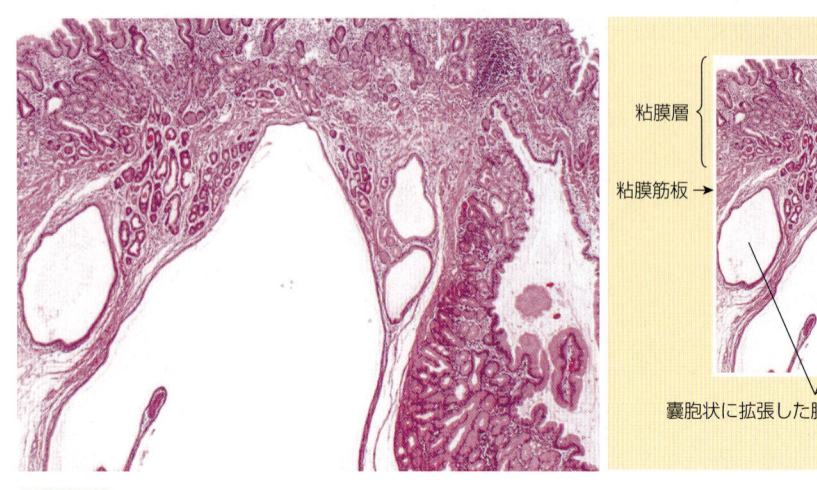

図4-13 粘膜下異所性胃腺（手術標本）

● 粘膜層と同様の胃腺が粘膜筋板を分け入り，粘膜下層内に粘膜層と連続して入り込んでいる．腺管の一部は囊胞状に拡張している．迷入した胃腺は粘膜固有層と同様の組成と平滑筋組織を伴っている．

A）非腫瘍性病変

《粘膜下層にみられる膵組織》

膵腺房細胞　　導管

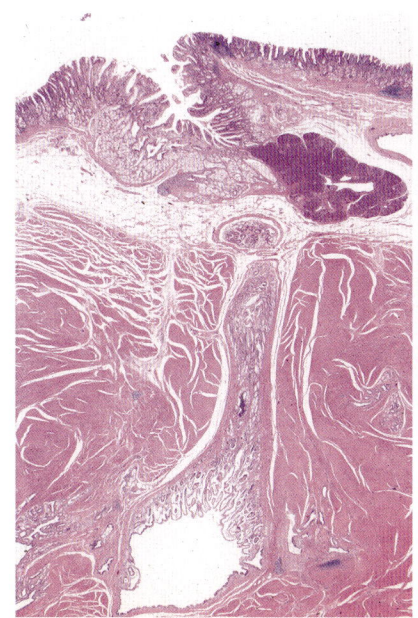

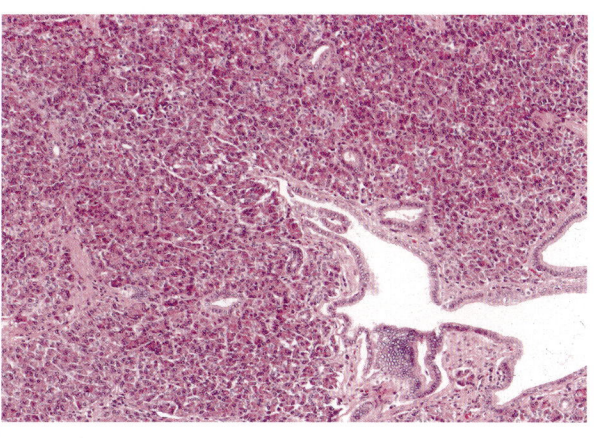

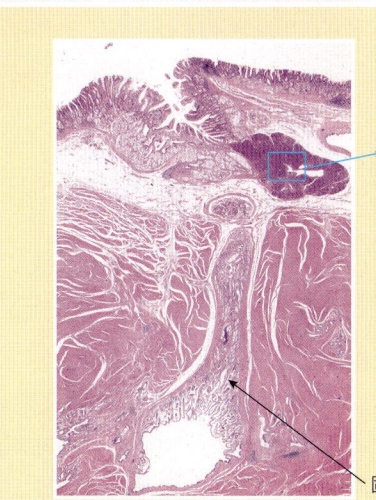

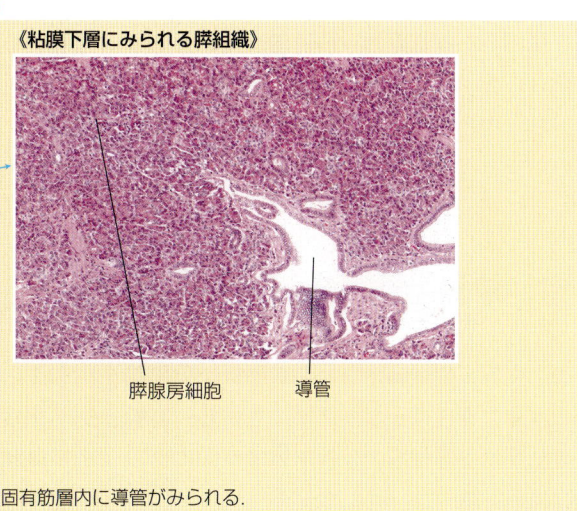

固有筋層内に導管がみられる．

図 4-14　異所性膵（手術標本）　● 幽門腺領域の組織であり，粘膜下層から固有筋層にかけて，膵臓の組織が認められる．粘膜下層の組織は膵腺房細胞と導管がみられる Heinlich II 型である．

2．異所性膵（heterotopic pancreas，図 4-14）

粘膜下層以深の胃壁内に膵臓の組織が認められることがある．異所性膵，あるいは副膵，迷入膵と呼ばれるものである．

幽門前庭部に多くみられる．粘膜下腫瘍の形態を示し，中央部に陥凹を有する．陥凹部に膵導管の開口がみられる．

膵組織のおもな存在部は粘膜下層であるが，固有筋層あるいは漿膜下層に存在するものもある．Heinlich の分類が用いられ，腺房細胞，Langerhans 島，導管がすべてみられる I 型，腺房細胞と導管からなる II 型，導管のみからなる III 型がある．II 型がもっとも多い．

（大倉康男）

4 胃

B）腫瘍性病変

　胃生検の最大の目的は胃病変の質的診断である．腫瘍あるいは腫瘍様病変は内視鏡的にある程度診断できたとしても，最終的には組織診断に頼らざるをえない．胃の上皮性腫瘍の大部分は癌，腺腫，カルチノイドであるが，この項では癌と腺腫をとりあげる．

I．胃生検標本の見方の実際

　胃生検材料をみる際は，内視鏡所見を参考にしながら，まず組織学的に胃底腺粘膜，幽門腺粘膜，腸上皮化生粘膜，噴門腺粘膜などの採取粘膜の同定を行う．胃粘膜表層のみから採取された標本では胃腺窩上皮のみのこともある．次に，再生性，炎症性，過形成性変化の有無を確認し，同時に腫瘍の有無を観察する．

II．胃 腺 腫（gastric adenoma）

　胃の上皮性良性腫瘍すなわち腺腫は，大腸腺腫に比べ発生頻度はかなり低い．しかし，高齢者の胃粘膜に腺腫様病変が近年増加傾向にあるように思われる．
　胃腺腫は，異型上皮巣（atypical epithelium；ATP）と称されることもあったが，ここでは良性の上皮性腫瘍全体を指す言葉とする．一般的に腺腫は広基性，扁平隆起性の肉眼形態をとるが，まれには平坦型，表面陥凹型のこともある．
　組織学的に腺腫は，腸型腺腫と胃型腺腫に大きく分類される[1)〜3)]．腸型腺腫の多くは扁平腺腫であり，大腸型腺腫はまれである[1)]．胃型腺腫は腸型腺腫に比べると頻度は低く，幽門腺型腺腫がその代表的疾患であり最近認識されつつある[4),5)]．胃腺腫の分類に関してはまだ議論の余地がある．

1．扁平腺腫（flat adenoma）

　生検材料として提出される腺腫の大部分は扁平腺腫であり（図4-15），中高年の前庭部に好発する．内視鏡的には扁平隆起性病変として捉えられ，周囲粘膜に比べ褪色がみられる．典型的なものは，粘膜層表層に腺腫成分がみられ，その下に幽門腺様腺管の拡張が認められる．これを2階建てないしは2層構築と称する．腫瘍腺管は円形〜類円形で，間質も介在する．腺腫細胞は高円柱状で，核は細長く基本的には基底側によく揃って配列しており，表層では核が基底側から離れていく（表層分化）．扁平腺腫の癌化率は1〜3％とされている．内視鏡的に陥凹面や局所的な隆起部を有する腺腫は，同部位を狙った生検により組織学的な評価がなされるべきである．

B）腫瘍性病変

| 図 4-15 | **胃扁平腺腫（生検標本）**

- 上段：腺腫は粘膜層表層にみられ，腺腫成分の下には拡張した幽門腺様腺管がある．腺腫細胞の核は細長く密に存在するが，基底側によく揃って配列している．粘膜表層では核が比較的疎に分布する．
- 下段：腺腫の表層には，核が基底側から離れ，密度も疎になる表層分化がみられる．

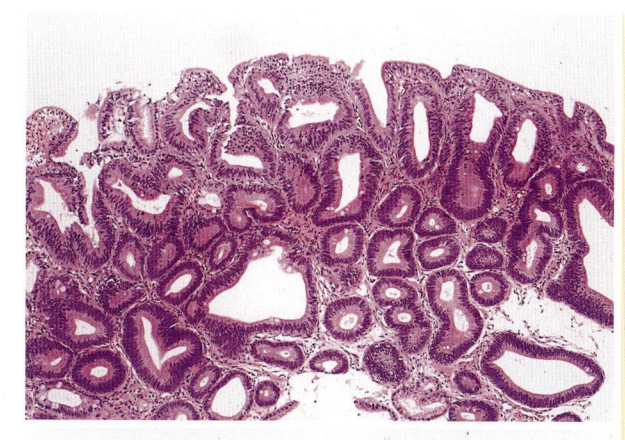

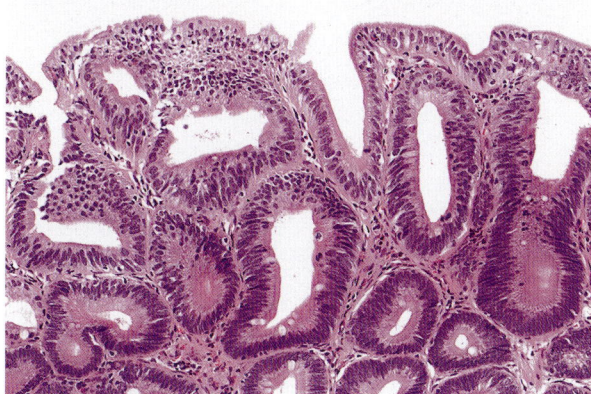

（画像内注釈）
- 表層部は，なだらかな台地を思わせる構造を示す（乳頭状構造ではないことに注目）
- 円形〜類円形の腺管が間質を伴って増殖している．腫瘍細胞の核は細長く密に存在するが，基底側によく揃って配列している．
- 拡張した腫瘍腺管
- 腫瘍表層部では，腺腫細胞核は楕円形〜類円形になり，疎に配列し，基底側からも離れていく傾向がみられる（表層分化）．
- 腺腫腺管は円形〜類円形を示し，間質も十分量存在する．
- 腺腫細胞核が密に基底側によく揃って配列する．

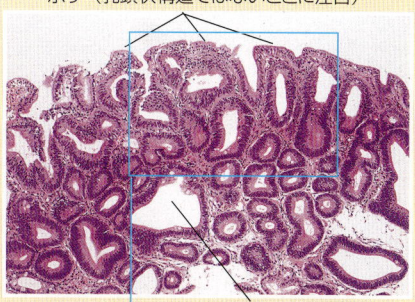

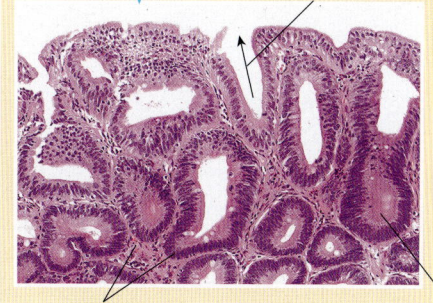

2．大腸型腺腫（adenoma, colonic type）

大腸型腺腫は一般に中高年者に発生し，肉眼的に亜有茎性を示し，比較的大きいものである．頻度は腺腫全体の1〜数％である．組織学的にも大腸腺腫の像と類似している（**図 4-16**）．円形〜楕円形の腺管が比較的密に増殖し，腺腫細胞の核は細長くしかも重なり合ってみられる．同一腺腫内でも異型度がより強い部位もみられ，癌化率も高いといわれている[1]．

3．幽門腺型腺腫（adenoma, pyloric gland type）

幽門腺型腺腫はまれなものであるが，高齢女性の胃上部に発生することが多い．肉眼形態は小半球状から広基性の隆起を示す．組織学的には，大小不同の拡張した腫瘍腺管が密に増殖し，間質は狭い．腫瘍腺管を構成する細胞は，幽門腺細胞に類似した淡明な胞体と緊満感のある小型円形核（明瞭な核小体が存在）を有する立方状ないし背の低い円柱状細胞からなる（**図 4-17**）．免疫染色ではMUC6陽性を示す．癌化率は比較的高率（20〜30％）とされている[4,5]．

4. 胃

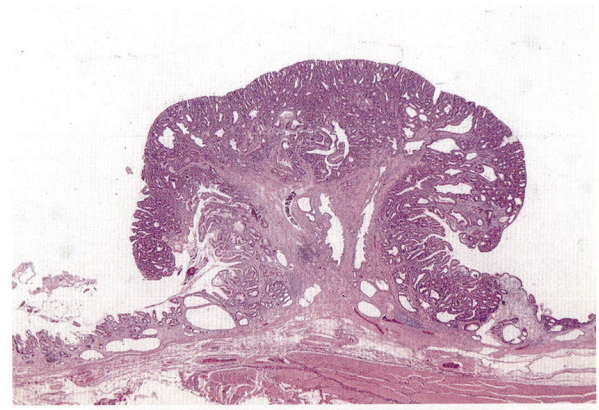

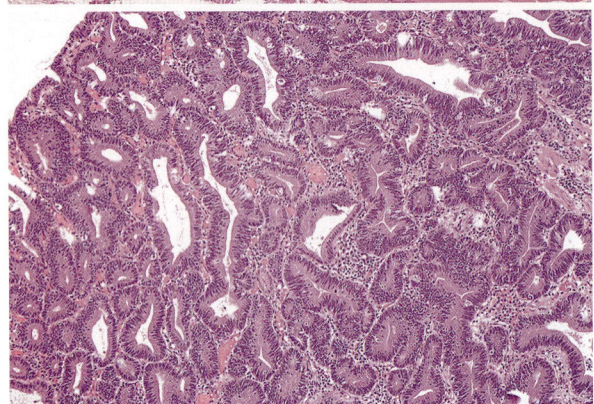

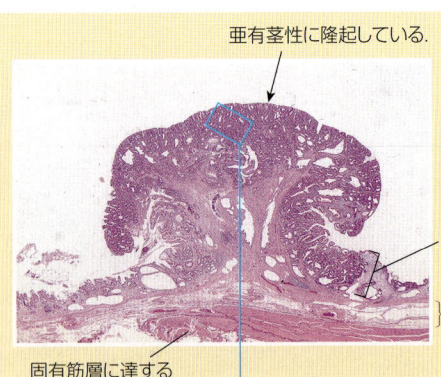

図 4-16 大腸型腺腫（手術標本）

注釈（上段の図）：
- 亜有茎性に隆起している．
- 粘膜層全層に増殖する．
- ｝粘膜下層
- 固有筋層に達する切除標本である．
- 腺腫表面にも腺腫成分がみられる．

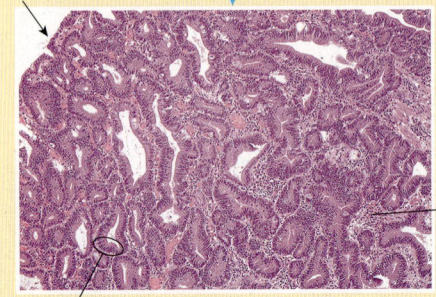

注釈（下段の図）：
- 間質は狭い．
- 核は基底側に比較的よく揃って配列する．

- 上段：大腸型腺腫の粘膜切除標本のルーペ像を示す．大腸腺腫と同様に隆起している．腺腫腺管は粘膜層全層に増殖し，ほぼ均一に分布する．増殖形態も大腸腺腫に類似する．
- 下段：一見，大腸腺腫をみているような印象を受ける．腺腫の管状腺管は比較的よく揃っており，間質量は少なく密に増殖している．腺腫細胞の核は基底側によく揃って配列する．粘膜表層においても明らかな腫瘍成分が占めている．

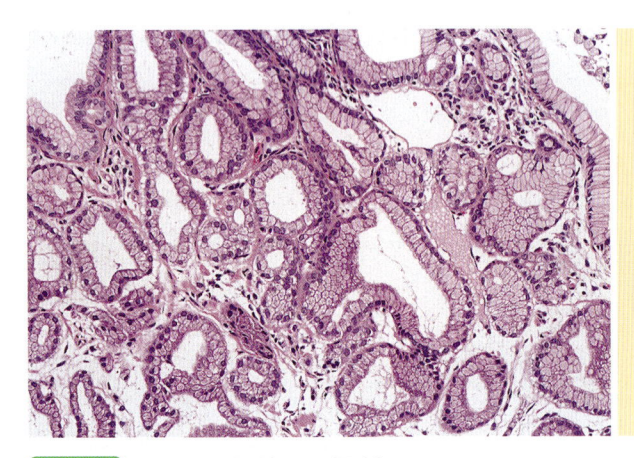

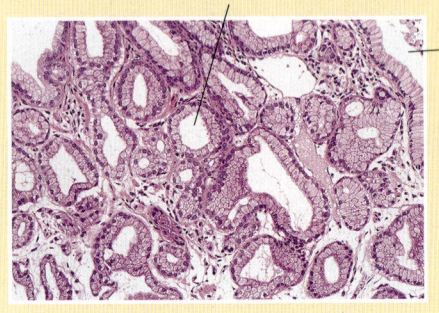

図 4-17 幽門腺型腺腫（EMR 標本）

注釈：
- 幽門腺様腫瘍腺管で，腫瘍細胞核は通常の幽門腺細胞に比べ，軽度腫大し，小さいながらも核小体がみえる．
- 腫瘍の表面を覆う胃腺窩上皮．核の性状の差異にも注目．

- 幽門腺型腺腫は Is ポリープとして切除される．幽門腺上皮に類似した腫瘍細胞は管腔側に粘液を有し，淡明な胞体を示す．核は類円形で軽度腫大し，核小体を有する．

III. 胃　癌（gastric carcinoma）

　胃癌は消化管腫瘍のなかで比較的多彩な像を示す癌である．胃癌は腺腔形成のみられる癌とみられない癌に大きく分類される[6]．

1. 腺腔形成のみられる胃癌の診断

　腺腔形成の明瞭な組織型は，乳頭腺癌（**図4-18**）と管状腺癌（**図4-19**）である．乳頭腺癌は，狭い間質を伴って円柱上皮が丈の高い乳頭状構造を示すのが特徴である．純粋な乳頭腺癌は少なく，管状成分を伴う乳頭管状腺癌であることが多い．管状腺癌は腫瘍細胞が管状構造を示すのを特徴とし，腺腔形成のみられる胃癌の大部分を占める．中分化型管状腺癌のように構造異型が明瞭である場合は診断も容易であるが，

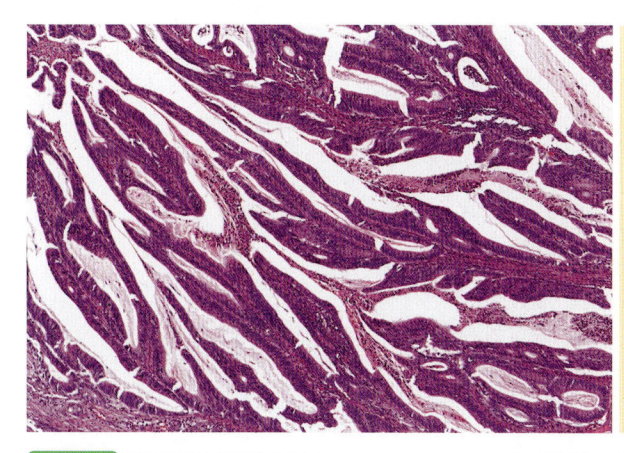

図4-18 乳頭腺癌（手術標本）

- 乳頭状増殖を示す腺癌である．細い線維血管性間質を軸に腫瘍細胞が乳頭状に増殖する構造を示す．胃の正常粘膜ならびに良性腫瘍で乳頭状構造を示す組織は一般に認められないので，乳頭状構造を示す腫瘍は悪性を示唆する．

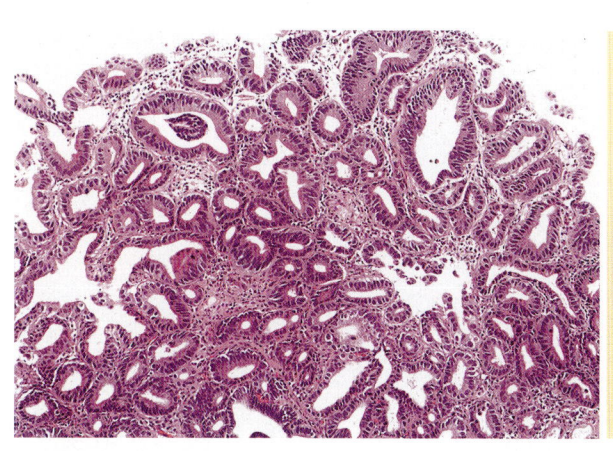

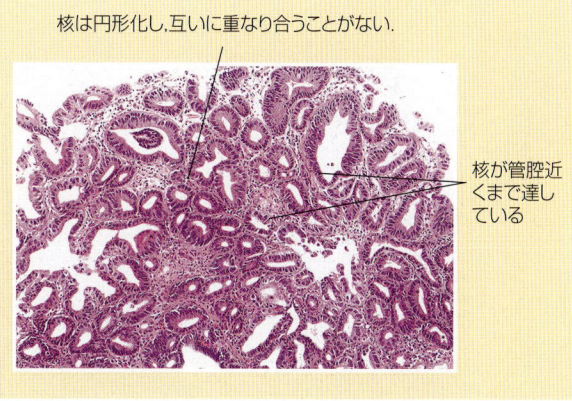

図4-19 管状腺癌（生検標本）

- 粘膜内に腫瘍性の管状腺管が増殖している．腫瘍細胞は類円形核を有し一見よく揃っているようにみえるが，配列の乱れもみられる．腫瘍腺管は径が小さく，密に増殖している．

よく分化した管状腺癌（極高分化型管状腺癌）は高度異型を示す腺腫との鑑別に難渋することがある．一般に，腺腫の核配列は基底側によく揃ってみられ，腫瘍腺管は円形～類円形で十分な間質を伴う．一方，極高分化型管状腺癌では核配列の乱れが高度で腺腔近傍まで達するようになり，核の円形化や表層分化の消失がみられる．また，腫瘍腺管には凹凸が出現し，間質も狭くなる（**図4-20**）[7]．

2．腺腔形成のみられない胃癌の診断

腺腔形成が乏しいかほとんど認められない組織型は，低分化腺癌，印環細胞癌，未分化癌である．拡大を上げると印環細胞癌や低分化腺癌の診断はさほど難しいことではないが，弱拡大で少量の癌組織をいかに見落とさないかが重要である．表面の胃腺窩上皮に再生性変化のみられる胃粘膜の粘膜固有層に，正常構造を破壊し帯状に印環細胞癌が増殖していることがある（**図4-21**）．実際，臨床的にも内視鏡的にも癌を

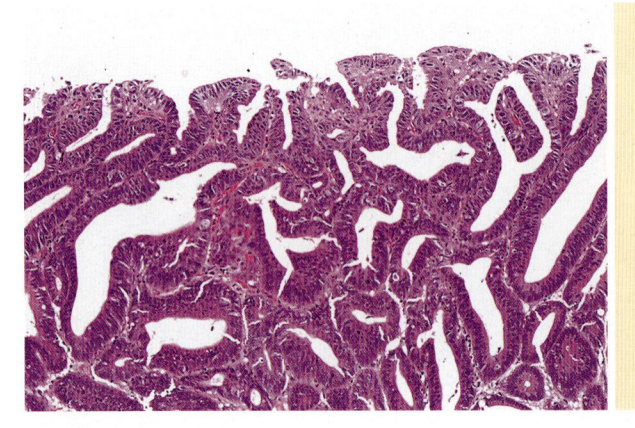

図4-20 極高分化型管状腺癌（生検標本）

部分的ながら乳頭状構造が散見される．

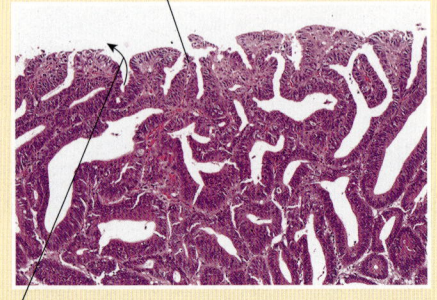

表層分化傾向が失われつつある．核は基底側から離れる傾向を示すが，核異型は深部の腫瘍細胞と同様であり，配列の乱れも伴う．

● 極高分化型管状腺癌とされた腫瘍の生検組織である．腺腫との違いは，核が内腔近くまで達すること（N/C比が高い），核の配列の乱れ，核の極性の乱れ，表層分化の欠如などである．扁平腺腫と同様に拡張した腺管もみられるが，腫瘍細胞の核に注目することが重要である．

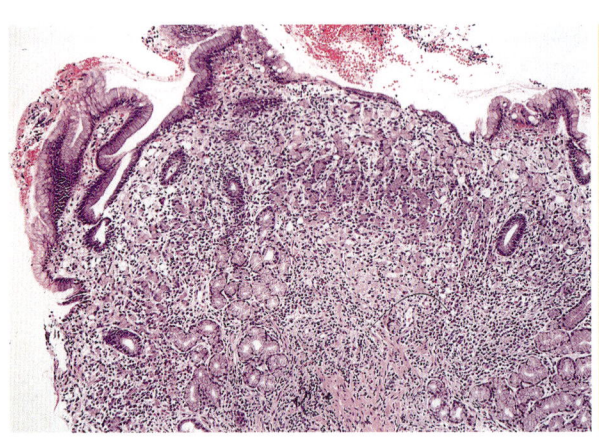

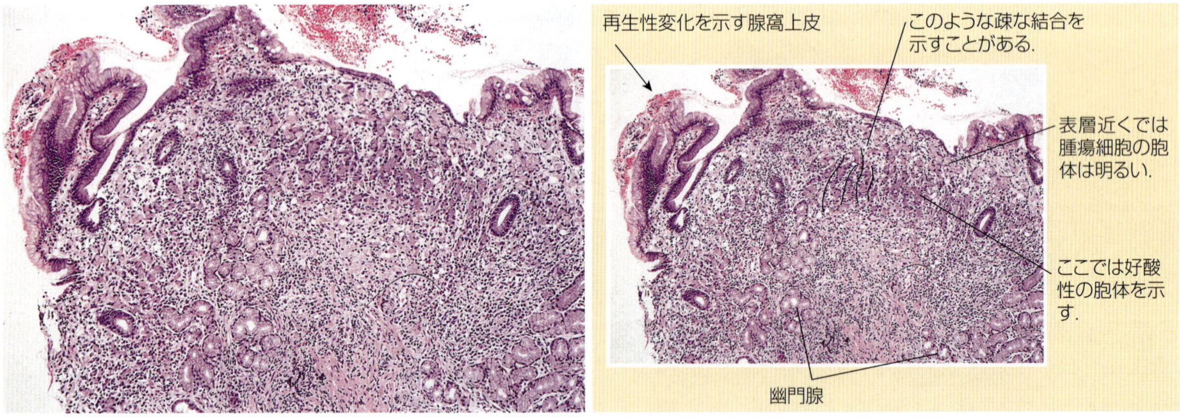

図4-21 印環細胞癌（生検標本）

再生性変化を示す腺窩上皮

このような疎な結合を示すことがある．

表層近くでは腫瘍細胞の胞体は明るい．

ここでは好酸性の胞体を示す．

幽門腺

● 粘膜の既存の腺は萎縮し，粘膜固有層に印環細胞癌が増殖している．表面を被覆する胃腺窩上皮は過形成あるいは再生性変化を示す．表層近くの印環細胞癌の胞体は明るいが，その下では好酸性を示す．

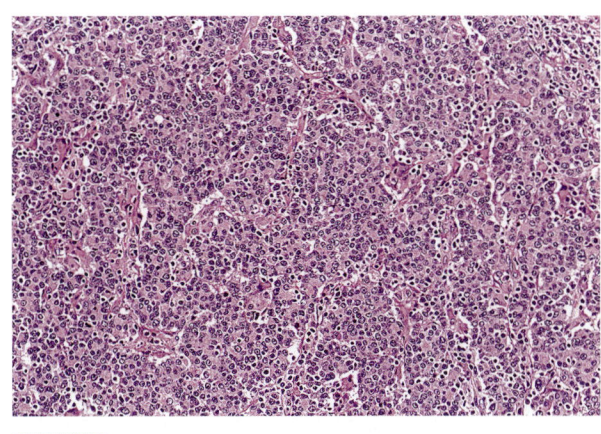

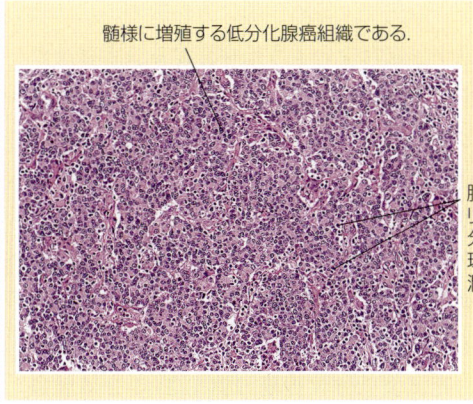

B）腫瘍性病変　　63

図 4-22　充実型低分化腺癌（手術標本）

髄様に増殖する低分化腺癌組織である．

腫瘍組織内に，リンパ球（大部分はTリンパ球）が多数浸潤する．

● 充実型胞巣を示す低分化腺癌で，腫瘍内部，辺縁部にリンパ球浸潤がみられる．このような像を示す癌は高齢女性の胃下部に発生することが多い．

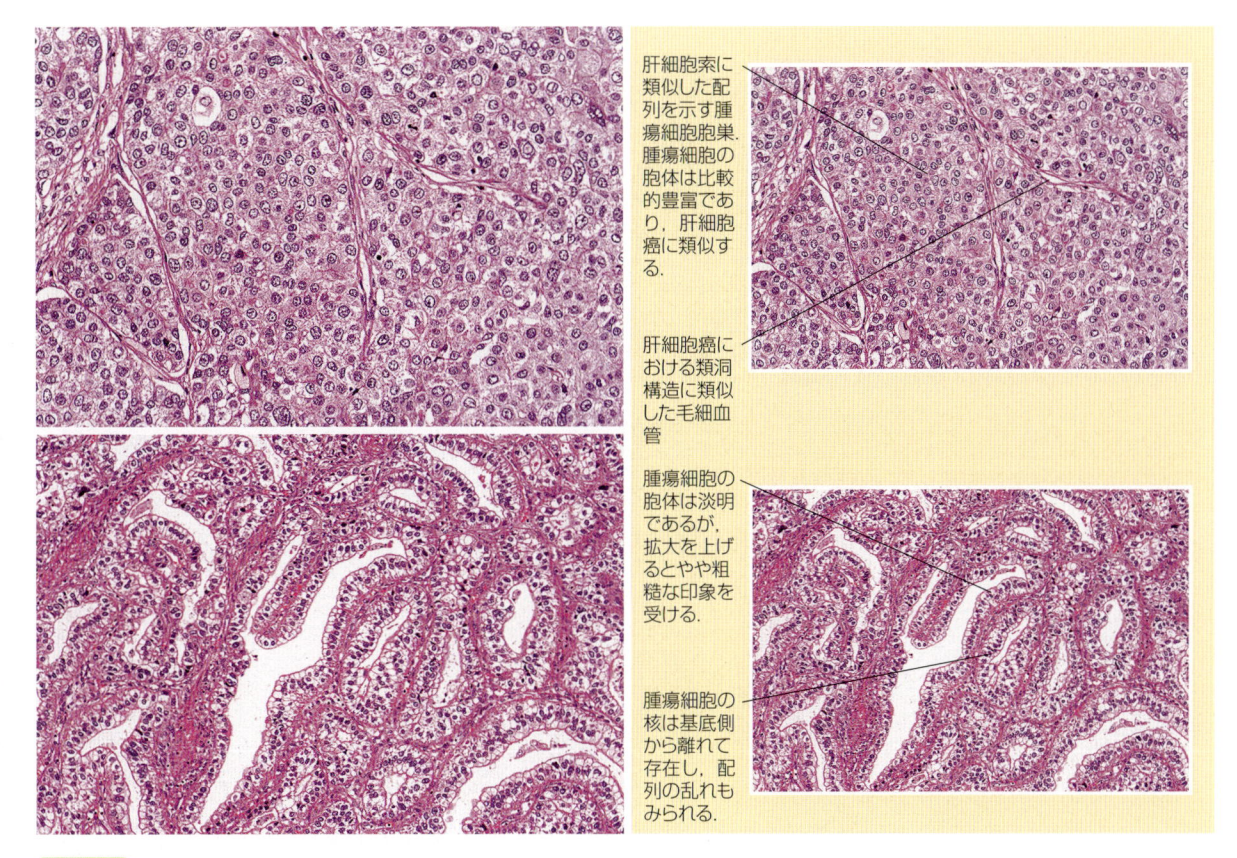

図 4-23　AFP 産生胃癌（手術標本）

肝細胞索に類似した配列を示す腫瘍細胞胞巣．腫瘍細胞の胞体は比較的豊富であり，肝細胞癌に類似する．

肝細胞癌における類洞構造に類似した毛細血管

腫瘍細胞の胞体は淡明であるが，拡大を上げるとやや粗糙な印象を受ける．

腫瘍細胞の核は基底側から離れて存在し，配列の乱れもみられる．

● 上段：充実型胞巣を示す肝様腺癌である．癌細胞は顆粒状の豊富な胞体を有する．
● 下段：乳頭状，管状構造を示す腺癌で，淡明な胞体が特徴的である．

疑わない症例で，組織学的に胃粘膜層内に印環細胞癌が目立たないように存在することはまれならず経験する．弱拡大で正常の組織構造の途絶や分布の乱れがみられた場合は，拡大を上げて確認することが必要である．

腺管形成を示さない胃癌のなかには充実性に増殖するものがあり，その代表例は充実型低分化腺癌である．充実型低分化腺癌は高齢者によくみられ，とくに高齢女性の胃下部1/3に発生する．充実型低分化腺癌の約1/3〜1/2は腫瘍辺縁・腫瘍内部にリンパ球浸潤が目立ち，リンパ節転移も低率で比較的予後がよい（図4-22）[8]．

その他，粘液癌は腺腔形成の程度はさまざまであるが，粘液産生に注意すれば診断は容易である．

3．特殊な形態を示す胃癌の診断

AFP（α-fetoprotein）産生胃癌は，わが国では全胃癌の5%を占め，発見時肝転移を示す高悪性度胃癌である．多角形細胞からなる肝様腺癌（図4-23 上段）[9]と，淡明な胞体を有する乳頭（管状）腺癌（図4-23 下段）などの組織形態を示す．生検時このような組織像をみたら，免疫染色で確認するとともに，臨床医に血清AFP値の測定を勧めるべきである．

Epstein-Barr virus関連胃癌にcarcinoma with lymphoid stromaやlymphoepithelioma-

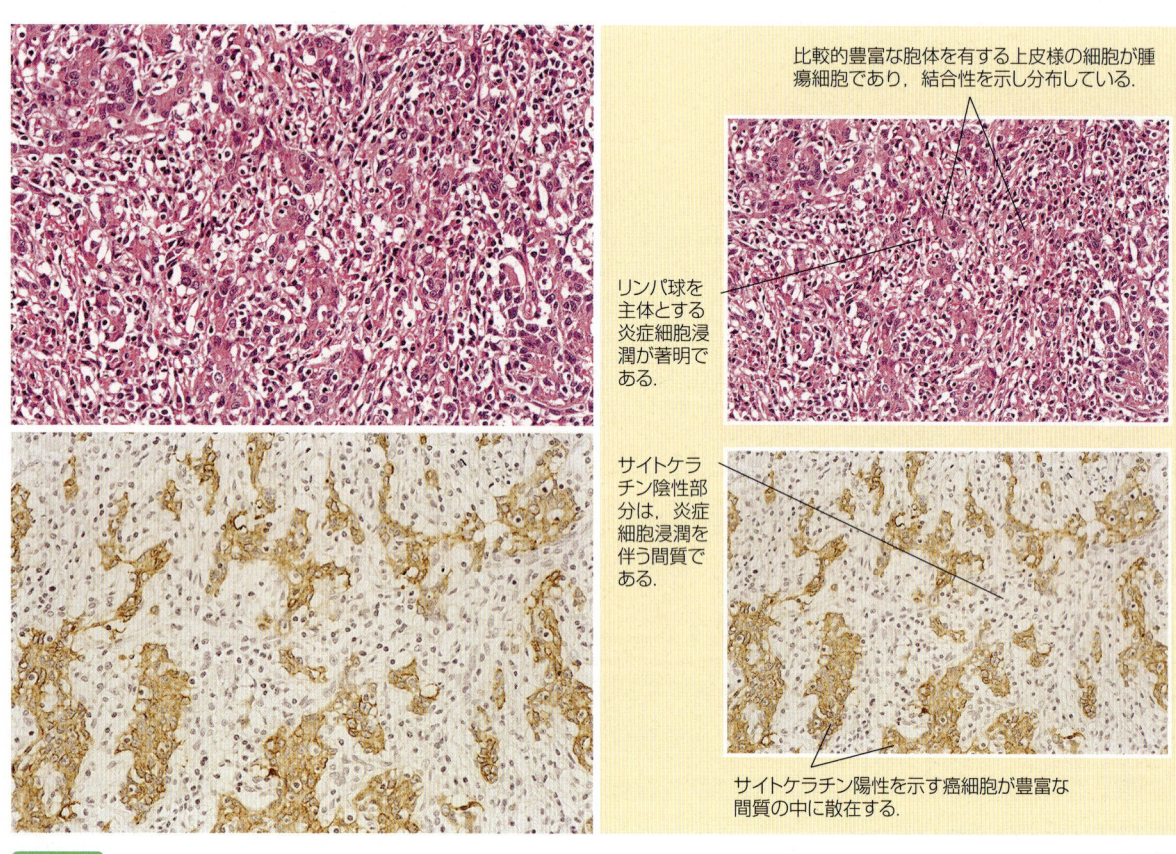

図4-24 lymphoepithelioma-like carcinomaの組織像（手術標本）
- 上段：リンパ球浸潤の著明な癌で，胃癌取扱い規約では充実型低分化腺癌に分類される．癌は胞体が豊富であり，レース状に結合している．
- 下段：サイトケラチンによる免疫染色である．癌細胞の胞体に褐色に陽性像がみられ，癌細胞の分布が明瞭となる．

比較的豊富な胞体を有する上皮様の細胞が腫瘍細胞であり，結合性を示し分布している．

リンパ球を主体とする炎症細胞浸潤が著明である．

サイトケラチン陰性部分は，炎症細胞浸潤を伴う間質である．

サイトケラチン陽性を示す癌細胞が豊富な間質の中に散在する．

like carcinoma と称される癌があり，慣れないと癌の範囲の判定が困難である（**図4-24 上段**）．この癌は充実型低分化腺癌に分類されるが，癌細胞は多数のリンパ球に埋もれ不規則なレース状の連なりを示して存在する．サイトケラチンなどの上皮性のマーカーによる免疫染色を施すと，癌細胞の分布は明瞭となる（**図4-24 下段**）．

内分泌細胞癌については消化管カルチノイドの項で詳しく述べる．

IV. 胃腺腫，胃癌と鑑別を要する病変あるいは胃癌の診断が困難な病変

1．悪性リンパ腫と鑑別が必要な未分化癌

髄様癌（medullary carcinoma），充実型低分化腺癌（solid type poorly differentiated adenocarcinoma），内分泌細胞癌（endocrine cell car-

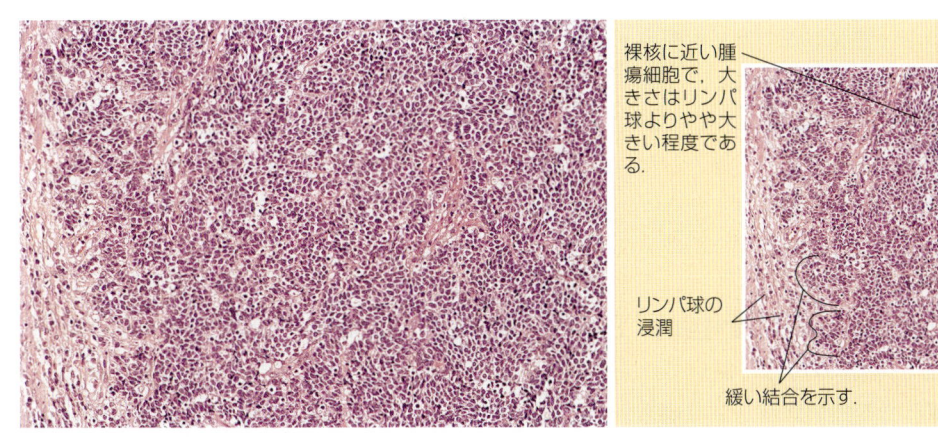

図4-25 未分化癌（手術標本）

- 裸核に近い腫瘍細胞で，大きさはリンパ球よりやや大きい程度である．
- リンパ球の浸潤
- 緩い結合を示す．

● 裸核に近い腫瘍細胞が密に増殖している．腫瘍細胞は緩やかな結合を示し増殖しているので，悪性リンパ腫との鑑別が必要となる．

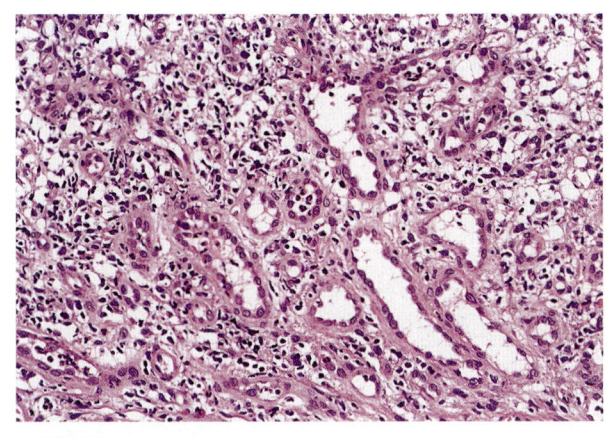

図4-26 肉芽組織にみられる血管内皮の腫大（生検標本）

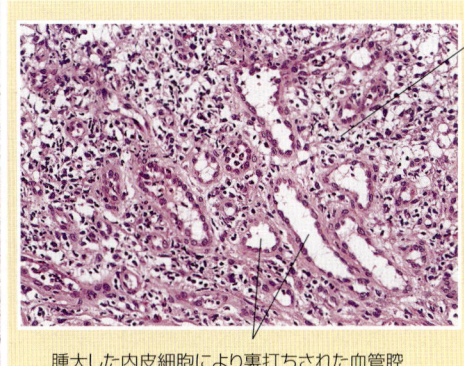

- 癌の間質に比べ，好中球浸潤など急性炎症所見が目立つ．
- 腫大した内皮細胞により裏打ちされた血管腔で，内腔も拡張している．

● 潰瘍底の肉芽組織に分布する毛細血管が増生し内皮細胞も腫大すると，血管管腔が腺管様にみえる．

cinoma），未分化癌（undifferentiated carcinoma）は，悪性リンパ腫と鑑別が困難なことがある（図4-25）．癌の場合，腫瘍細胞相互の接着や粘液産生などがみられるが，悪性リンパ腫では腫瘍細胞は細胞接着性に乏しく粘液も認められない．鑑別診断には粘液染色や免疫染色（CD45，サイトケラチン）が有用である．

2．異型を示す血管内皮や間質細胞

潰瘍辺縁の再生粘膜が異型を示すときがあり，腺癌との鑑別を要する．異型を示す再生上皮の場合，正常上皮に向かい異型がなだらかに移行する．一方，腺癌の場合は正常上皮との境界が明瞭である．また，胃潰瘍底の肉芽組織内の毛細血管内皮細胞や間質細胞が腫大し，上皮様になると，腺癌に類似した形態を示すことがある（図4-26）．強拡大で観察すると，腫大した血管内皮細胞核には明瞭な核小体がみられる．弱拡大で全体像を把握することが重要である．

3．MALT lymphoma における変性腺管

MALT lymphoma の粘膜内病変において，粘液を有する変性腺管や変性細胞がリンパ球集簇組織内に散在することがある．生検でこれを印環細胞癌と誤診しないように気をつける必要がある（図4-27）．

4．印環細胞癌に類似した形質細胞

粘膜固有層に浸潤している形質細胞は，時に胞体に Russell body 様物質が蓄積し，それが一見，印環細胞癌と紛らわしい像を呈することがある[7]．これらの細胞は周囲の典型的な形質細胞と移行像がある．粘液染色をすれば鑑別は容易である．

5．胃腺窩上皮細胞に類似した腺癌

胃腺窩上皮細胞に類似した胃癌の場合，細胞異型や構造異型にばかり注目していると内視鏡的に癌と診断されても組織学的に癌の診断が困難なことがある．正常部位と比較すると，表層上皮の乳頭状増殖，核の配列の乱れ，腫瘍腺管の不規則性などが目立つことなどに注目することによって診断可能である（図4-28）．

6．腸上皮化生に類似した腺癌

腸上皮化生に類似した腺癌の存在も胃癌の一つの特徴である（図4-29）．通常の腸上皮化生に比べると，腺管自体がひょろひょろした不規

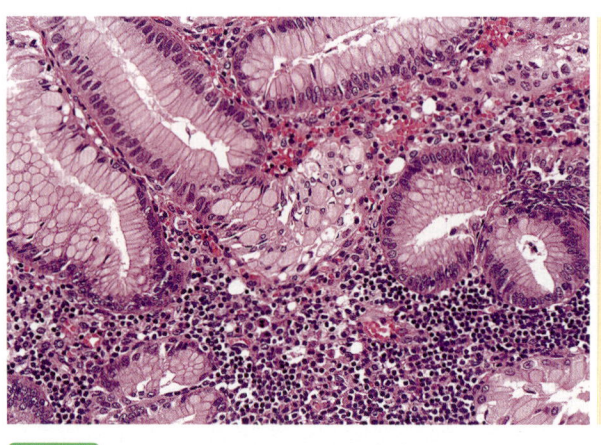

図4-27 MALT lymphoma における変性腺管（手術標本）

胃腺窩上皮細胞が変性し，印環細胞癌様形態を示す．場合によっては，粘膜固有層に結合性を消失しつつ分布することもある．

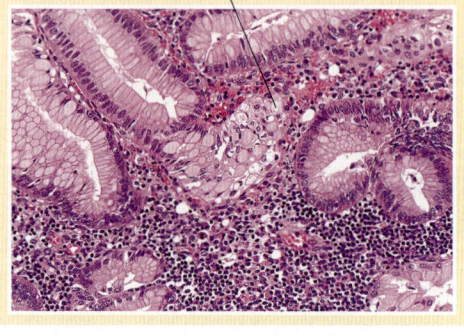

● MALT lymphoma の粘膜層には lymphoepithelial lesion といわれる病変が存在し，上皮も少なからず形態変化を伴う．腺窩上皮細胞の相互の結合が疎になり胞体の粘液も円形化すると，変性腺管が印環細胞癌に類似する．

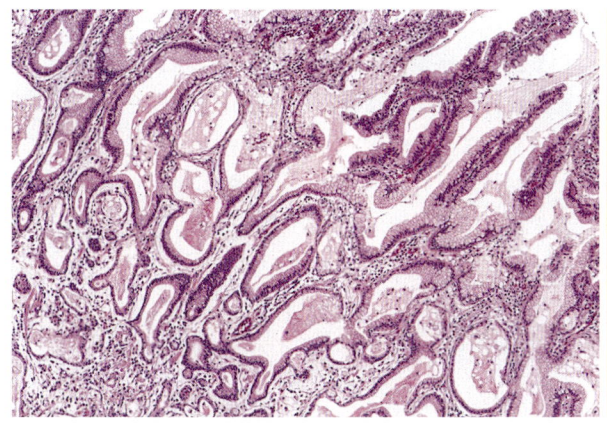

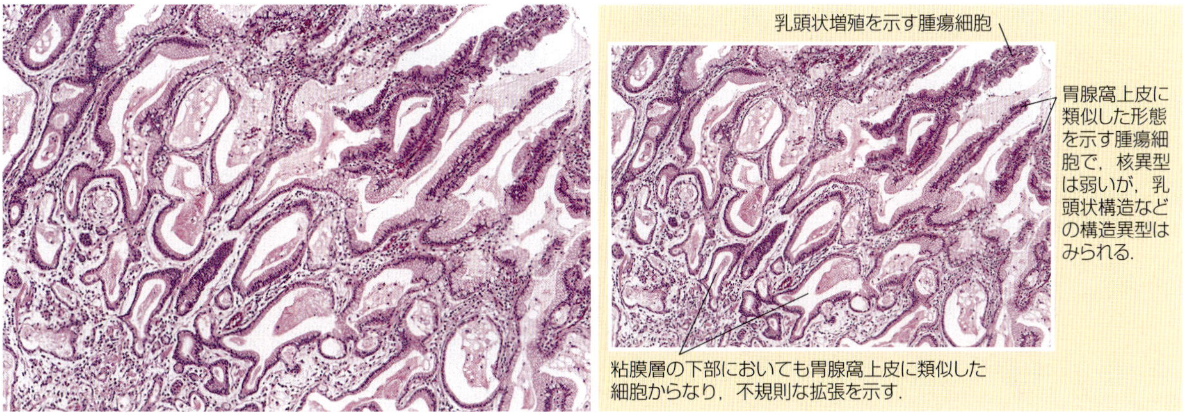

B）腫瘍性病変

| 図 4-28 | 胃腺窩上皮細胞に類似した腺癌（手術標本）

乳頭状増殖を示す腫瘍細胞

胃腺窩上皮に類似した形態を示す腫瘍細胞で，核異型は弱いが，乳頭状構造などの構造異型はみられる．

粘膜層の下部においても胃腺窩上皮に類似した細胞からなり，不規則な拡張を示す．

● 胃粘膜表層に分布する胃腺窩上皮に類似した腺癌である．核異型は弱いが，表層における上皮の乳頭状増殖，核円形化ならびに配列の乱れ，腺管形態の不規則性などの特徴を有する．

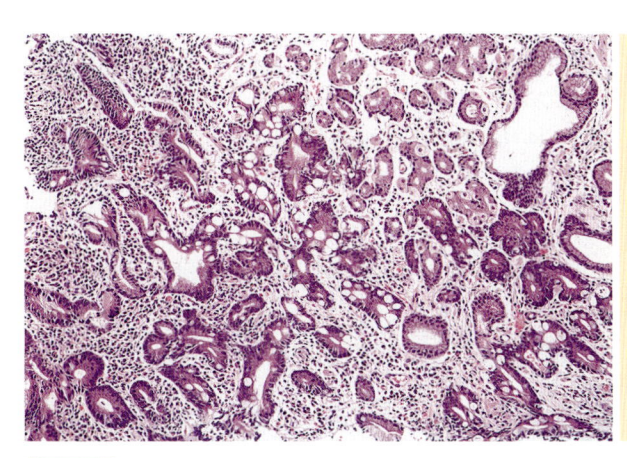

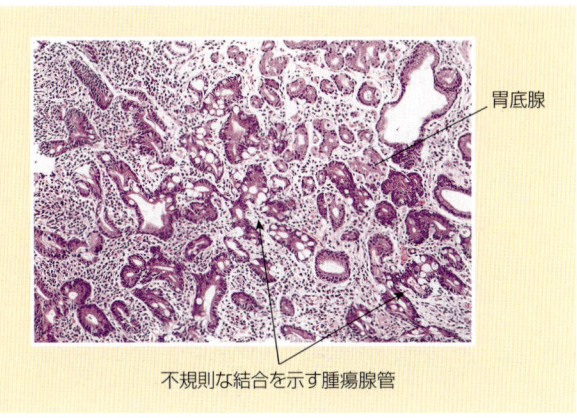

| 図 4-29 | 腸上皮化生に類似した腺癌（生検標本）

胃底腺

不規則な結合を示す腫瘍腺管

● 腸上皮化生に類似した腺癌の生検像である．腸上皮化生に類似した腺管がねじれや先細りを示しながら不規則に結合する像がみられる．粘液を有する杯細胞の核が内腔側に位置するなどの極性の乱れも認められる．

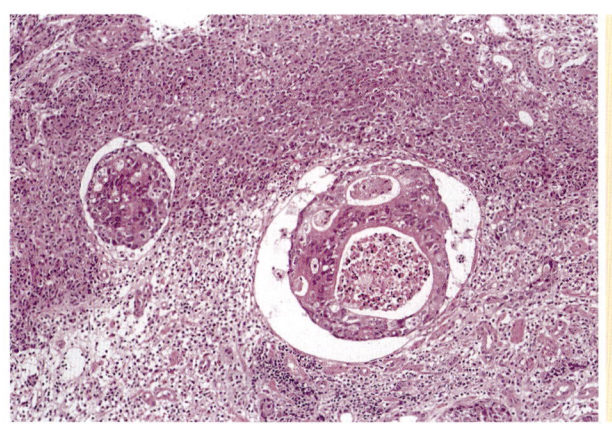

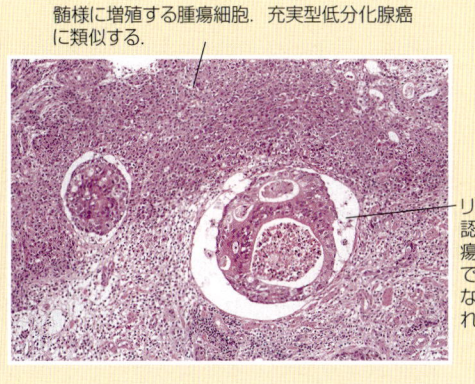

| 図 4-30 | 乳癌の胃への転移（手術標本）

髄様に増殖する腫瘍細胞．充実型低分化腺癌に類似する．

リンパ管内に認められる腫瘍細胞．ここでは腺管形成なども認められる．

● 乳腺充実腺管癌の胃への転移像である．髄様に増殖する低分化腺癌の像を示す．組織像のみでは，胃癌か乳癌かの鑑別は困難である．

則な結合を示し，拡大を上げてみると粘液細胞の極性が乱れている．

7．乳癌からの転移

まれではあるが，乳癌の胃への転移巣が乳腺原発巣の発見前に生検されることがある．(図4-30)．乳腺腫瘍に関する情報が知らされていない場合や，胃腫瘍が乳癌発見のきっかけとなる場合は，最初は胃原発の腺癌として片づけてしまうことが多い．つまり，乳腺の小葉癌，乳管癌が胃原発の印環細胞癌，低分化腺癌として診断されてしまうということである．乳癌は増加傾向にあり今後このような現象の増加が予想されるので，乳癌が消化管に転移することを認識しておく必要がある[10]．

文献

1) 中村恭一，喜納　勇：消化管の病理と生検組織診断．医学書院，東京，1980
2) Lewin KJ, Appelman HD：Tumors of the esophagus and stomach. Atlas of Tumor Pathology(3rd ed). Armed Forces Institute of Pathology, Washington DC, 1996
3) 服部隆則：胃腺腫の病理—腸型，胃型腺腫とdysplasia．病理と臨床　1998；16：10-16
4) Vieth M, Kushima R, Borchard F, et al：Pyloric gland adenoma：a clinico-pathological analysis of 90 cases. Virchows Arch　2003；442：317-321
5) 九嶋亮治，向所賢一，馬場正道，他：胃腺腫の病理診断—特に胃型(幽門腺型)腺腫について．胃と腸　2003；38：1377-1387
6) 胃癌研究会編：胃癌取扱い規約(第13版)．金原出版，東京，1999
7) 中村眞一，菅井　有：胃の上皮性腫瘍．臨牀消化器内科　1997；12：649-657
8) Arai T, Takubo K：Clinicopathological and molecular characteristics of gastric and colorectal carcinomas in the elderly. Pathol Int　2007；57：303-314
9) Ishikura H, Kirimoto T, Shamoto M, et al：Hepatoid adenocarcinoma of the stomach：an analysis of seven cases. Cancer　1986；58：119-126
10) Green LK：Hematogenous metastases to the stomach. A review of 67 cases. Cancer　1990；65：1596-1600

（新井冨生）

4 胃

C）残胃病変

　本書は内視鏡医，消化管病理を勉強したい病理医を対象としており，本項もこれに準じて，残胃病変，とくに残胃炎，残胃癌について記す．
　今日，日常的に遭遇する残胃は，胃癌術後の経過観察時の場合が多いと思われるが，本項で記載した内容の多くは消化性潰瘍に対する胃部分切除後の臨床・病理学的検討から得られた古典的知見が基盤にある．
　いずれにしても，残胃そのものは人工的産物であり，それ自体がすでに非生理的であることに変わりなく，残胃の病理学的検索の基本は，初回手術時の医療情報をできるだけ多く有しつつ行われるべきである．また，後述のごとく，残胃では部位的特異性を有する肉眼・組織所見が少なくないので，これから観察する病理標本が，せめて，吻合部近くの残胃なのか否かは知っておくべきである．
　本項では，これらのことを考慮し，残胃炎，残胃癌を各々胃腸吻合部近傍の残胃とそれ以外の残胃に大別して記した．

I．残胃炎（remnant gastritis）

1．吻合部残胃炎（stomal gastritis）

　一般に，残胃炎として注目されがちなのは，吻合部残胃の胃炎である．図 4-31 は「Billroth-Ⅱ法例」の残胃早期癌例（癌巣は体部後壁）であるが，空腸と残胃の吻合部では，残胃側が小腸側よりも若干隆起し，部分的には凹凸も伴っている．これが吻合部残胃炎の典型的肉眼像である．
　ちなみに，胃の幽門側切除術の際，残胃と十二指腸を端々吻合した場合を Billroth-Ⅰ法と呼び，同様に，残胃と空腸を端側吻合した場合を Billroth-Ⅱ法と呼ぶ．すなわち，後者の吻合部では，前者の場合と異なり，胆汁などの十二指腸液が日常的に通過あるいは逆流する場となってしまい，この辺りの胃粘膜がたえず「異常状態」にさらされていることを知っておくべきである．
　その吻合部残胃炎では，組織学的には，胃表層上皮（腺窩上皮）の過形成（以下，foveolar hyperplasia：FH と略す，図 4-32），リンパ球・形質細胞主体の炎症性細胞浸潤，浮腫，固有腺の萎縮，残存固有腺の囊胞状拡張（以下，囊胞腺と略す）および粘膜下層への侵入（粘膜下侵入腺：以下，sm 腺と略す，図 4-33），などが種々の程度で混在している（図 4-34）．
　そして，これらの変化は，Billroth-Ⅰ法例よりも Billroth-Ⅱ法例で高頻度・高度に認められる所見であり[1,2]，ある時期まで（おおよそ 10 年前後まで）は手術後の期間の長さと正の相関関係にありながら目立ってくる．また，このことにも関連するが，これら変化は，小腸との吻合部からおおよそ 3 cm 以内の胃側（口側）にみられる変化であり，さらに，その最たる所見は吻合部から 1〜2 cm 前後の辺りで認められ

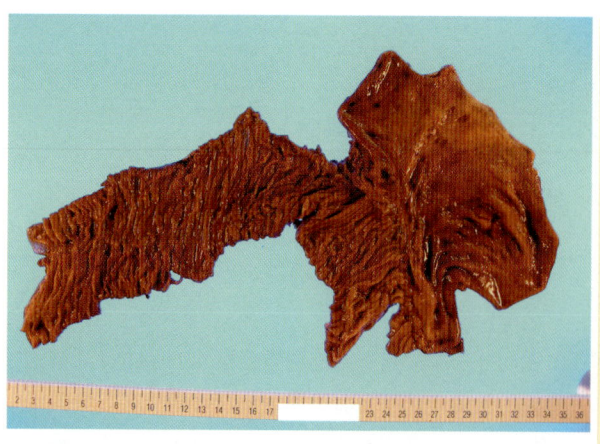

図 4-31　Billroth-Ⅱ法例の残胃・空腸

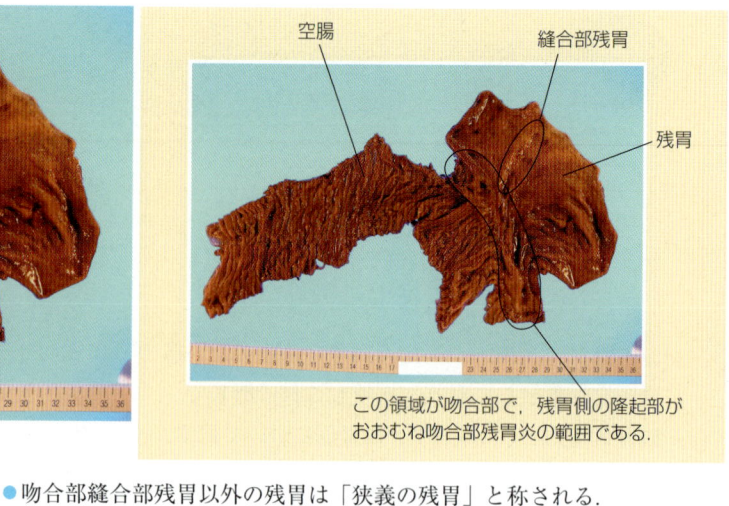

空腸　縫合残胃　残胃

この領域が吻合部で，残胃側の隆起部がおおむね吻合部残胃炎の範囲である．

● 吻合部縫合部残胃以外の残胃は「狭義の残胃」と称される．

図 4-32　吻合部残胃炎（Billroth-Ⅱ法例，手術標本）

● 吻合部残胃炎（Billroth-Ⅱ法例）では，胃腺窩上皮の過形成（foveolar hyperplasia：FH）がよくみられる．FHは再生とびらんの繰り返しに起因するとされ，上皮核の腫大，核細胞質比の増加はみられるが，核はおおむね基底膜側に規則正しく位置し，腺管は蛇行，屈曲することが多いが，腫瘍傾向，集簇傾向，front形成はない．すなわち，budding，back to back的な構造異型は認めない．

る[1]．

　FHはびらんと再生の繰り返しに由来する変化とされるが，時に核腫大を伴う上皮も認められるので，腫瘍との鑑別が難しい場合もあるものの，隣接上皮との境界（いわゆる"front形成"）は認めない．すなわち，反応性の変化とみなされる．

　囊胞腺・sm腺を構成する上皮は，胃底腺ポリープと同様，本来，胃底腺あるいは偽幽門腺領域に生じたことになるが，胃底腺ポリープとは異なり，この場合の囊胞腺・sm腺は純粋な偽幽門腺的囊胞が主体で，各種染色結果からは副細胞の「増生」により生じるとみなされ，実際，種々の割合で，免疫組織化学的な細胞増殖

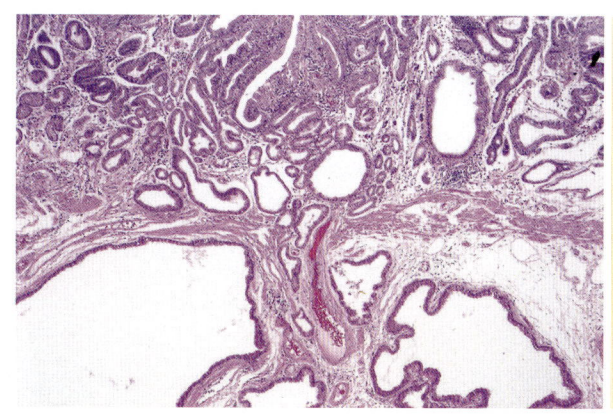

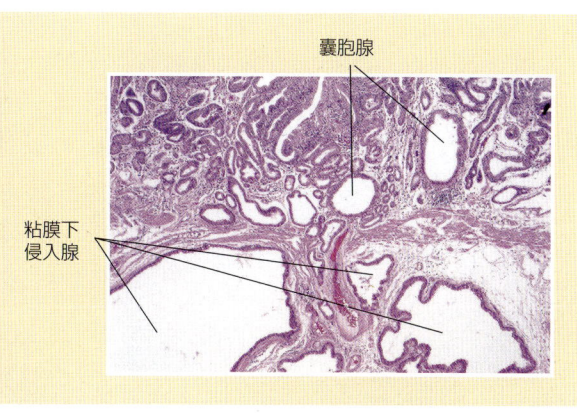

C) 残胃病変

図4-33 吻合部残胃炎（Billroth-Ⅱ法例，手術標本）

● 吻合部残胃炎（Billroth-Ⅱ法例）では，固有腺の囊胞状拡張，粘膜下層への侵入がみられる（連続切片を行うと両者は連続性のある変化なので，両者を一連の変化として扱うべきである）．これら固有腺の変化はこの領域の萎縮を背景としているが，増殖細胞の関与した変化であり，単なる貯留囊胞ではない．粘膜内では，制限があり，囊胞腺の大きさはせいぜい1mm以下であるが，粘膜下層に侵入した部分では肉眼でみえるほど大きく拡張した腺管となりうる．

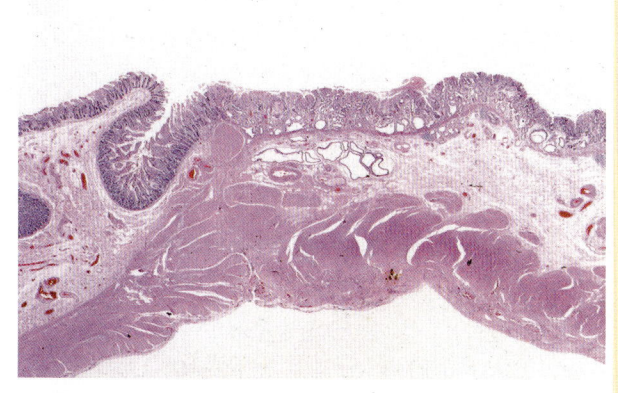

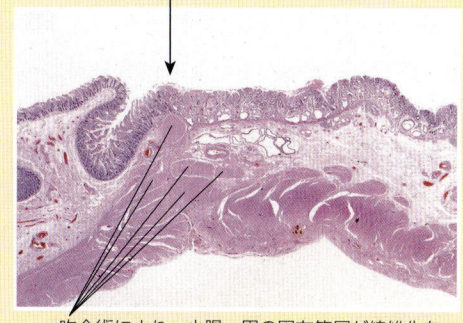

図4-34 吻合部残胃炎（Billroth-Ⅱ法例）の全体像（手術標本）

マーカー染色に陽性となる．ただし，古典的には，びらんと再生の繰り返しあるいは手術操作による粘膜筋板の脆弱性もsm腺の成因の一つとされている．

また，囊胞腺・sm腺がとくに目立つ残胃では，これら囊胞腺・sm腺がもともと目立っている胃（多発性粘膜下囊腫，多発性胃粘膜下侵入腺管などと呼ばれる）[3),4)]に対して初回手術を行った後の残胃であるという可能性もあるので，やはり，初回時手術の病理組織学的情報が大切である．

FH・囊胞腺・sm腺が目立つBillroth-Ⅱ法型の吻合部残胃炎の場合，逆に陰性所見として特記される組織所見もある．たとえば，腸上皮化生が皆無，あるいはきわめて軽微であることは，後述の吻合部残胃癌の組織発生説に深い意味を有する点でも注目されてきた事象である（Billroth-Ⅰ法例の吻合部残胃ではこれと異なり，

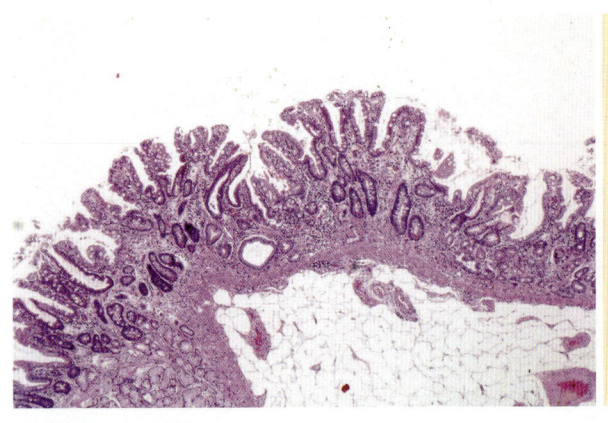

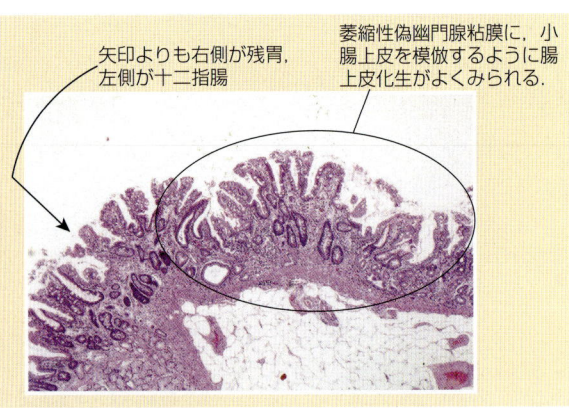

図 4-35 吻合部残胃炎
　　　　（Billroth-I法例，手術標本）　●Billroth-I法例の場合，FH，囊胞腺，sm腺は比較的少なく，萎縮性胃炎，化生性胃炎を呈することが多い．

（図中注記）
・矢印よりも右側が残胃，左側が十二指腸
・萎縮性偽幽門腺粘膜に，小腸上皮を模倣するように腸上皮化生がよくみられる．

腸上皮化生はむしろよくみられるので要注意)[1]．

　一方，Billroth-I法例の吻合部残胃では，吻合部残胃側の肉眼的隆起は軽微なことが普通で，組織学的には，種々の程度の萎縮性胃炎，化生性胃炎がみられ（図 4-35），Billroth-II法例の場合と異なり，腸上皮化生や*Helicobacter pylori*（*H. pylori*）を認めることもしばしばである[1),5)]．

　以上，吻合部残胃炎と称されるべき特異的な肉眼的・組織学的変化は，十二指腸液の逆流防止用のBraun吻合などが付加されていない「Billroth-II法例」を中心としてみられ，かつ，このBillroth-II法例の吻合部残胃粘膜では*H. pylori*がほとんど認められない[5)]ので，この特殊な胃炎像の主因は十二指腸液（とくに胆汁）の逆流と以前より推定されている（動物実験レベルではずいぶん前からコンセンサスが得られている）．

2．吻合部領域以外の残胃炎

　残胃縫合部にみられる胃炎は，FH，sm腺の出現を伴った萎縮性胃炎であり，吻合部残胃にみられる胃炎との類似性も多少ある．しかしながら，この部位には，手術時の金属製ペッツが埋まっていることが多いので，詳細な病理学的検索はできず，今日まで吻合部残胃ほどの特異的所見は見出されていない．

　吻合部・縫合部以外の残胃も，術法によっては十二指腸液逆流による影響を受けている可能性があるが，通常の胃（胃体部・噴門部）にみられる所見と大差はなく，高度な腸上皮化生，*H. pylori*陽性所見もよく遭遇する．また，噴門部近くでは，逆流性食道炎に関連した変化が目立つ傾向にある．

3．*Helicobacter pylori*と残胃炎

　*H. pylori*と残胃炎に関する病理学的検討がなされて久しいものの，その見解に一定のものがないのが現状である．

　ただ，上記のごとく，残胃の部位や術法によって，*H. pylori*の出現差（頻度差）があることは重要で，また，初回手術時の年齢・性別，原疾患の種類なども考慮されるべきであろう．

　すなわち，そのような配慮のない論文・報告書にみられる*H. pylori*と残胃炎に関する研究データは信頼に足らないとさえいえよう．

4．gastritis cystica polyposa

　図 4-36 は gastritis cystica polyposa[6)]（以下，GCPと略す）の典型的な肉眼像である．

　このGCPが注目されてきたのは，提唱者の

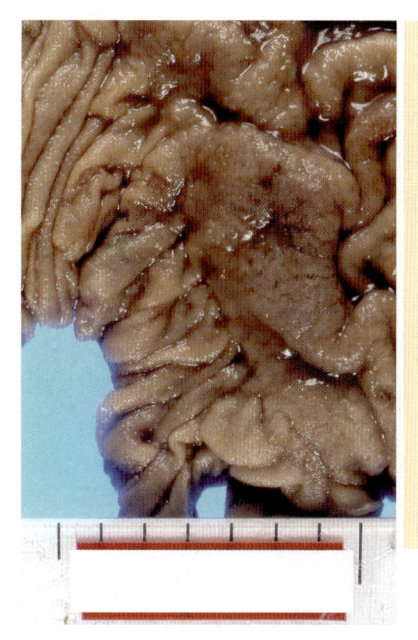

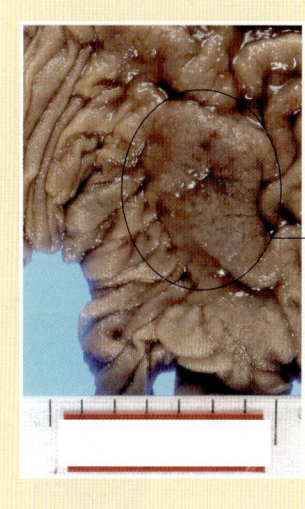

GCPの典型例は、このように限局性隆起性病変として認められる。

● 軽度の凹凸を伴った扁平隆起を呈するため、早期胃癌との鑑別が要される。

図 4-36 gastritis cystica polyposa(GCP)の肉眼像
（Billroth-Ⅱ法例，手術標本）

意図とは異なるようであるものの，おもに，その肉眼所見が癌との鑑別上問題となること，吻合部残胃に生じる胃癌の発生母地と推されてきたことなどによるが，ちなみに，これら知見をより配慮して提唱された名称に，stomal polypoid hypertrophic gastritis[7]があることも知っておきたい。

GCP の組織像は，上述の Billroth-Ⅱ法例の吻合部残胃炎に準じたものであるが，個々の組織学的所見がより顕著に認められる。それでも，提唱者に忠実であれば，GCP の最大の特徴は肉眼像（限局性隆起を呈する）とみなせ，吻合部残胃炎と GCP を同一扱いすることはいかがなものかと思っている。

II. 残胃の癌(carcinoma of gastric remnant)

残胃の癌には，① 胃癌術後の再発癌，② 他臓器からの転移性癌，③ 異時性多発胃癌として発見される残胃の癌，④ 残胃に新たに発生した癌（残胃新生癌），が含まれる。

本項では，紙面の都合もあり，残胃新生癌について概説するが，一般に，胃癌は胃炎と関連して発生するとされており，本項でもこれに準じて解説する。

1. 吻合部残胃新生癌(primary gastric stump carcinoma)

吻合部残胃新生癌は Billroth-Ⅱ法例（図 4-37）に多い傾向にあり，早期癌では隆起型が少なくないものの，進行癌では陥凹型・潰瘍形成型が主体となる。

組織学的には，Billroth-Ⅰ法例の場合，通常の胃癌に準じた組織像のことが多いが，Billroth-Ⅱ法例の場合では，やや異なった組織像が観察されうる。

図 4-38 の腺癌は胃腺窩上皮に類似した癌細胞からなる管状腺癌であるが，吻合部残胃癌の代表的なものとされる[8)〜10)]．

Billroth-Ⅱ法例の吻合部残胃では腸上皮化生が非常に低頻度である一方で，このような分化型腺癌の発生がまれではないため，このような残胃癌は一般的な胃癌組織発生説「胃癌を管状腺癌（高分化型腺癌）と管状構造不明瞭な腺癌（低分化型腺癌，印環細胞癌）に二分した場合，前者は腸上皮化生と深く関係して生じる」[11)]の例外的病変として扱われる傾向にあったが，現在，胃腺窩上皮に類似した形態の胃管状腺癌の

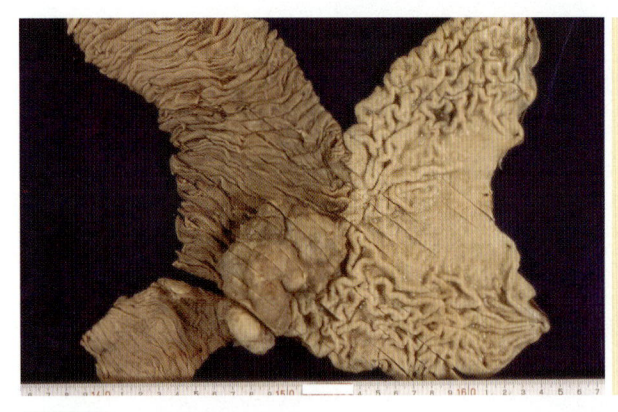

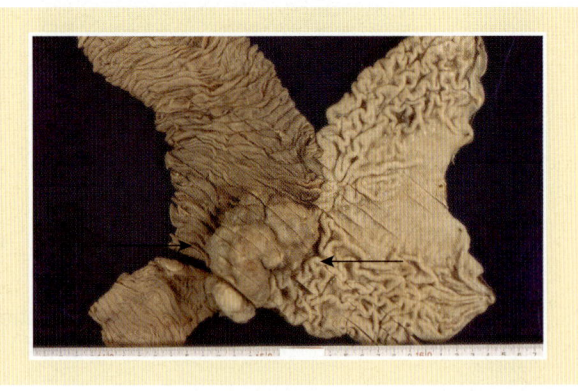

図 4-37　吻合部残胃新生癌（Billroth-Ⅱ法例）
- 吻合部残胃の後壁〜大弯側に亜有茎性の腫瘤として認められた（矢印間）．癌組織は小腸内腔側にも伸びていたが，小腸側への壁内連続浸潤は認めなかった．なお，本例では，この吻合部残胃癌発見の 30 年前に，十二指腸潰瘍に対して胃幽門側部分切除術を受けていたという既往歴があり，このこともこの癌が「新生癌」であるとする根拠の一つになる．

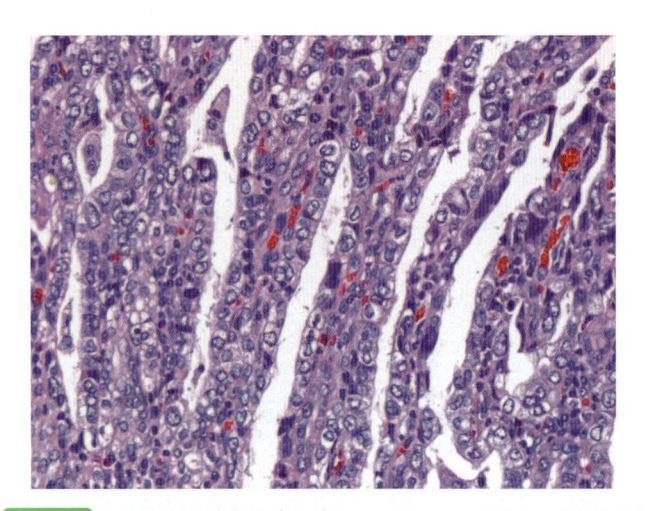

図 4-38　吻合部残胃癌（管状腺癌，Billroth-Ⅱ法例，手術標本）
- 吻合部残胃癌は胃腺窩上皮に類似した管状腺癌であることがまれではない．
- FH とは異なり，細胞異型に加え，腺管は密在し，budding もよくみられる．
- 核/細胞質比の高い異型細胞からなる腺管群が密在している．

組織発生と腸上皮化生は関連性が低いと指摘されているので，この吻合部残胃に生じる管状腺癌（胃型の分化型腺癌）の組織発生を特別視する必要はないかもしれない．

いずれにしても，この吻合部残胃癌の組織発生には FH が重要視されているが，吻合部残胃炎内にまれにみられる異型囊胞腺（図 4-39）も筆者は重要とみており，読者の皆さまにも注意深い観察が望まれる．

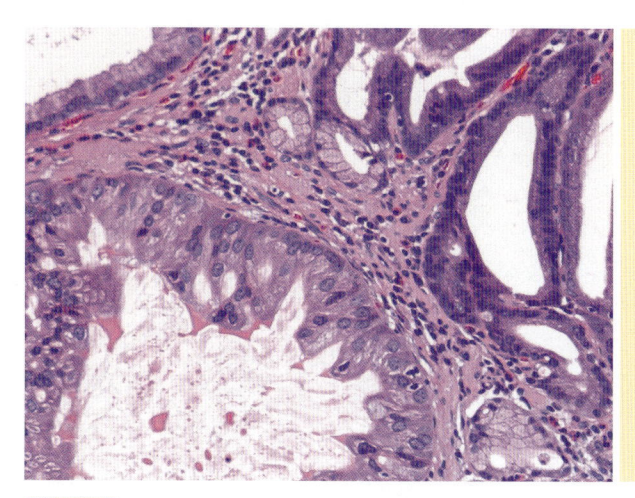

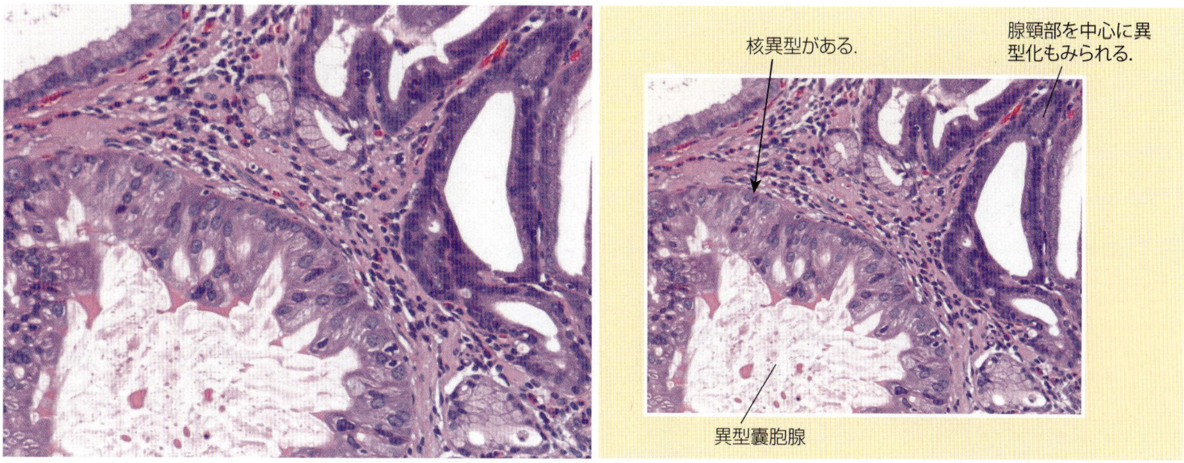

図 4-39　吻合部残胃炎でみられる異型囊胞腺
（Billroth-Ⅱ法例，手術標本）

● 吻合部残胃炎でみられる囊胞腺では，時に囊胞腺上皮細胞核の大型化，同上皮による内腔増生ないし亜乳頭状増生を認めることがある．そのことも併せ，囊胞腺・sm 腺は FH ともども吻合部残胃癌の先行病変として重要視されている．

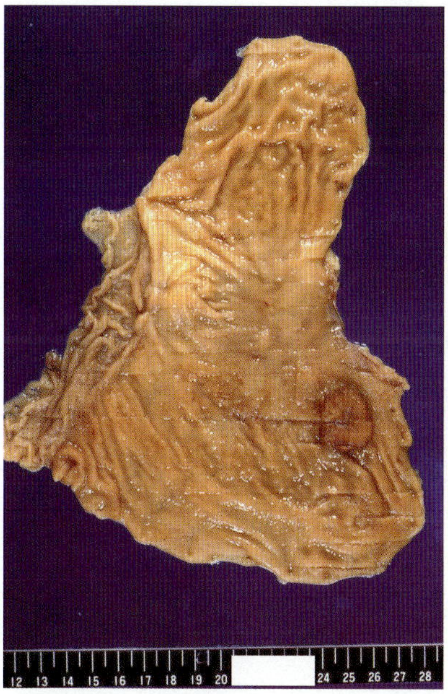

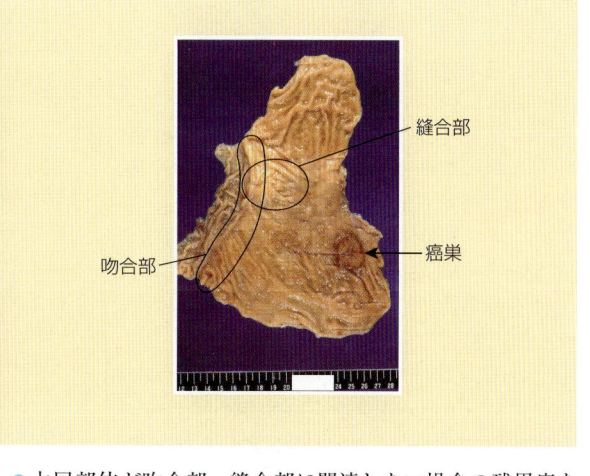

● 占居部位が吻合部，縫合部に関連しない場合の残胃癌を「狭義の残胃癌」と呼ぶ傾向にある．既往歴などが不明な場合，異時性多発癌，再発癌との鑑別に苦慮する場合が少なくない．

図 4-40　狭義の残胃癌
（Billroth-Ⅰ法例，手術標本）

2. 吻合部以外の残胃新生癌

残胃癌の場合，再発癌，転移癌や異時性多発癌との鑑別が常に問題となるが，残胃縫合部癌はその最たるものといえ，リンパ管浸潤の目立つ粘膜内癌の形で発見されたのであれば，当然ながら，新生癌とすべきでない．

吻合部残胃・残胃縫合部以外の領域に発生する胃癌（図4-40）は「狭義」の残胃癌と呼ばれるものの，吻合部残胃癌ほどの特異性はあまり見出されていない．

おわりに

一般的には，冒頭で指摘したように，残胃の病理標本を眺める際には，その標本に関する種々の医療情報を事前に用意したほうがよく，また，残胃はそれ自体が非生理的なので，正常胃粘膜の性状についての知識もかなり要される．

しかしながら，そのような準備がなくとも，本項内容を参考にすれば，今，目の前にある残胃の病理標本を比較的難なく解される，という願いを込めて記した．

一方，もとより，本項は初級者用に記したものであるので，不足感をもつ読者には，下記の参考文献をご一読することをお勧めする．

総じて，本項が皆さま方の残胃病理勉強の手助けになればうれしいかぎりである．

文献

1) 和田 了：背景粘膜からみた残胃癌の組織発生に関する病理組織学的検討．順天堂医学 1987；33：95-109
2) 森本俊雄：十二指腸潰瘍に対する胃切除術後長期経過例における残胃の生理学的ならびに組織学的研究．日消外会誌 1988；21：2703-2711
3) 岩永 剛：胃における多発性粘膜下嚢腫と癌．癌の臨床 1973；19：971-979
4) 和田 了，阿部 寛，滝 和博，他：多発性胃粘膜下侵入腺管38例の病理組織学的検討．癌の臨床 1990；36：47-52
5) 和田 了，三輪洋人，阿部 寛，他：残胃吻合部胃炎と *Helicobacter pylori* との関連性に関する病理組織学的検討．消化器内視鏡 1997；9：975-981
6) Littler ER, Gleibermann E：Gastritis cystica polyposa (Gastric mucosal prolapse at gastroenterostomy site, with cystic and infiltrative epithelial hyperplasia). Cancer 1972；29：205-209
7) Koga S, Watanabe H, Enjoji M：Stomal polypoid hypertrophic gastritis. A polypoid gastric lesion at gastroenterostomy site. Cancer 1979；43：647-657
8) 九嶋亮治，服部隆則：残胃癌の病理と組織発生．消化器内視鏡 1999；11：1495-1502
9) 二村浩史，高山澄夫：残胃癌．青木照明，羽生信義 編：胃切除後障害のマネジメント．医薬ジャーナル社，大阪，2000；98-103
10) 曽和融生，仲田文造：残胃癌―その研究と今後の展望―癌発生につながる前癌状態の視点から―．曽和融生，三輪晃一，編者：続・残胃癌最近のトピックスからみた病態と治療．医薬ジャーナル社，大阪，2000；14-24
11) 中村恭一：胃癌の構造（第2版）．医学書院，東京，1990

（和田 了，松本道男，山野三紀）

コラム

■胃癌取扱い規約について■

　胃癌取扱い規約は1962年に第1版が起草されている．それから45年もの歳月がたち，現在は第13版が用いられている．国内で広く普及している規約であるが，12版までは掲載されていた旧版の緒言もなくなり，歴史的な事象は忘れられようとしている．胃癌取扱い規約の病理学に関する事柄を中心にして，時代変遷を振り返ってみた．

1．滝沢延次郎委員長の時代（第1〜8版）

　胃癌取扱い規約第1版は，実は胃癌研究会から案として出版されている．陣内傳之助先生をはじめ高名な外科の先生方が"起案者"として名を連ねている．序には，胃癌の手術成績を共通の基準のもとに算出し，できるだけ多数の症例に関する統計を得るために一定の規約を作ろうと努めたと書かれている．そのような案が「外科・病理胃癌取扱い規約」として公刊されたのは，1966年発行の第4版である．序には，胃癌研究会の会合を6回重ね，各研究機関の意見も大体において一致したと書かれている．十分な検討が重ねられたうえで出版されたものであることが窺い知れる．

　胃癌の組織学的分類は，分類基準の作成が日本病理学会胃癌組織分類委員会（滝沢延次郎委員長）に依嘱され，第2版でその案が盛り込まれている．緒言には以下のようなことが書かれている．

　腫瘍の組織学的分類に関しては，万人がこれを満足し得る名称を付することは不可能に近い．日本病理学会胃癌組織分類委員会は，この分類法が広く一般に使用されることを主眼とし，次の諸点を目標として一応の試案に達した．
1．組織型をなるべく忠実に表現し，出来る限りのvariationを包含し，しかも比較的簡潔であること．
2．個人的主観による混同を出来る限りさけること．
3．名称は国際的にも通用しうること．
4．予後統計として価値のあること．
5．外科学会胃癌委員会との協同使用を目標とすること．

　如何に優秀な分類法も広く使用されない時は意味がない．この意味で関心のある学者が，一応不満の点を赦して本案を使用されること，又その上で，更に改良を加える立脚点として本案を利用されることを希望するものである．

　先人たちの意識の高さをみることができる．しかし，緒言1が背景にあるためか，当初の組織学的分類は現行のものに比べるとやや複雑であった．分類の主眼として，基本型分類，異型度分類（細胞異型度分類，細胞配列異型度分類），浸潤度分類，修飾亜型分類（組織表現分類，機能表現分類，腫瘍間質），伸展度分類，母地分類の項目があげられている．基本型分類は，腺癌，単純癌，類表皮癌，腺類癌，雑型の5基本型に分けられ，組織形態の分化の現れのもっとも高度である部分（もっとも分化している分類）に従うとされている．細胞異型度分類はCellular Atypism—CAT，細胞配列異型度分類はStructural Atypism—SATと呼ばれ，いずれもその程度を3段階で表すように規定され，浸潤度分類はInfiltration—INFと呼ばれている．

　胃生検組織診断基準（Group分類）は，1971年に発刊された第8版の第3部に加えられている．そのいきさつについては，胃癌生検組織分類小委員会の長与健夫委員長が解説している（癌の臨床1969；15：937-952）．「胃粘膜の生検組織診断法が進歩，普及するにつれて，幼若再生上皮や過形成腺管と癌との鑑別などとともに，病理医によって異なる異型上皮の診断基準を統一してほしいとの要望が臨床医から強まったことから検討が始まった」と述べている．分類は，「胃粘膜上皮におこるすべての変化を表現し得るものであること，病理組織学そ

れ自身としてはもちろんのこと日常の臨床検査にも有用性をもつべきものであること，変化の表現の適確さに重きをおきすぎてわずらわしいものになることを避けたことを原則とし，分類の大綱はすでに普及しつつある子宮，乳腺等の他臓器の組織分類に歩調を合わせ，また細胞診分類との対比を考慮のなかに入れた」としている．そして，分類の基準は「胃粘膜上皮の細胞の異型とその腺管の構造の異型とを基調にした異型の程度におかれるが，数個の生検標本中たとえ極微な範囲であってももっとも異型の強い部位の変化を分類の基準にする」ことを実際上重要なこととしている．

2. 長与健夫委員長の時代（第9～11版）

1974年に発刊された第9版では，癌組織型分類が大幅に変更され，現行の規約のもとになるものができあがっている．その改正については，長与健夫委員長の総説（癌の臨床　1973；19：735-746）に説明されている．新しい分類は，「① 胃癌の全体のうち占める割合の優勢（predominant）なものをもって基本型とする，② 基本型はできうるかぎり簡明なものとする，③ 新分類はできれば，旧分類，将来作られる予定のWHOの胃癌分類，Clinical Reference Centerの分類に翻訳可能なものでありたい，の3原則に基づいた」と述べられている．改訂された分類は癌の組織形態に基づいたものであり，胃癌の基本的な組織型を的確に把握している優れたものである．なお，案の段階では粘液結節型腺癌 muconodular adenocarcinoma，粘液細胞型腺癌 mucocellular adenocarcinoma，類腺癌 adenoacanthoma とされていたが，発刊された規約ではそれぞれ膠様腺癌 mucinous adenocarcinoma，印環細胞癌 signet-ring cell carcinoma，腺扁平上皮癌 adenosquamous carcinoma と表現が変更されている．

WHOの胃癌組織型分類は1977年に初版が出版されている．編者の筆頭には太田邦夫先生の名前がある．組織型分類を行うためのReference Centerが設置されているが，1968年に九州大学医学部病理学教室内の癌研究室（今井環教授）にまず置かれ，1970年に東京大学医学部病理学教室に移されている．1972～1974年にかけて約200症例を10カ国の病理医が検討し，さらに分類案を6カ国の別の病理医が校閲して1974年に雛形が作り上げられている．国際的な分類であるが，その原点には日本の胃癌取扱い規約がある．

1985年3月に発刊された第11版で外科・病理が抜け「胃癌取扱い規約」と改名されている．その中で，Group分類が改訂され，GroupⅡとGroupⅢの内容が改正されている．とくに"GroupⅡかⅣか"がGroupⅢに加えられた点が大きな変更である．胃癌生検組織分類小委員会の喜納勇委員長による説明（胃と腸　1984；19：1071-1078）では，「質的診断を重視した分類を適応した結果，すべての生検を必ずしも質的に分類しえない症例が生ずることとなったため」とされている．しかし，GroupⅢの問題はこの改正以降も議論が続くことになり，病理組織委員会で必ず取り上げられる事項である．

3. 喜納勇委員長の時代（第12版）

1993年に発刊された第12版では，第1部を中心として規約全般にわたる大改訂が行われている．早期胃癌の肉眼分類の定義が文章として加えられている．肉眼分類は深達度とは関わりなく別個に判定し，肉眼分類に深達度を附記して表現する方法に変更されている．それにより，早期胃癌様の進行癌や，進行胃癌様の早期癌を区別することができ，その記載によってそれぞれの型が理解できると説明されている．さらに臨床所見，手術所見，総合所見のそれぞれの3時期に独自に判定を行うとされている．組織学的な深達度と関わらなくなった肉眼型は表現しやすいものになったが，普及にはかなり時間を要している．また，壁深達度はTNM分類との整合性がとられるようになっている．

組織型分類では，低分化腺癌が二つに亜分類され

た．その理由については喜納勇委員長の解説（胃と腸　1991；26：1103-1108）があるが，「髄様癌とスキルス癌とは肉眼形態も生物学的態度も異なるから」としている．有用とされる亜分類であるが，間質の所見が含まれているために，生検検体では判定しにくい問題がある．また，リンパ球浸潤を伴う癌の位置づけについては，現在再考されつつある．

おわりに

1997年に胃癌研究会は日本胃癌学会となり，1999年に第13版が発刊されている．病理の規約委員長は中村恭一先生が務められた．現在は加藤洋先生に引き継がれている．規約にはまだまだ問題が残されており，病理の規約委員会では組織型分類，深達度SEの判定方法，Group分類などが現在検討されている．より使いやすい改訂第14版が出版される予定である．

胃癌取扱い規約は時代の必要性に応じて改訂され，質の高いものに作り上げられている．共通の用語で胃癌を集約するためにはきわめて有用なものであるが，限られた分類のなかにすべてを分けることが難しいことも事実である．分類を行えば，境界領域が必ず生ずるものである．分けづらいものを無理やり分類することも少なくない．胃癌の組織像は多様である．規約の項目に含まれていない所見もある．規約の記載事項だけから病変をみるのではなく，X線・内視鏡などの臨床所見，切除検体の肉眼所見，組織所見の対比を行い，個々の胃癌を捉えていくことが必要である．

（大倉康男）

5 十二指腸・小腸

I. マクロ解剖学

　小腸は十二指腸，空腸と回腸の三つに区分されている．十二指腸は20〜25cmほどのC字状の管で後腹膜腔にあり，上部，下行部，水平部と上行部の四つに区分されている．上部のうち初めの2cmほどのふくらんだ部分を球部という．下行部にはファーター乳頭と呼ばれる粘膜が少し隆起した部分があり，総胆管と主膵管が開口する．十二指腸が後腹膜から腹腔に現れたところから空腸となり，回腸へと続く．空腸と回腸の境界ははっきりしない．十二指腸下行部ファーター乳頭までは胃と同様，前腸から発生するので腹腔動脈の分枝から血液の供給を受けるが，ファーター乳頭から回腸までは中腸から発生し上腸間膜動脈の支配を受ける．静脈血は上腸間膜静脈に流れ込み，門脈に合流し肝臓へ向かう．

II. 正常組織

　小腸壁は粘膜（上皮，固有層，粘膜筋板），粘膜下層，固有筋層と漿膜から構成される．筋層間にはアウエルバッハの神経叢がみられる．粘膜と粘膜下層が小腸内腔に突出し多数の輪状の襞（ひだ）が形成されており，ひだを拡大してみると，先の尖った絨毛が発達している．ひだと絨毛の構築は空腸でもっともよく発達しており，回腸末端に近づくにつれそれらの背は低くなる．

1. 小腸上皮共通の構築（図5-1）

　小腸粘膜を覆う円柱上皮は絨毛と陰窩に区分され，陰窩に増殖細胞帯があって，上下方向に細胞を作り出している．増殖細胞帯で分裂増殖した細胞は約2日で絨毛の先端に達し小腸内腔にはがれ落ちる．小腸上皮には吸収上皮細胞が非常に多い．また粘液を分泌する杯細胞がみられ，陰窩の底部にはパネート細胞と内分泌細胞（基底顆粒細胞）がある．

　吸収上皮細胞：背の高い円柱上皮細胞で表面には多数の微絨毛が発達し縁取りのようにみえる（刷子縁），刷子縁はアルカリフォスファターゼやいくつかの蛋白分解酵素など，消化吸収に重要な酵素の豊富な糖蛋白に覆われている．

　杯細胞：多数の粘液小球を含むワイングラス型の細胞で，酸性粘液を分泌する．

　パネート細胞：陰窩の底部に存在する顆粒をもつ細胞でその働きはよくわかっていないが，小腸の粘膜を防御する物質を分泌するといわれている．

　内分泌細胞（基底顆粒細胞）：内分泌細胞も陰窩の底部に多く，セロトニンやソマトスタチンな

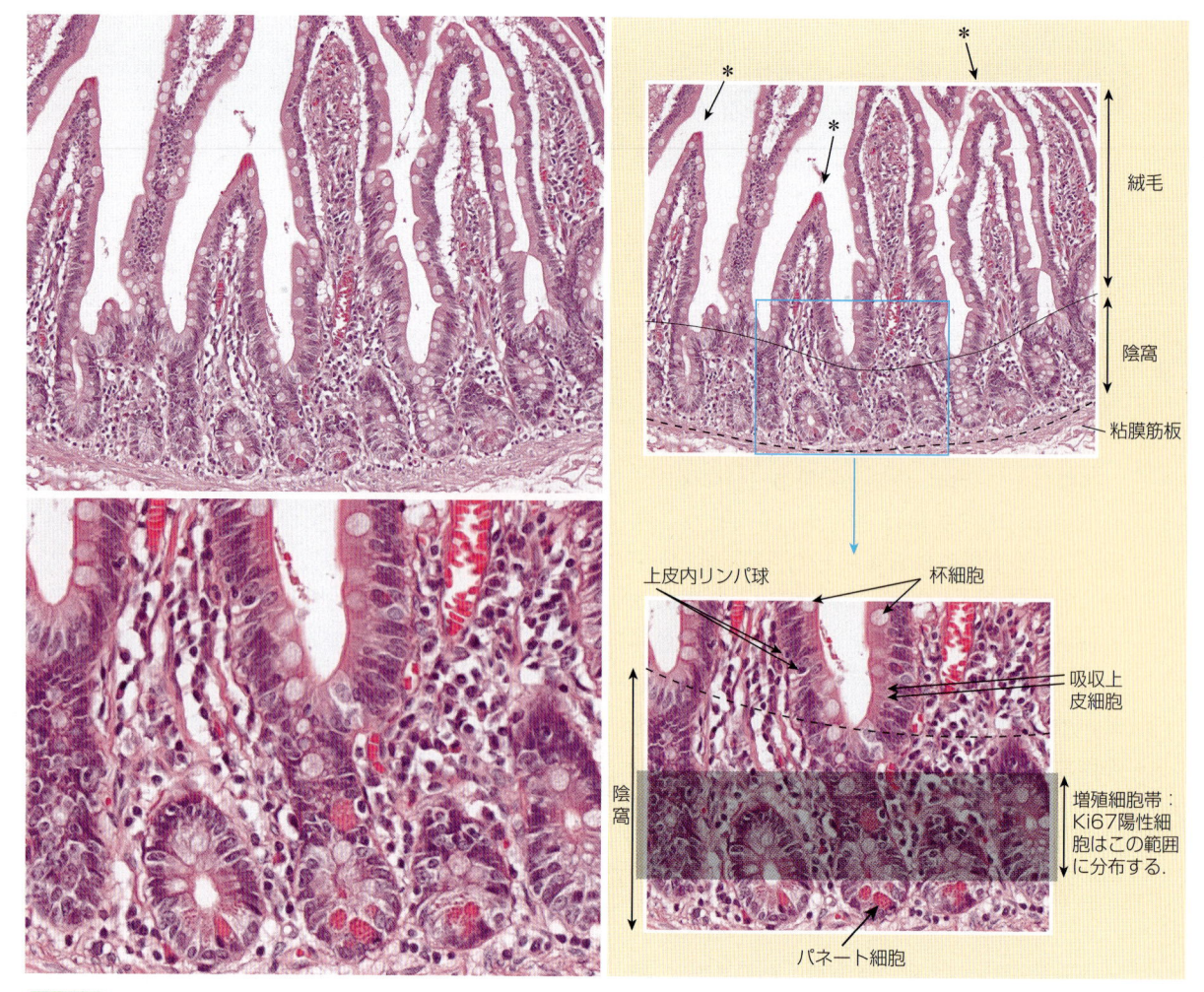

図 5-1 小腸（空腸）の正常構造（手術標本）

● 小腸（十二指腸から回腸）の共通の粘膜構築．粘膜上皮は先の尖った絨毛（＊矢印）と窪みの陰窩から構成される．増殖細胞帯は陰窩にある．小腸粘膜の組織をみるときはまずこの構築のバランスを弱拡大で観察することが大切である．絨毛で穴が開いたようにみえる杯細胞以外はほとんどが吸収上皮細胞である．

どのホルモンが含まれている．十二指腸にもっとも多い．

2．十二指腸には粘液腺があるが，空腸と回腸にはない（図5-2）

十二指腸にはブルンナー腺（Brunner's gland）と呼ばれる粘液腺が発達している．ブルンナー腺はおもに粘膜下層にある分枝した粘液腺で，導管が十二指腸の陰窩に開口しており，アルカリ性の粘液を分泌している．ブルンナー腺の一部は粘膜固有層にもみられるが，粘膜固有層内では筋板直上に輪切りになった腺管2～3個以内である．

ブルンナー腺はよく発達した管状胞状腺であり，通常は陰窩の底部に開口（図5-2下段）し，アルカリ性の粘液を分泌し，胃酸を中和させる．しかし，ブルンナー腺が小腸型の陰窩を介さずに絨毛上に導管を伸ばすようにして直接十二指

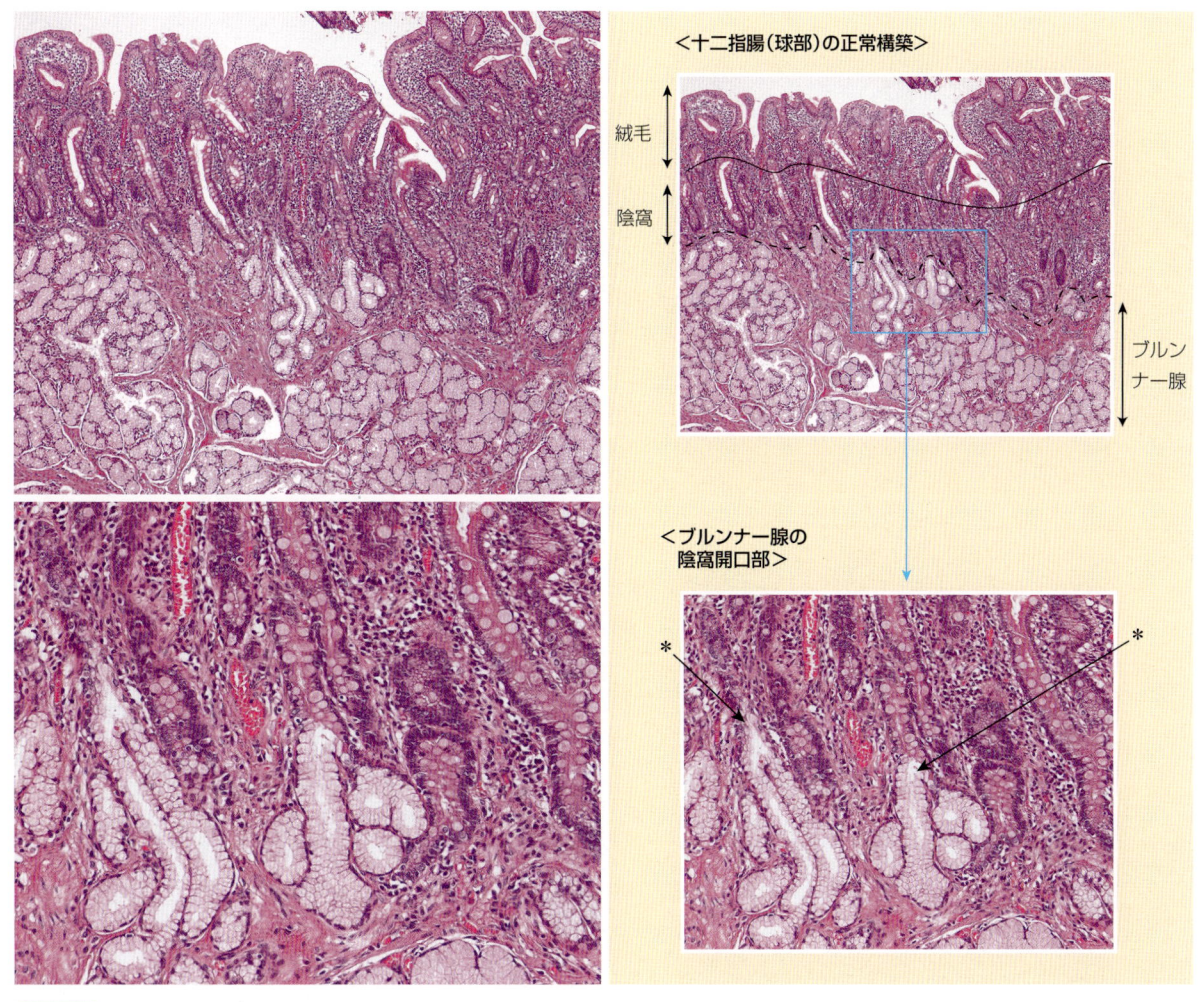

図 5-2　十二指腸(球部)の正常構築(手術標本)

<十二指腸(球部)の正常構築>
絨毛
陰窩
ブルンナー腺

<ブルンナー腺の陰窩開口部>

- 上段：十二指腸の粘膜構築は小腸全体と共通であるが，球部では絨毛はあまり目立たない．十二指腸では粘膜下層(一部粘膜層)にあるブルンナー腺が特徴的で，とくに球部で多い．
- 下段：ブルンナー腺は通常，腺房が合流し，1本になって陰窩底部に開口する(＊矢印)．

腸管腔に開口することがある(**図 5-3**)．この部分は胃の腺窩上皮(表層粘液細胞)型の細胞からなり，MUC5AC に陽性となりびらんとブルンナー腺の再生に伴って生じる[1),2)]．

3．小腸粘膜にはリンパ装置が発達している

小腸粘膜には粘膜関連リンパ装置(MALT)が発達している．回腸末端部の粘膜にはリンパ濾胞構造が多くみられるところがあり，パイエル板と呼ばれている．また，小腸の粘膜上皮細胞間には T リンパ球(intraepithelial lymphocyte；IEL)が数多く浸潤している．

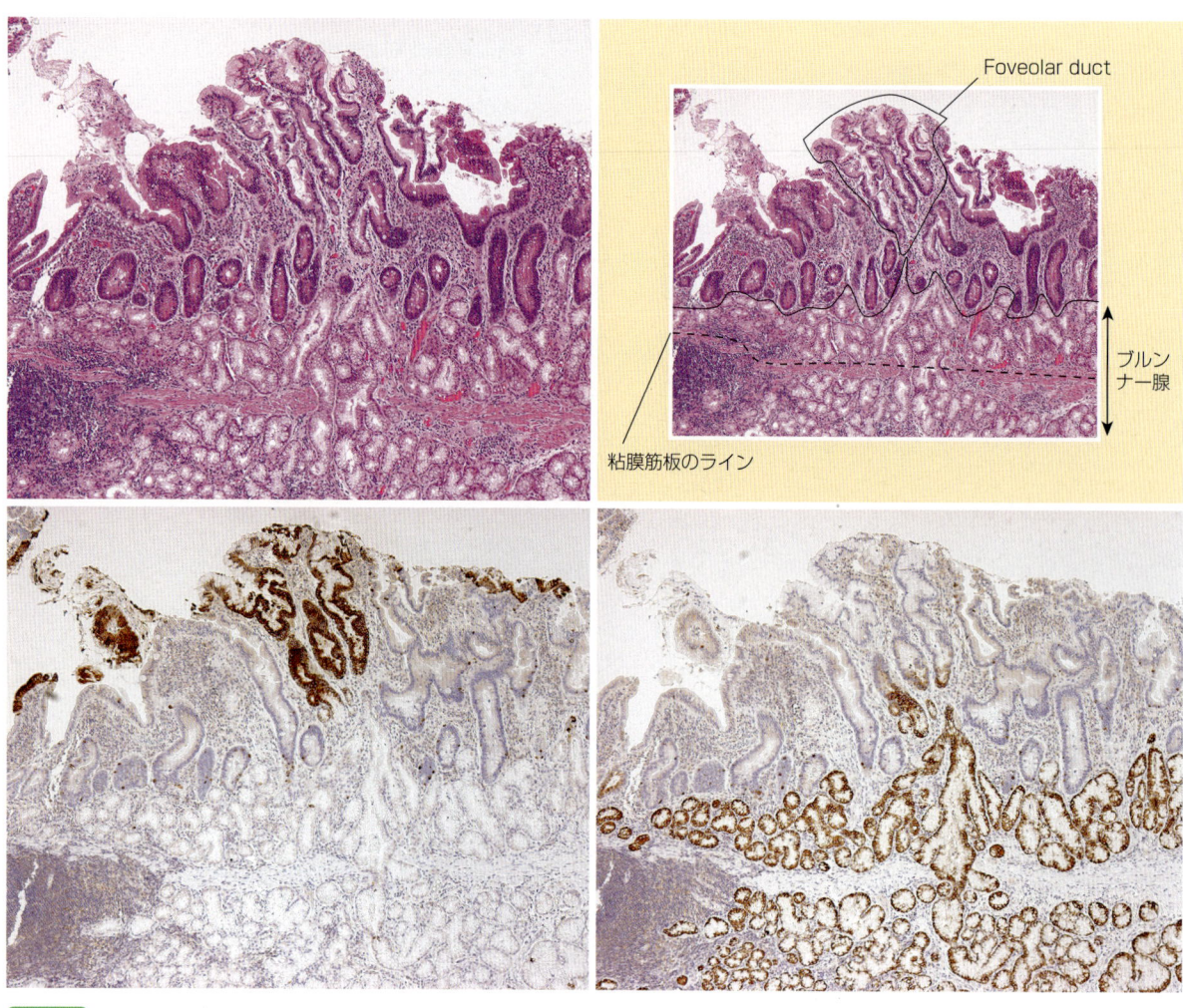

図 5-3 ブルンナー腺から絨毛に直接伸びる foveolar duct（手術標本）

- ブルンナー腺から絨毛上に直接開口する場合は胃腺窩上皮型の導管が形成され，foveolar duct と呼ぶ．これはブルンナー腺の再生に関連しており，一種の胃上皮化生である（上段）．foveolar duct は胃腺窩上皮型粘液 MUC5AC 陽性（下段左）で，ブルンナー腺は MUC6 陽性（下段右）である．

十二指腸の病理

I. 十二指腸炎

1. 十二指腸と Helicobacter pylori (H. pylori)

H. pylori は胃粘膜上以外では死滅するか，球状体になり病原性を発揮しないので，理論的に十二指腸炎や初発十二指腸潰瘍に H. pylori が直接関与するとはいえない．胃酸は飲食物の刺激により幽門腺粘膜にある G 細胞がガストリンを内分泌し，胃底腺の壁細胞から胃内腔に放出される．G 細胞によるガストリンの分泌は，同じく幽門腺に存在する D 細胞が分泌するソマトスタチンにより抑制されている．H. pylori の感染により幽門腺粘膜のソマトスタチン分泌 D 細胞が傷害され，ソマトスタチン・ガストリン link が脱抑制されることにより胃酸分泌が亢進すると考えられている．酸の高い状況下では，もともと酸に強い胃型の上皮が生体防御的に十二指腸粘膜に出現し，胃(腺窩)上皮化生と呼ばれている．胃腺窩上皮は酸には強いが，H. pylori が生着するので十二指腸の胃上皮化生部分が，H. pylori による急性あるいは慢性活動性炎症の温床となり，このことが十二指腸粘膜の脆弱性ひいては十二指腸潰瘍の発生に関連すると考えられるようになってきた．しかしながら，H. pylori 胃炎のみが十二指腸潰瘍の原因といえるわけではなく，喫煙，ストレスや非ステロイド性抗炎症薬(NSAIDs)などの薬剤など，複合的な病因を考えなければならない[1]．

2. 非特異性(特発性)十二指腸炎と H. pylori 関連十二指腸炎(図5-4)

H. pylori と十二指腸疾患の関連が注目される以前から非特異性十二指腸炎(non-specific duodenitis；NSD)あるいは潰瘍随伴性十二指腸炎(ulcer-associated duodenitis；UAD)の内視鏡的，病理組織学的診断基準が議論されてきた．病理組織学的には炎症細胞の浸潤，粘膜構築の

図5-4 非特異性十二指腸炎(生検標本)

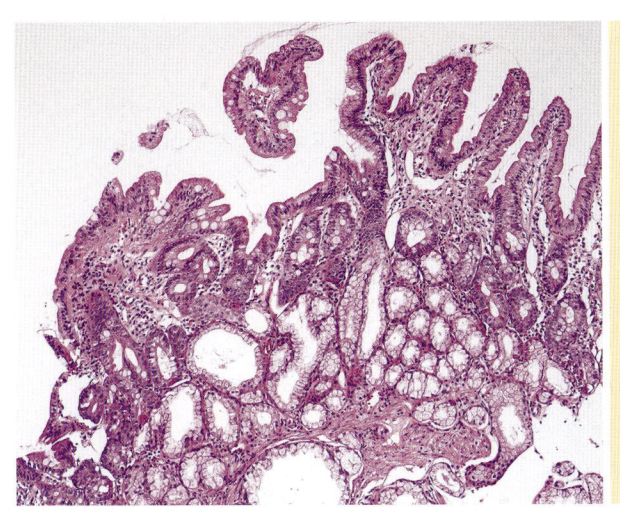

絨毛組織の萎縮・変形
胃腺窩上皮型の細胞
粘膜筋板のライン
粘膜内で反応性増生を示すブルンナー腺．核は小さく基底側に偏在している．

● H. pylori 時代以前から十二指腸炎は，好中球浸潤，絨毛の萎縮と胃上皮化生に着目することになっている．粘膜層内でもブルンナー腺が反応性に増生し，胃腺窩上皮型の上皮につながってみえることがある(矢印)．

表5-1 Whiteheadらによる十二指腸炎のgrade分類

Grade of duodenitis	Distinguishing histological featutes	General histological features	
0	Normal		
1	Superficial epithelium and general morphology normal ; increased cellularity of lamina propria	Increasing cellularity of lamina propria and loss of the villous pattern ↓	Neutrophil polymorph infiltration +or−
2	Abnormality of the surface epithelium		Gastric superficial epithelial +or−
3	Erosion of the surface epithelium		

〔文献3〕より引用〕

改変が指標となり，表5-1に示すようなWhiteheadらのgrade分類[3]がよく用いられてきた．

十二指腸粘膜は生理的にもリンパ球，形質細胞と好酸球がある程度浸潤しており，これらは十二指腸炎の指標にはなりにくい．以前から，慢性炎症細胞に加えて，好中球浸潤がみられるものを十二指腸炎の活動期であるものと考えるものが多く，そのような状態をchronic active duodenitis（またはbulbitis）と称する．しかも好中球浸潤と胃上皮化生の両者を認めるものをNSD(UAD)の確診とする報告もあり，H. pylori時代にも通じる内容である[4]．H. pyloriの感染の有無を踏まえて，十二指腸炎の診断には次のような点に注目すればよい．

絨毛構造の萎縮変形：先の尖った絨毛構造と陰窩のバランスに注目する．ただし，標本の切れ方によっては困難である．

ブルンナー腺の反応性増生：ブルンナー腺は生理的には増殖活性は乏しいが，びらんや潰瘍に際して速やかに再生反応が生じ，表層部は胃腺窩上皮型細胞に分化することがある．基本的には粘膜下層に存在するブルンナー腺も一部は粘膜固有層にもみられるが，筋板直上に輪切り腺管2～3個以内である．粘膜筋板が乱れているか，陰窩増殖帯部より高い位置にブルンナー腺がみられるか，囊胞状に拡張したものがあれば病的である．ブルンナー腺が増生した部位はしばしば化生性に生じた胃型の上皮に被覆される．

胃上皮化生と好中球浸潤：胃上皮化生はHE切片で十分認識できるが，アルシアンブルー・PAS染色で明瞭になる．H. pyloriは胃上皮化生部に生着する．ブルンナー腺が絨毛に直接開口する場合もその導管は胃腺窩上皮型細胞からなり，foveolar ductと呼ばれる．これも一種の胃上皮化生である[1,2]．異所性胃粘膜の表層胃腺窩上皮は胃上皮化生とはいわない．

3．特異性（続発性）十二指腸炎

生検で診断が可能で，十二指腸生検をみる際に念頭におくべき代表的疾患をあげ，生検診断のポイントを述べる．

1）ランブル鞭毛虫症（giardiasis, lambliasis）とイソスポーラ症（isosporiasis）

難治性下痢や吸収不良症候群と考えられている症例の十二指腸生検をみる際には，必ず念頭におくべき寄生虫症である．ランブル鞭毛虫は組織侵入性が乏しく，粘膜固有層の炎症細胞浸潤は必ずしも強くなく，粘膜上皮の形態変化も少ない（図5-5）．一方，イソスポーラは十二指腸から上部小腸の上皮細胞に感染が確認でき，慢性炎症細胞浸潤が高度で，好酸球が不規則に分布する．絨毛構造の萎縮と陰窩の延長を伴う粘膜の荒廃がみられるようになる（図5-6）[5]．

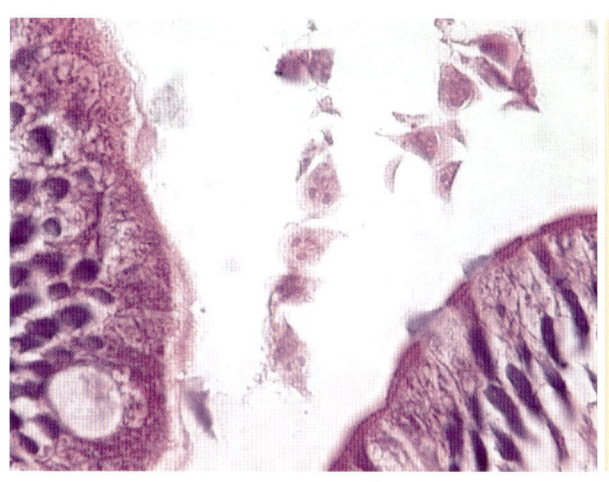

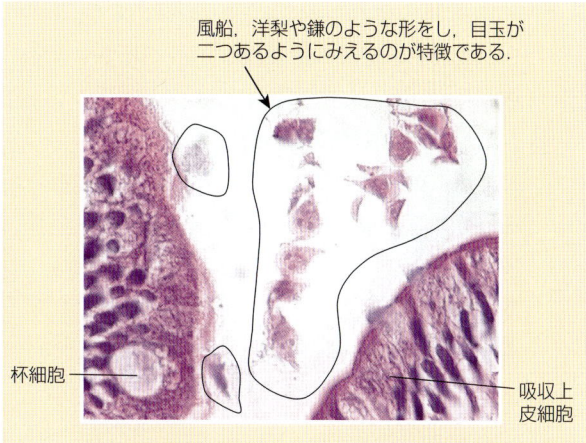

図 5-5	ランブル鞭毛虫症(生検標本)
	(Bayreuth 病院　M. Vieth 先生提供)

風船，洋梨や鎌のような形をし，目玉が二つあるようにみえるのが特徴である．

杯細胞

吸収上皮細胞

● ランブル鞭毛虫は十二指腸生検でみつかることが多い．この疾患を念頭におき，絨毛や陰窩でゴミと間違えないようにする．組織破壊を伴うような炎症反応に乏しいことも特徴である．日本国内では海外渡航者とHIV患者でとくに注意を要する．

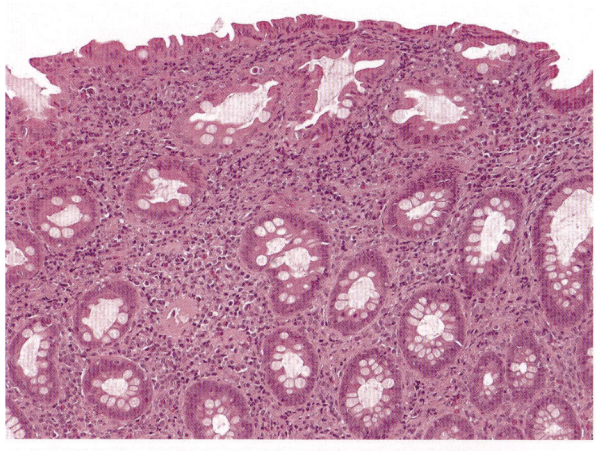

絨毛組織が完全に萎縮し扁平化している．

＜強拡大＞

粘膜固有層間質には強いリンパ球・形質細胞と好酸球浸潤がみられる．

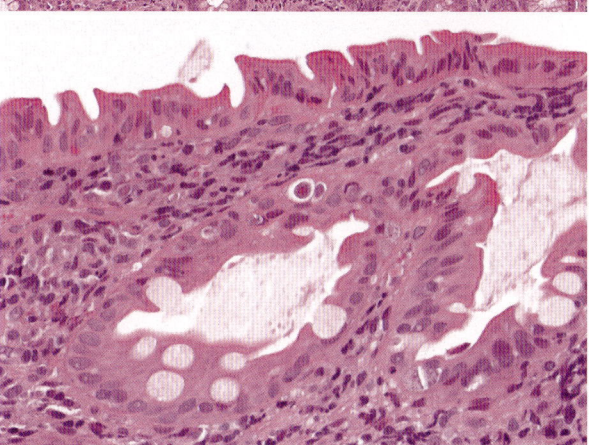

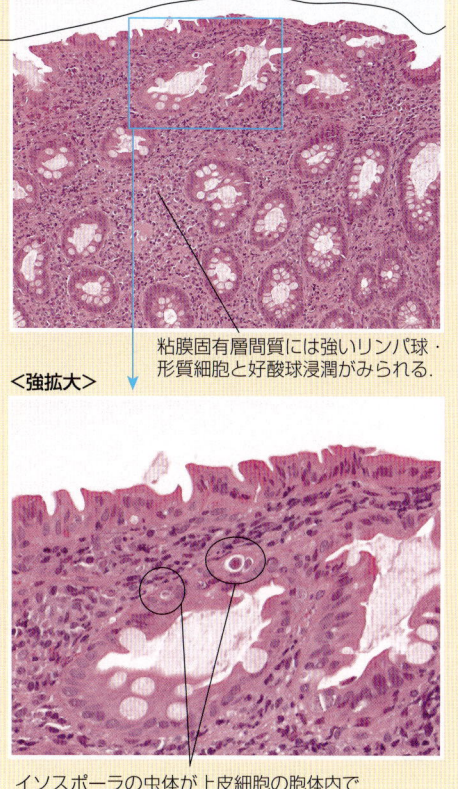

イソスポーラの虫体が上皮細胞の胞体内で浮いたようにみえる．

図 5-6	イソスポーラ症
	(空腸生検標本)

● 南西諸島出身者の慢性下痢症の症例である．イソスポーラは絨毛上皮に好んで感染し，組織破壊を伴う強い炎症細胞浸潤がみられる．

十二指腸の原虫症ではこのほかに糞線虫症（strongyloidiasis）の組織像も知っておくべきである．

2）好酸球性十二指腸炎

十二指腸粘膜のみならず，胃腸粘膜にはあらゆる原因で好酸球が増多するので好酸球が目立っているだけで，安易に診断してはならない．上記の原虫症やアニサキス症（anisakiasis）も考慮する．しかし，生検組織で粘膜深部や粘膜下層に好酸球が集簇してみられ，違和感を覚える場合にはこの診断を鑑別にあげ，臨床像と照合する必要がある．

3）炎症性腸疾患（IBD）の十二指腸病変

クローン病では胃と同様に十二指腸粘膜においても非乾酪性肉芽腫や組織球集簇巣がみられることがあり，炎症性腸疾患の鑑別診断に重要な情報を提供する．ただし，類上皮細胞肉芽腫は *H. pylori* 感染でも生じうるので注意を要す

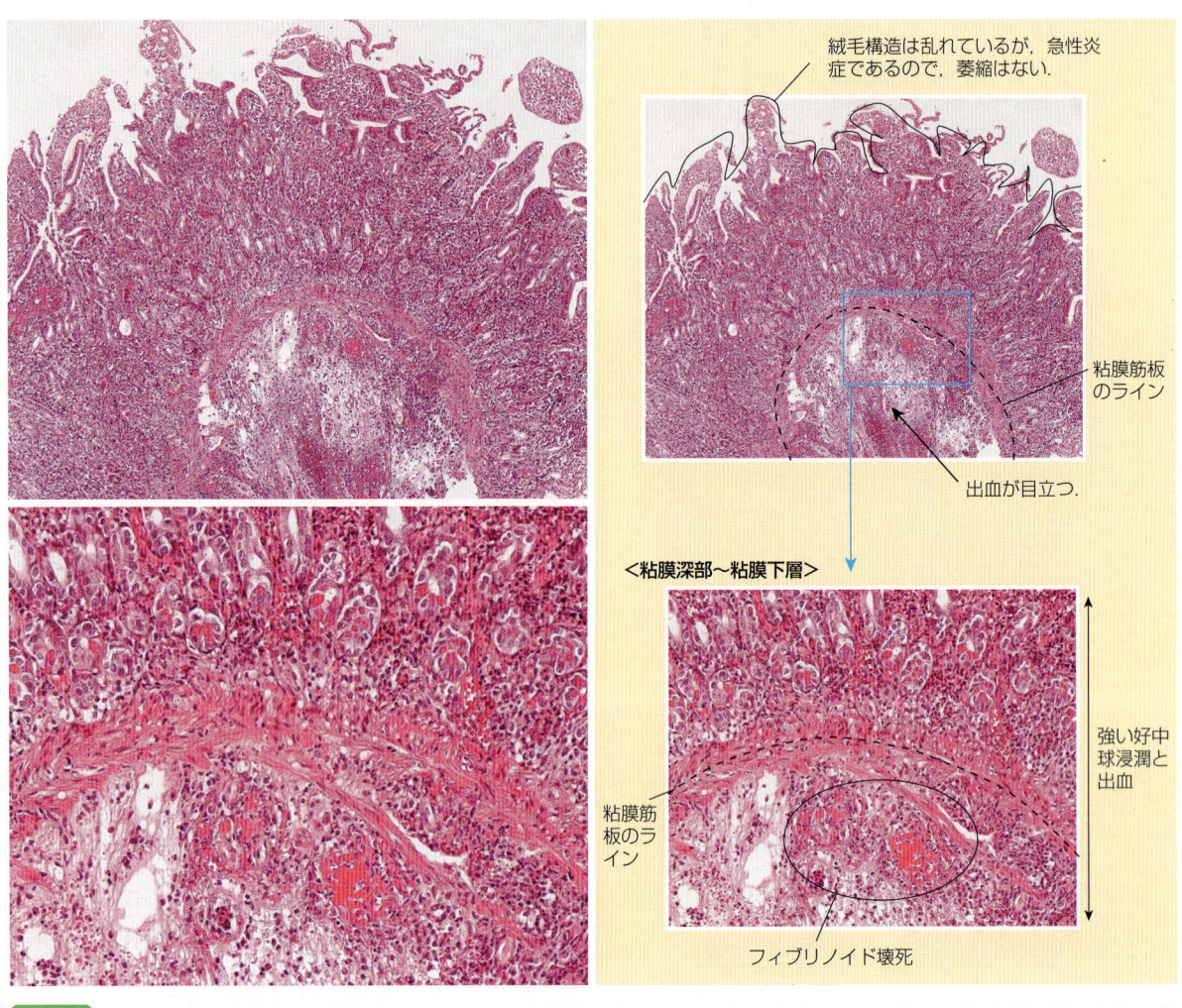

図 5-7 Schönlein-Henoch 紫斑病（十二指腸生検標本）

- 上段：粘膜固有層から粘膜下層にかけて，著しい好中球浸潤があり，出血を伴っている．紫斑部以外の十二指腸粘膜は正常である．
- 下段：強い好中球浸潤と出血に加えて，核片（核塵）が散在する（leukocytoclastic reaction）のが特徴である．粘膜下層まで観察できるような生検でないと難しいが，フィブリノイド壊死を伴う血管炎が認められることがあり，免疫染色すると同部に IgA が沈着する．

る．潰瘍性大腸炎でも全大腸炎型の場合，大腸病変に遅れて出現し，大腸粘膜と同様の粘膜荒廃所見（びまん性慢性活動性炎症，形質細胞症，陰窩向性・集簇性の好中球浸潤，上皮の配列異常など）がみられるが，これも H. pylori 感染との鑑別が重要である．

4）血管炎

膠原病や血管炎症候群の十二指腸粘膜生検診断はきわめて困難であるが，Schönlein-Henoch 紫斑病では皮膚と同様の leukocytoclastic vasculitis が観察されることがある（図5-7）．胃生検や大腸生検でもそれを示唆できることがある．逆に粘膜深部に好中球や好酸球の集簇をみたときには血管炎を鑑別の一つにあげる必要がある．

II. そのほか知っておくべき十二指腸非腫瘍性疾患の組織所見

1．アミロイドーシス

アミロイドの沈着はいずれの消化管粘膜にも生じるが，アミロイドーシスの確定診断には，検査が比較的簡便で検出率の高い十二指腸粘膜生検がよく行われるようになった．逆にアミロイドーシスが想定されていない症例でも，それを指摘する必要がある．AA アミロイドは粘膜固有層と粘膜下層の血管壁が沈着の主体となり，AL アミロイドは粘膜筋板，粘膜下層と固有筋層への塊状沈着傾向が強いという特徴があるが，コンゴ赤やダイロン染色に加えてアミロイド A 蛋白と P 蛋白の免疫染色を施行して鑑別するべきである．

2．リンパ管拡張症

白色隆起性病変や粘膜下腫瘤様隆起からの生検でリンパ管拡張症（lymphangiectasia）が認められることがある．多くは，非特異的あるいは続発的なものであるが，蛋白漏出性胃腸症（吸収不良症候群）の原因の一つとなる原発性のものがまれにみられるので臨床情報が重要である．

III. 十二指腸の腫瘍様病変

1．胃上皮化生（gastric metaplasia）と異所性胃粘膜（heterotopic gastric mucosa）

胃上皮化生ありと診断された十二指腸生検を見直すと異所性胃粘膜であることや，その逆のこともあり，両者はしばしば混同されている．表層の胃腺窩上皮と胃底腺が揃っているものが異所性胃粘膜であり，十二指腸隆起性病変ではブルンナー腺過形成と並んで頻度が高い．表層胃腺窩上皮のみの生検では鑑別が困難であるが，主細胞と壁細胞を目印にして粘膜深部で胃底腺細胞の有無を正確に判定する必要がある（図5-8）．幽門腺とブルンナー腺の区別は困難である．胃上皮化生も異所性胃粘膜も理論的には H. pylori の生着と感染が可能であるが，後者において H. pylori を伴う慢性活動性炎症をみることは少ない[1]．

2．ブルンナー腺過形成（Brunner's gland hyperplasia）と過誤腫

臨床的にブルンナー腺腫と呼ばれる病変の大半は過形成であり，腺腫とは呼ばないようにしたい[6]．導管を伴う腺房が分葉状に増生しているものを過誤腫，そうでないものを過形成と区

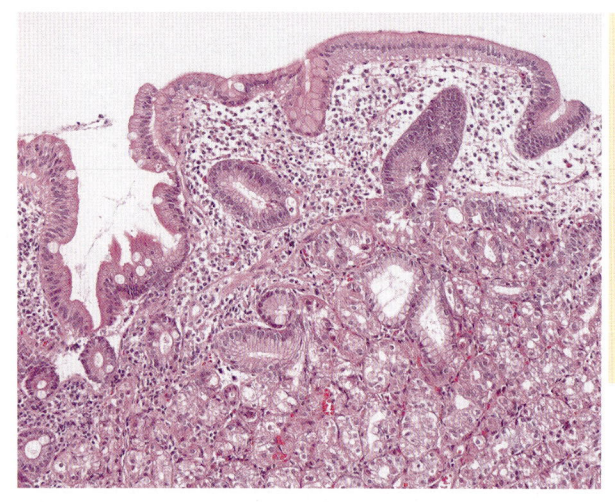

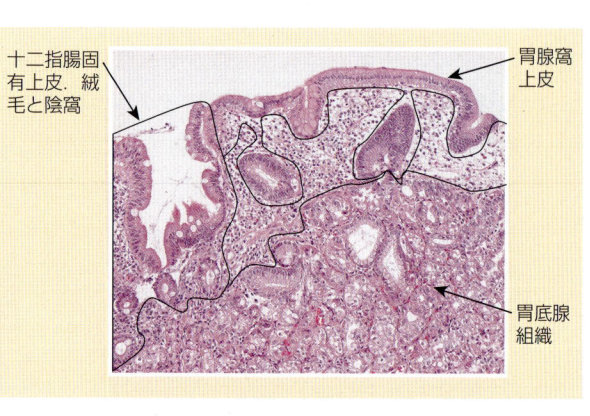

5. 十二指腸・小腸

十二指腸固有上皮, 絨毛と陰窩　　胃腺窩上皮

胃底腺組織

● 異所性胃粘膜の診断には胃底腺細胞（主細胞，壁細胞と頸部粘液細胞）の確認が必要である．表層の腺窩上皮のみでは胃上皮化生やブルンナー腺再生の表層部（またはfoveolar duct）と区別できない．主細胞と頸部粘液細胞はペプシノゲンⅠ染色が陽性となる．

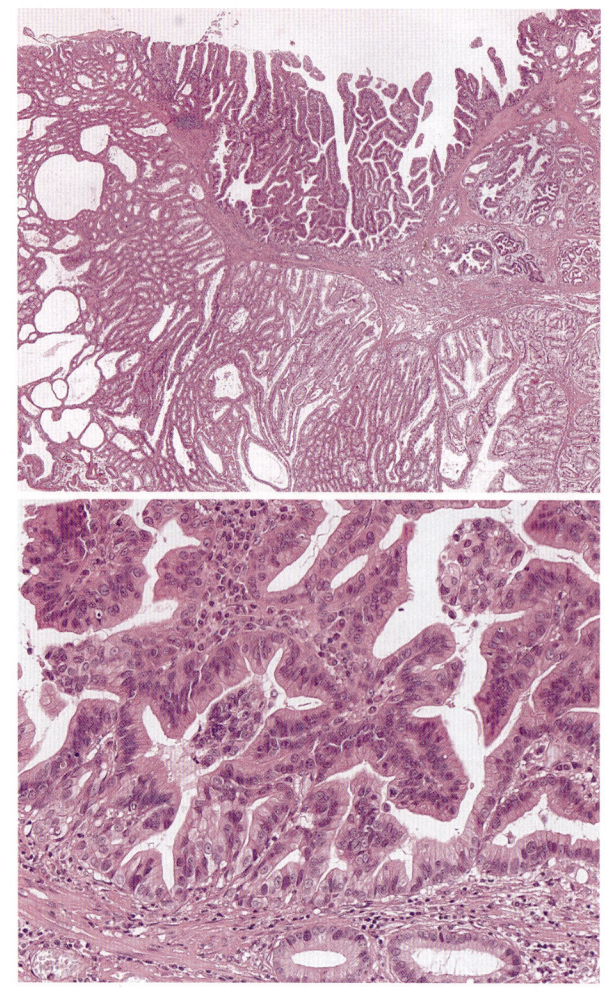

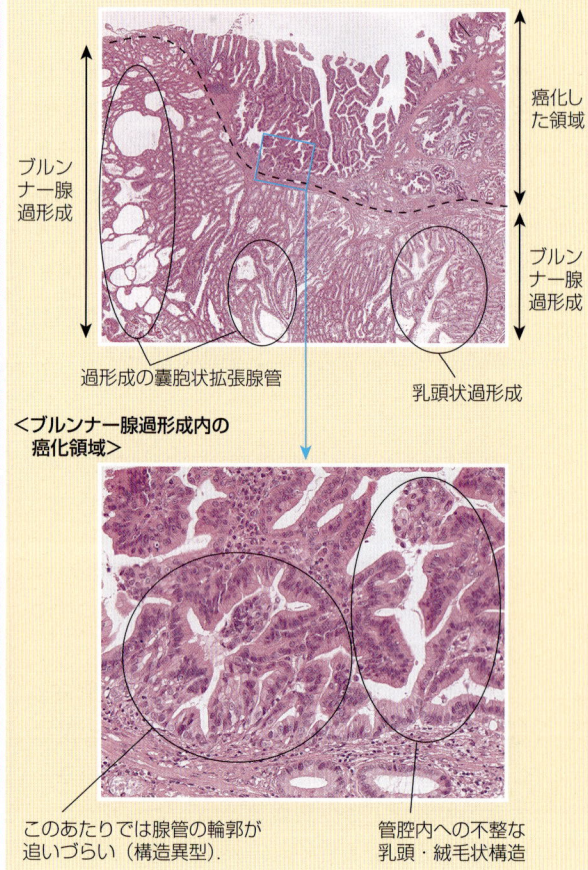

図 5-8　十二指腸の異所性胃粘膜（生検標本）

癌化した領域

ブルンナー腺過形成

ブルンナー腺過形成

過形成の嚢胞状拡張腺管　　乳頭状過形成

<ブルンナー腺過形成内の癌化領域>

このあたりでは腺管の輪郭が追いづらい（構造異型）．　　管腔内への不整な乳頭・絨毛状構造

● 上段：ブルンナー腺過形成巣では大小の腺管が密に増生するが，個々の細胞で核は小型で核小体は目立たず，基底側に偏在する．乳頭状構造をとることもある．
● 下段：ブルンナー腺の癌化症例では胃型（とくに胃腺窩上皮型）の形質を発現することが多い．本例でも胃腺窩上皮に似た異型細胞であることがHE染色切片でもわかる．核は腫大し，核小体が目立っている．

図 5-9　ブルンナー腺過形成と癌化（内視鏡的摘除材料）
〔文献7）〕

別する者もいる．ブルンナー腺の分泌液は生理的に胃から流れ込む酸性の内容物から十二指腸粘膜を保護し，胆汁と膵液が働きやすい環境にする．したがって，酸度の高い胃液が十二指腸に流れ込めば，ブルンナー腺の分泌が盛んになり，腺も増生すると理解できる．また，*H. pylori*十二指腸炎や潰瘍後の過剰な反応性増生によっても形成される．大きさは数mm〜1cm程度の小さなものが多いが，幽門をふさぐような巨大な症例も存在するので内視鏡的摘除あるいは外科的手術の対象になる．癌化例もまれに報告されている（**図5-9**）[7]．

3．胃腺窩上皮型過形成と過形成性ポリープ

十二指腸にも胃腺窩上皮型の過形成性ポリープがみられるが，その成り立ちとしては，胃上皮化生腺管が過剰に増殖した場合と，異所性胃粘膜の表層腺窩上皮が増生したものの二通りが考えられる．またブルンナー腺の表層部は，再生に際して胃腺窩上皮細胞に分化するので，ブルンナー腺過形成の粘膜面にも胃腺窩上皮過形成がみられることが多い．

4．異所性膵（heterotopic pancreas）

異所性膵は胃の幽門部から十二指腸に多く，

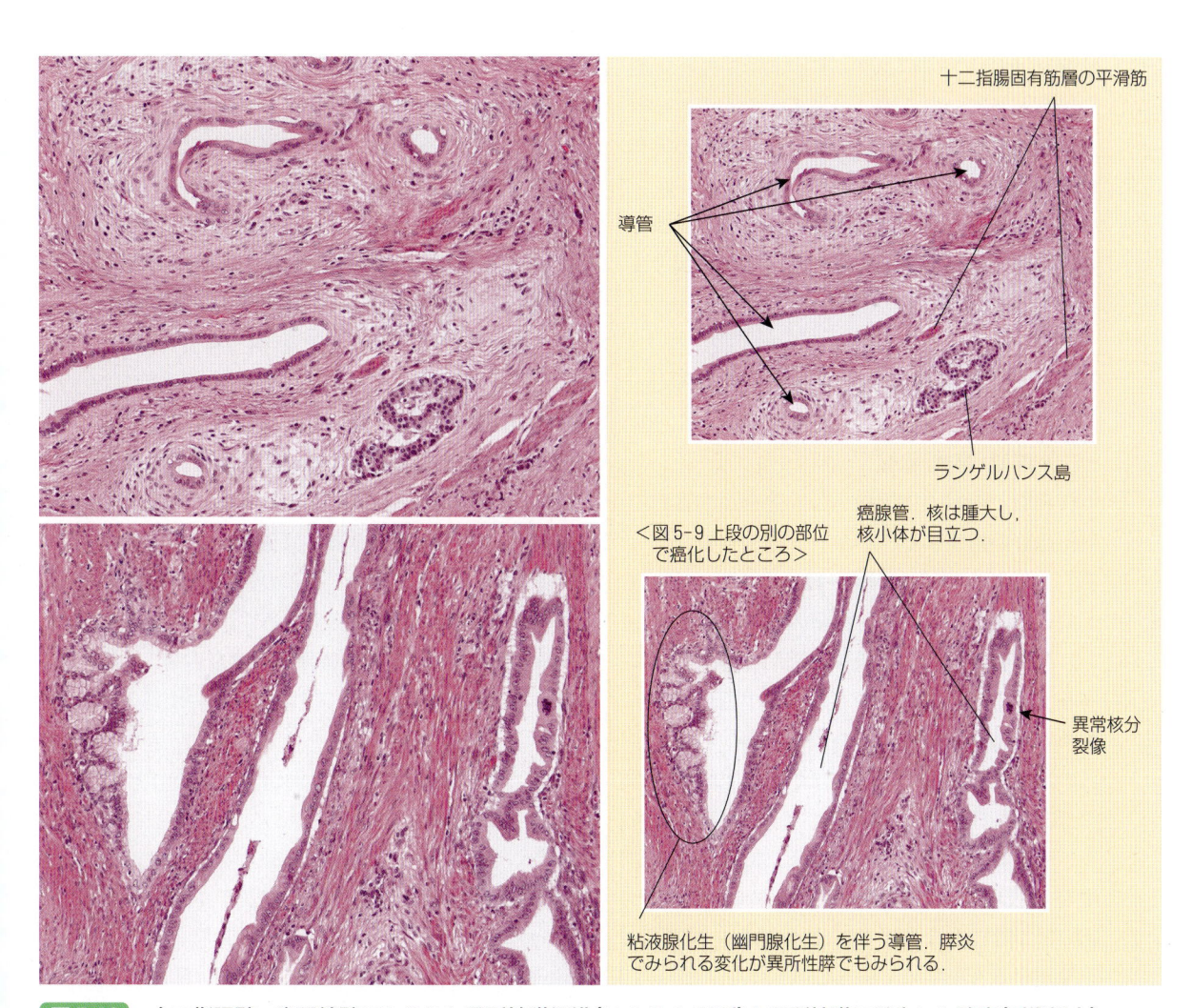

図5-10 十二指腸壁〜幽門輪壁にみられた異所性膵組織（Heinlich Ⅳ型）と異所性膵に発生した腺癌（手術標本）

Heinlichの4分類が知られている．Ⅰ型がランゲルハンス島，腺房細胞，導管を有するもの，Ⅱ型が腺房細胞，導管を有するもの，Ⅲ型が導管のみを有するもので，Ⅳ型がランゲルハンス島，導管のみを有するものと定義されている（図5-10 上段）[8]．まれに癌化し，粘膜下腫瘍様の形態を呈する（図5-10 下段）．その場合，膵臓のduct adenocarcinomaと同様の組織像を示し，免疫組織化学的にはcytokeratin 7や胃型粘液（MUC5AC，MUC6）を発現することが多い．

Ⅳ．十二指腸の上皮性腫瘍（腺腫と腺癌）

1．小腸腫瘍における十二指腸腫瘍の特殊性

十二指腸から回腸に至る小腸粘膜上皮にも，頻度は低いが，腺腫と腺癌が発生する．小腸固有上皮細胞（杯細胞，吸収上皮細胞とパネート細胞）へ種々の程度に分化を示す腸型腺腫と腸型腺癌が基本であるが，小腸癌のなかでもっとも発生頻度の高い十二指腸癌は組織発生と分化がやや複雑である．十二指腸球部ではブルンナー腺，胃上皮化生と異所性胃粘膜が，乳頭部の開口部では胆道系上皮細胞が腫瘍化に関与するからである．

2．十二指腸腺腫（adenoma of duodenum）

1）腸型（管状）腺腫

杯細胞と吸収上皮細胞への分化を示す管状の異型腺管が増生する．パネート細胞への分化もみられることが多い（図5-11）．胃の腸型腺腫と同質のものであり，胃腺腫の項も参照されたい．核は紡錘形で，増殖細胞帯が粘膜中上部に局在し，表層と深層にいくに従い小型化する．診断基準は大腸腺腫とも共通である．しかし，乳頭部やその周囲では表層部が腸型腺腫様でも深部で異型性が強く浸潤癌となっていることも多いので注意を要する．免疫染色では杯細胞型細胞と吸収上皮型細胞がそれぞれMUC2とCD10に陽性となり，サイトケラチン（CK）20を発現する．

2）ブルンナー腺型腺腫（Brunner's gland adenoma）と胃型（幽門腺型）腺腫（pyloric gland adenoma）

ブルンナー腺に類似した真の腺腫もまれに発生する．淡明な粘液性の胞体を有する立方～円柱細胞からなる大小の腺管が，狭い間質を介して密に増生する．ブルンナー腺過形成性と異なり小型核小体のみられる核が少し腫大するが，多形性はほとんどみられない（図5-12）．幽門腺型粘液MUC6に陽性となり，表層部では胃腺窩上皮型粘液MUC5ACを発現する傾向を示す．腫瘍部だけをみると胃型（幽門腺型）腺腫と区別できず同質のものと考えてよい．著者らは腺腫の周囲に異所性胃粘膜がみられる場合に幽門腺型腺腫と診断している（図5-13）[9]．幽門腺型腺腫は乳頭部の胆道上皮からも生じる．ブルンナー腺型腺腫の周囲には正常～過形成性のブルンナー腺がみられる．このタイプの腺腫も基本的には管状～嚢胞状であるが，乳頭状構造や核の異型性が目立つ場合は癌化を考慮し，p53やKi-67染色を加えて検討する必要がある．

3．十二指腸腺癌（adenocarcinoma of duodenum）

十二指腸を含む小腸癌には独立した取扱い規約はないが，胃癌・大腸癌に準じて，乳頭状癌（pap），高分化型，中分化型管状腺癌（tub 1, tub 2），低分化型腺癌（por 1, por 2），印環細胞癌（sig）や粘液癌（muc）などと診断し，TNM分

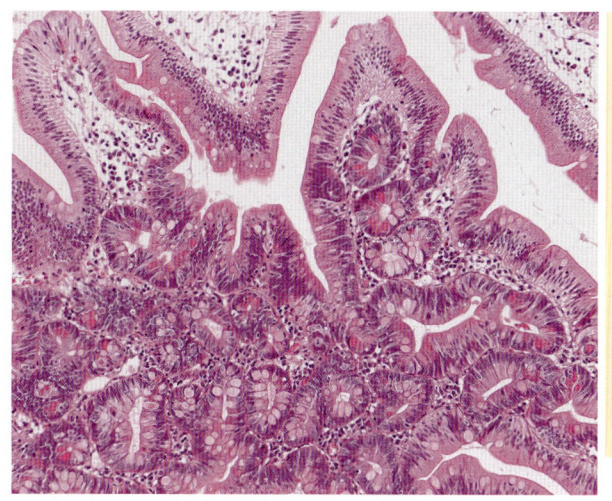

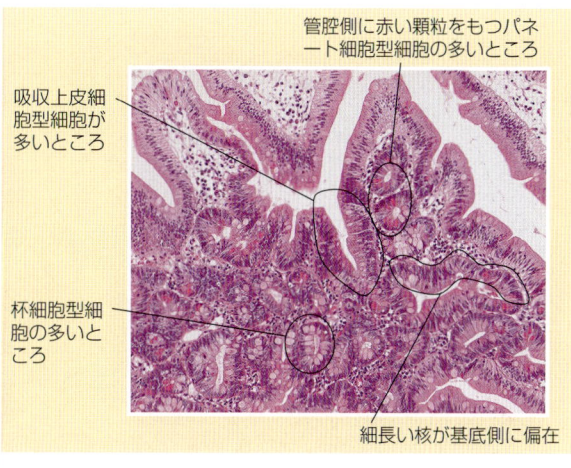

図 5-11　十二指腸の腸型腺腫
（小腸型低異型度腺腫，EMR 標本）

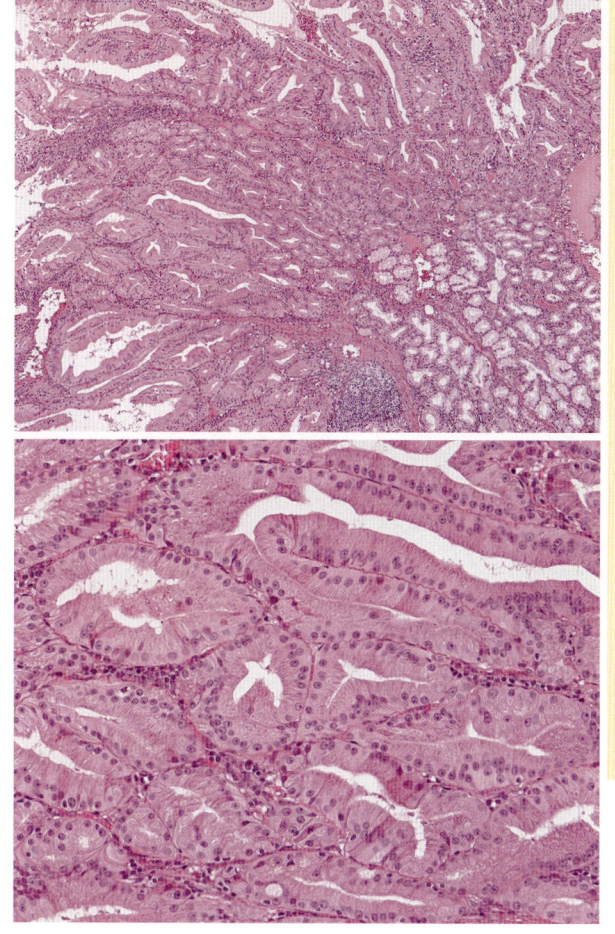

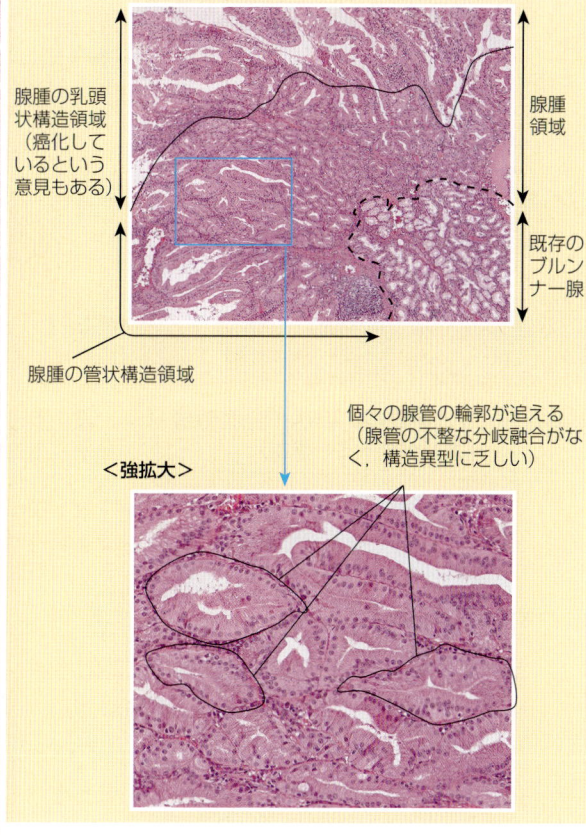

- 管腔側に赤い顆粒をもつパネート細胞型細胞の多いところ
- 吸収上皮細胞型細胞が多いところ
- 杯細胞型細胞の多いところ
- 細長い核が基底側に偏在

● 小腸型の杯細胞，吸収上皮細胞とパネート細胞に類似した高円柱異型細胞からなる腺管が密に増生しているが，個々の腺管の輪郭を追うことができる（構造異型に乏しい）．

図 5-12　ブルンナー腺型腺腫と考えた症例（手術標本）

- 腺腫の乳頭状構造領域（癌化しているという意見もある）
- 腺腫の管状構造領域
- 腺腫領域
- 既存のブルンナー腺

＜強拡大＞

- 個々の腺管の輪郭が追える（腺管の不整な分岐融合がなく，構造異型に乏しい）

● 上段：管状絨毛腺腫で，ブルンナー腺由来と考えた症例である．
● 下段：核は小型円形で，基底側に偏在しているが，正常ブルンナー腺やブルンナー腺過形成の細胞と異なり，核に緊満感があり，小さな核小体が明瞭である．ブルンナー腺型腺腫や幽門腺型腺腫の胞体は通常淡明であるが，本例のように好酸性を呈することがある．幽門腺型粘液 MUC6 強陽性となる．

図 5-13 十二指腸粘膜原発幽門腺型腺腫（ポリペクトミー標本）

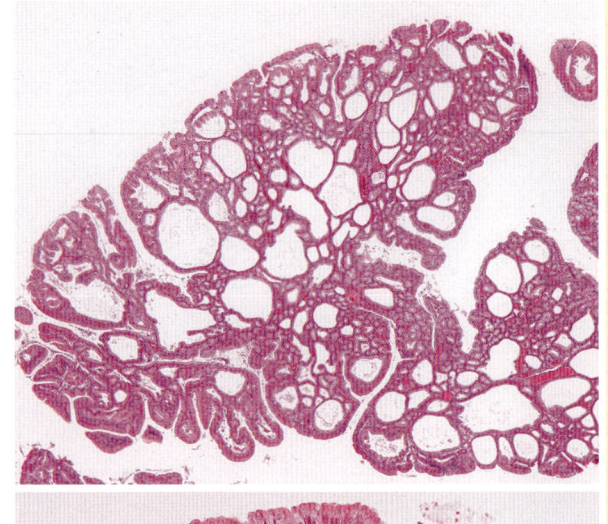

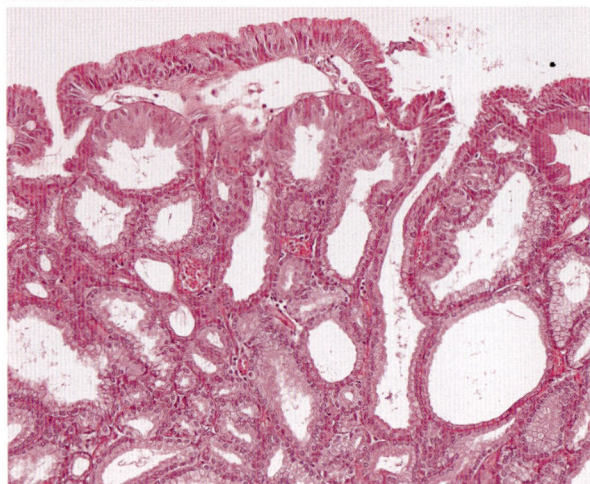

全体として分葉状の構造を示している．

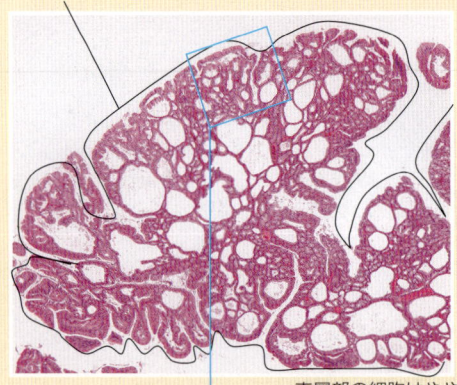

表層部の細胞はやや背が高い．胃腺窩上皮型の細胞へ分化しているためである．

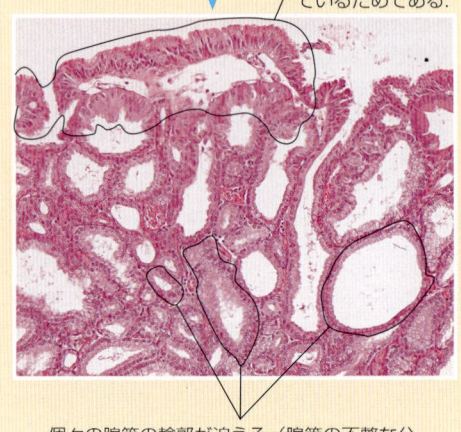

個々の腺管の輪郭が追える（腺管の不整な分岐融合がなく，構造異型に乏しい）．

- 上段：幽門腺型腺腫は胃上部や胆嚢に好発するが十二指腸の異所性胃粘膜から発生することがある〔文献 9）〕．本例も基部に胃底腺があった．大小の管状・嚢胞状構造が密生してポリープを形成している．
- 下段：核は小型円形で，基底側に偏在しているが，正常幽門腺や幽門腺過形成の細胞と異なり，核に緊満感があり，小さな核小体が明瞭である．多くの細胞が MUC6 陽性となるが，表層部は MUC5AC に陽性となる．

類に従って病期を決める．乳頭部癌は胆道系腫瘍取扱い規約に従う．近年は，十二指腸においても EMR や ESD あるいは乳頭部切除を積極的に行う施設が増えてきた．肉眼像を踏まえ，癌組織の分化度・異型度と浸潤性増殖態度の有無をしっかりとみる必要がある．

十二指腸腺癌は，基本的には杯細胞や吸収上皮への分化を示す腸型腺癌（MUC2，CD10，CK20 陽性）であるが，球部では胃上皮化生，異所性胃粘膜，ブルンナー腺過形成やブルンナー腺腺腫に関連して発生し，胃型粘液形質（MUC5AC，MUC6）を発現するものも少なからず経験される．乳頭部周囲では腸型腺癌，開口部では胆道上皮型の腺癌が多くなり，後者では CK7 陽性でしばしば胃型粘液が発現する．異所性膵から癌が発生した場合は粘膜下腫瘍様になり，膵・胆道上皮型で胃型形質と CK7 を発現するものが多い．

4．内分泌細胞腫瘍

詳細は消化管全般にわたる疾患の項を参照されたいが，十二指腸粘膜に生じる内分泌細胞腫瘍の代表的なものは，① ガストリン産生 G 細胞腫瘍，② ソマトスタチン産生 D 細胞腫瘍，③ G，D 細胞以外のホルモン産生腫瘍，④ gangliocytic paraganglioma，⑤ 内分泌細胞癌の 5 種類である．ここでは臓器特異的な gangliocytic paraganglioma を図説する．

1）gangliocytic paraganglioma（図 5-14）

乳頭部周囲で粘膜下腫瘍様腫瘍をみた場合に鑑別診断にあげる必要のあるまれな腫瘍で，最近の WHO 分類では内分泌細胞腫瘍の一つとして分類されている．小さなものは無症状で偶然発見されることが多いが，大きな腫瘍になると潰瘍や出血を生じる．粘膜下層から粘膜層を主体に浸潤性に増殖する腫瘍で，GIST との鑑別が問題となる．組織学的には，① 紡錘形細胞，② 神経節細胞，③ カルチノイドに似た上皮様細胞，の 3 成分からなる[10]．このうち紡錘形細胞が主たる成分で免疫組織学的に S100 蛋白が強陽性となるが，C-KIT や CD34 染色は陰性である．上皮様細胞ではソマトスタチンと pancreatic polypeptide の発現が証明されることが多く，膵臓の発生に関連した過誤腫と考えられており，基本的に良性である．

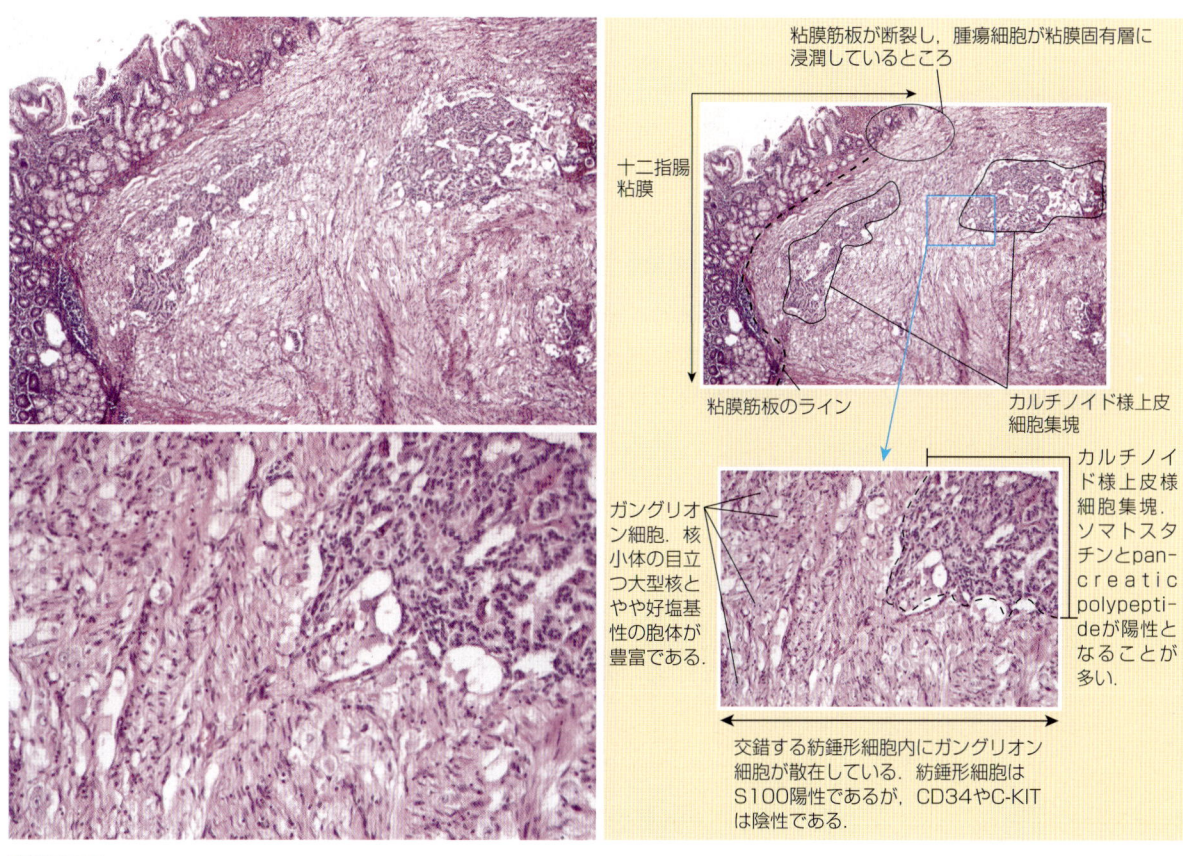

図 5-14 十二指腸 gangliocytic paraganglioma（手術標本）
● 十二指腸下行脚の粘膜下層～一部粘膜固有層に紡錘形細胞が主体の腫瘍を認める．この拡大でもカルチノイドに似た上皮様細胞の集塊が確認できる．

5. 悪性リンパ腫

詳細は別項を参照されたいが，十二指腸には他部位ではまれな濾胞性リンパ腫の発生頻度が高いことを知っておくべきである．リンパ濾胞過形成，MALTリンパ腫やマントル細胞リンパ腫と確実に鑑別したい．

空腸・回腸の病理

生検・外科病理の対象になり，空腸・回腸で生じることの多い疾患で代表的なものについて病理組織学的所見を述べる．

I．吸収不良症候群

臨床的に吸収不良症候群（蛋白漏出性胃腸症）と診断された症例で，小腸生検をみるポイントは，絨毛・陰窩構造のバランス，リンパ管の拡張，上皮内リンパ球(intraepithelial lymphocytes；IELs)，原虫の感染と違和感のある炎症細胞浸潤の有無などである．

1．Whipple 病（図 5-15）

Tropheryma whippelii の感染症で泡沫細胞が小腸（とくに空腸）で密に浸潤し，粘膜固有層が拡大，絨毛が腫大するのが特徴的である．AIDS による非定型抗酸菌症もこれに類似した組織像を呈するので Ziehl-Neelsen 染色を行う．Whipple 病の泡沫細胞は PAS 染色で強陽性となるのが特徴である．

2．セリアック・スプルー(celiac sprue)

白人に多い疾患で，日本人にはほとんど存在しないとされている．しかし，疑似的な症例を経験することがあるので特徴的な組織像を知っておくべきであろう（図 5-16）．IEL の増加の有無（小腸上皮 100 個当り IEL 40 個より多いか否か），絨毛の萎縮と陰窩の延長の有無の所見から組織学的な病期分類が提唱されている[11]．IEL のほとんどは CD3 陽性の T リンパ球である．

図 5-15 Whipple 病（空腸生検標本）

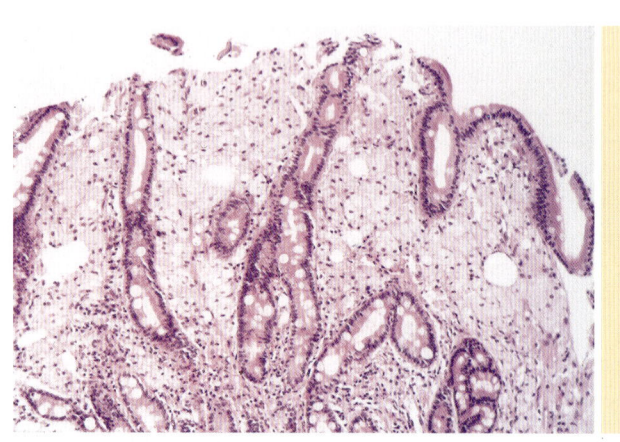

絨毛構造が萎縮し表面が平坦化している．
一方，陰窩は延長している．
泡沫状の胞体が豊富なマクロファージが強く浸潤し，粘膜固有層間質が拡大している．

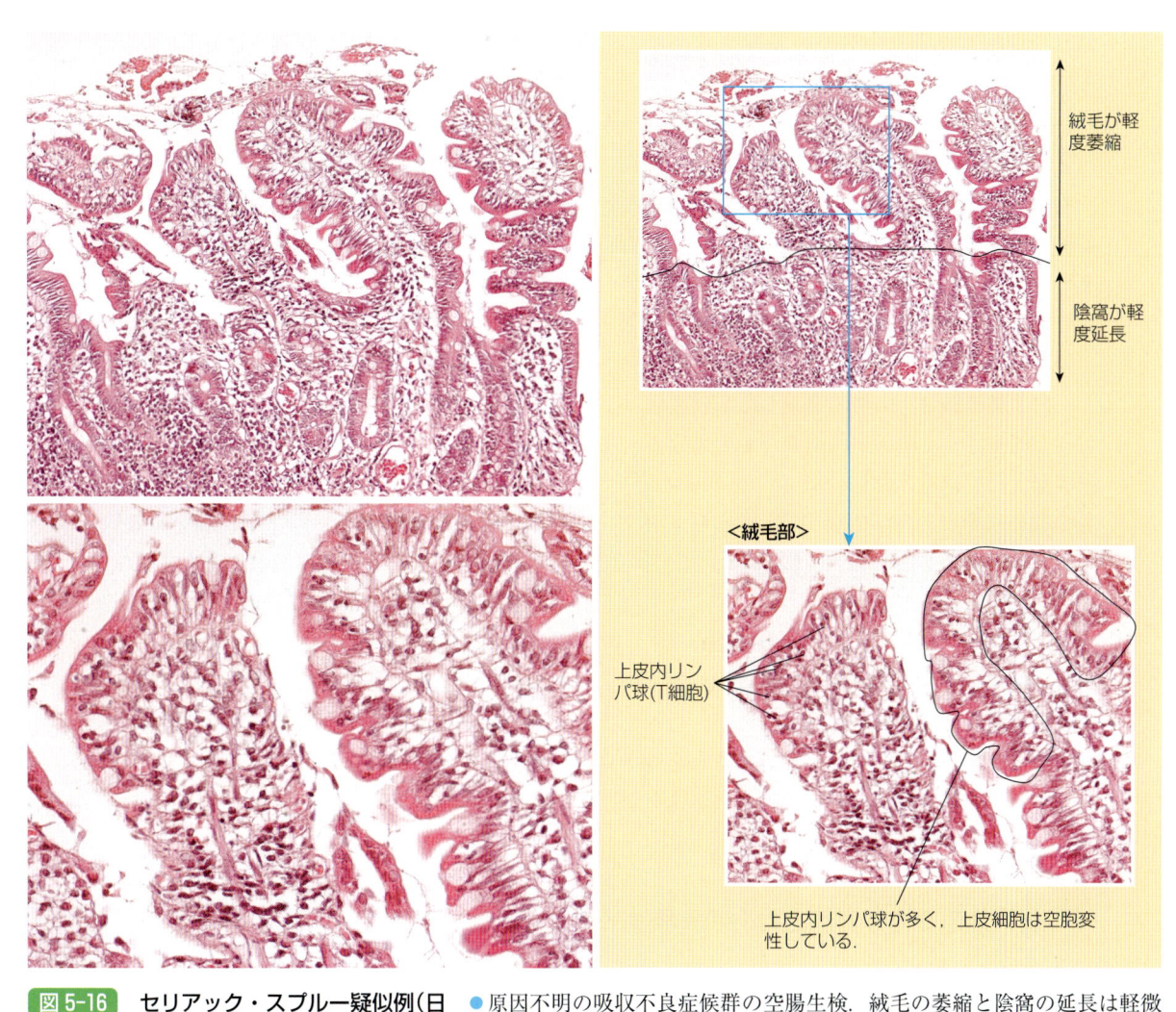

図 5-16 セリアック・スプルー疑似例（日本人）の空腸生検 ● 原因不明の吸収不良症候群の空腸生検．絨毛の萎縮と陰窩の延長は軽微であるが，リンパ球浸潤が目立ち，絨毛上皮が少し粗くなっている．

（図中ラベル：絨毛が軽度萎縮／陰窩が軽度延長／＜絨毛部＞／上皮内リンパ球（T細胞）／上皮内リンパ球が多く，上皮細胞は空胞変性している．）

3．イソスポーラ症，ジアルジア症，糞線虫症，リンパ管拡張症

十二指腸炎の項を参照されたい．

II．肉芽腫性炎症

回盲部に好発する類上皮細胞肉芽腫を形成する疾患のうち，エルシニア症，腸結核とクローン病はしばしば鑑別が困難である．臨床所見，X線像，内視鏡像，細菌学的検査と病理学的検索を総合して診断する．病理学的所見の重要ポイントを述べる．

1．エルシニア症（*Yersinia* infection）

膿瘍形成性の肉芽腫が特徴的で，潰瘍底やその周囲にも好中球浸潤が多い．多核巨細胞は少ないとされている．確定には *Yersinia enterocolitica*，*Yersinia pseudotuberculosis* の証明が必要である．縦走潰瘍を呈し，クローン病と酷

似した症例もある．生活歴の聴取も重要である．

2．腸結核症(intestinal tuberculosis)

輪状・帯状(つまり横方向の)潰瘍形成，瘢痕萎縮帯と変形・狭小化が肉眼的に重要な所見である．組織学的には活動性炎症のある部位に一致して，乾酪壊死とラングハンス型多核巨細胞を伴う類上皮細胞肉芽腫を見つけることが重要で，肉芽腫は融合，大型化を示し，しばしばリンパ球環を伴う．細菌学的検査が重要となる．病理側としては感度は低いがZiehl-Neelsen染色を行い，免疫組織学的にBCG抗原を証明することも有用である．

3．クローン病(Crohn's disease)

縦走傾向を示す潰瘍(通常5cm以上)が，腸間膜付着側に区域性にみられることが，もっとも重要な肉眼的所見である．敷石像や炎症性ポリープもこの縦走潰瘍に沿ってみられることが多いので，隆起性の変化が偏在性を示す所見も特徴的である．類円形潰瘍や亜輪状潰瘍も腸間膜付着側に出現する．これらに，狭窄，裂孔，瘻孔所見が加わる．病理組織学的には小型・萎縮性で非乾酪性の類上皮細胞肉芽腫を見つけることがもっとも重要である．肉芽腫は腸壁の全層に分布するが，結核と異なり，一見炎症のないところに唐突にみられることが多い．全層性炎症も重要な所見であるが，これは炎症細胞浸潤がびまん性に生じるのではなく，リンパ球集簇巣がロザリオ(西洋の数珠玉)のように全層にみられることを意味している．不均衡炎症(炎症細胞浸潤が粘膜より粘膜下層に強いこと)と不連続炎症パターンを読み取ることも必要である．小腸粘膜にはしばしば胃上皮化生(幽門腺化生)がみられるが，クローン病に特異的なものではなく，慢性持続性炎症の存在を意味している．その他の詳細は大腸炎症性腸疾患の項を参照されたい．

III. 血流障害が原因となる小腸疾患

1．虚血性小腸炎(狭窄型，図5-17)(ischemic enteritis of small intestine)

腸間膜の動静脈に生じる種々の原因(特発性，続発性)で虚血性小腸病変が生じるが，病理の現場では原因不明の小腸狭窄病変を観察して，虚血性小腸炎(狭窄型)を示唆しなければならないことがある．腹部打撲や虫垂切除のように軽微な手術歴など患者が大した既往歴と思っていないような情報も重要である．肉眼的には境界明瞭な潰瘍を伴う全周性・求心性の狭窄が特徴的である．割面像や組織切片のルーペ像では，もともと疎な結合組織である粘膜下層と漿膜下層に強い浮腫・線維化が最初に目につく変化であり，そこには虚血性病変でありながら，強い慢性炎症細胞浸潤がみられることが多い．潰瘍底には小血管の豊富な肉芽組織が形成される．ヘモジデリン貪食細胞や血管の閉塞性変化が確認できることもある[12]．

2．血管炎

血管炎に基づく小腸出血・潰瘍も経験される．抗好中球細胞質抗体(ANCA)の検査を含む全身検索が重要であるが，特徴的病理組織像を捉えておく必要がある．結節性多発動脈炎(polyarteritis nodosa；PN)とアレルギー性肉芽腫性血管炎(allergic granulomatous angitis；AGA)が重要であるが，また，既知の症候群にあてはまらない血管炎に遭遇することもある．PNは中小の動脈にフィブリノイド壊死を伴う血管炎

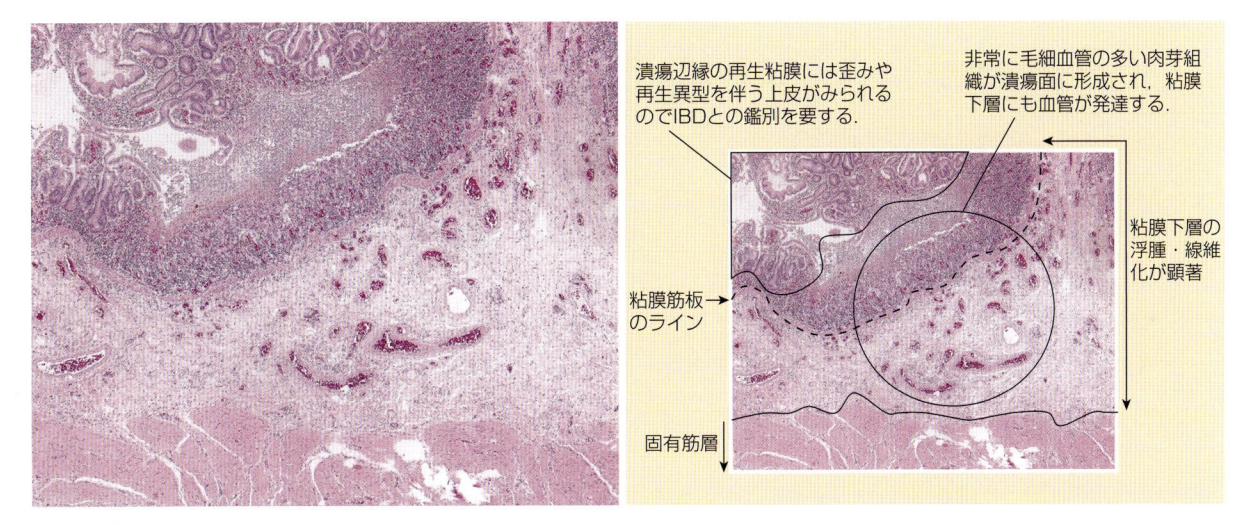

図 5-17 虚血性小腸炎（狭窄型）の手術標本

潰瘍辺縁の再生粘膜には歪みや再生異型を伴う上皮がみられるのでIBDとの鑑別を要する．

非常に毛細血管の多い肉芽組織が潰瘍面に形成され，粘膜下層にも血管が発達する．

粘膜筋板→のライン

粘膜下層の浮腫・線維化が顕著

固有筋層

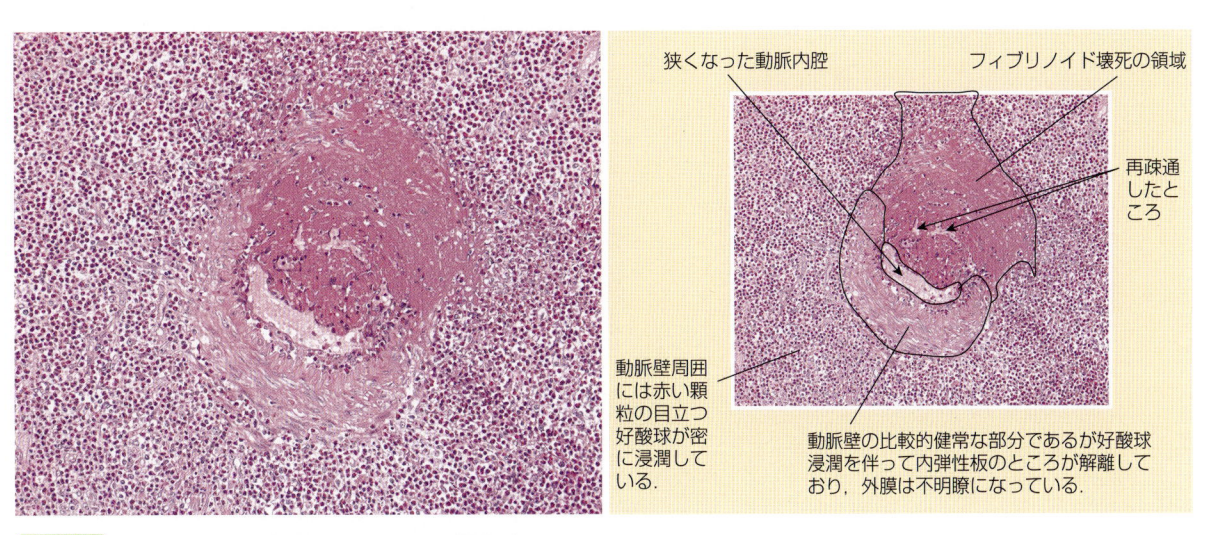

図 5-18 アレルギー性肉芽腫性血管炎の手術標本（粘膜下層の動脈）

狭くなった動脈内腔

フィブリノイド壊死の領域

再疎通したところ

動脈壁周囲には赤い顆粒の目立つ好酸球が密に浸潤している．

動脈壁の比較的健常な部分であるが好酸球浸潤を伴って内弾性板のところが解離しており，外膜は不明瞭になっている．

がみられ，好中球浸潤が強い．AGAも壊死性血管炎であるが，血管周囲にマクロファージと好酸球の浸潤が強く（図 5-18），類上皮細胞肉芽腫が見つかることがある．PNには肉芽腫性病変はみられない．

IV. 発生機序のよくわからない潰瘍性病変

1. 単純性潰瘍(simple ulcer)とベーチェット病(Behçet's disease)(図 5-19)

バウヒン弁と回腸末端部に好発する慢性で活動性の潰瘍である．両者の病理学的鑑別は不可能であり，臨床的にベーチェット病の診断基準を満たすか否かだけで鑑別されると考えてよい．類円形～亜輪状で下掘れ傾向の強い深い潰瘍が特徴的であり，割面の肉眼像や組織切片のルーペ像は「フラスコ状」と称される．潰瘍は腸間膜付着側にやや多い傾向があるが，対側やその間にも発生する．介在粘膜は正常である．

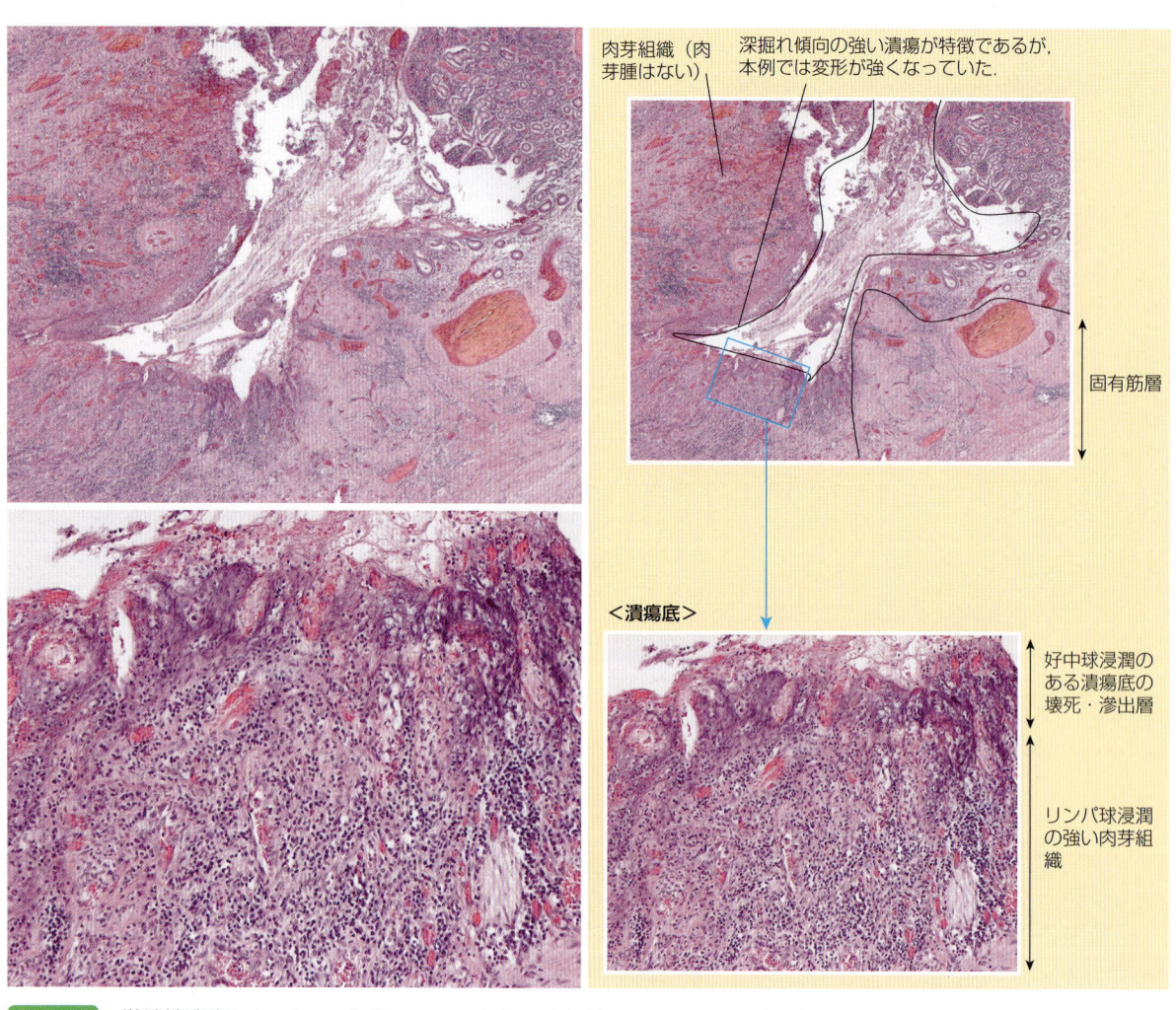

図 5-19 単純性潰瘍/ベーチェット病（手術標本）

- 上段：不全型のベーチェット病が疑われている症例．病理学的に単純性潰瘍とベーチェット病は区別できない．
- 下段：単純性潰瘍/ベーチェット病の潰瘍底には炎症性肉芽組織が発達するが，まったく非特異的である．類上皮細胞はみられず，血管炎も見つからない．

組織学的にはまったく非特異的な慢性活動性潰瘍であり，類上皮細胞肉芽腫はみられない[13]．

2. 非特異性多発性小腸潰瘍症（nonspecific multiple ulcers of small intestine）

若年者の空腸・回腸に好発するまれな慢性潰瘍性病変である．クローン病に似た臨床症状を示すが炎症所見には乏しいとされている．境界明瞭なさまざまの形の潰瘍が多発するが，クローン病とは異なり腸間膜付着側対側で平坦で浅く，亜輪状〜斜走し，縦走傾向には乏しい．組織学的にも浅い潰瘍が主体で非特異的な慢性炎症細胞浸潤と小血管の多い肉芽組織の形成をみるのみであり，類上皮細胞肉芽腫はみられない[14]．

V. 最近注目されている小腸病変

1. 慢性活動性 EB ウイルス感染症（Epstein-Barr virus infection）（図 5-20）

EB ウイルスに限って正常の免疫監視機構が働かない状態の個体において，あらゆる臓器・組織にリンパ球増殖疾患が生じることがある．最近，消化管においても慢性活動性 EB ウイルス感染症に基づく潰瘍や出血例が報告されるようになってきた．粘膜固有層から粘膜下層にかけて小型リンパ球の単調で密な浸潤がみられ，血管壁に及ぶ．浸潤細胞は細胞傷害性の T リンパ球であることが多く，EBER-ISH で EB ウイルス感染を証明することが必要である．

2. NSAIDs 関連疾患

NSAIDs による小腸炎，虚血性病変や潰瘍が近年注目されている．基本的には非特異的炎症所見をみるのみであるが，陰窩上皮深部（増殖帯のあるところ）におけるアポトーシスがもっとも重要な所見とされている．慢性期では肉眼的に多発性の横隔膜様狭窄が特徴的なものとされている．これは潰瘍の治癒過程で粘膜下層の強い線維化〜線維筋症により輪状ひだがせり上がるような形になったものである[15]．

粘膜固有層から粘膜下層にかけて小型リンパ球の強い浸潤がみられる.

粘膜筋板のライン

粘膜下層は浮腫性

血管壁とその周囲にもリンパ球浸潤が強く，壁の一部が破壊され，フィブリンが析出し，閉塞性変化を示している．

- 上段：慢性活動性 EB ウイルス感染症では強いリンパ球浸潤が腸管壁にみられる．
- 下段：EBER-ISH で陽性細胞が認められる．

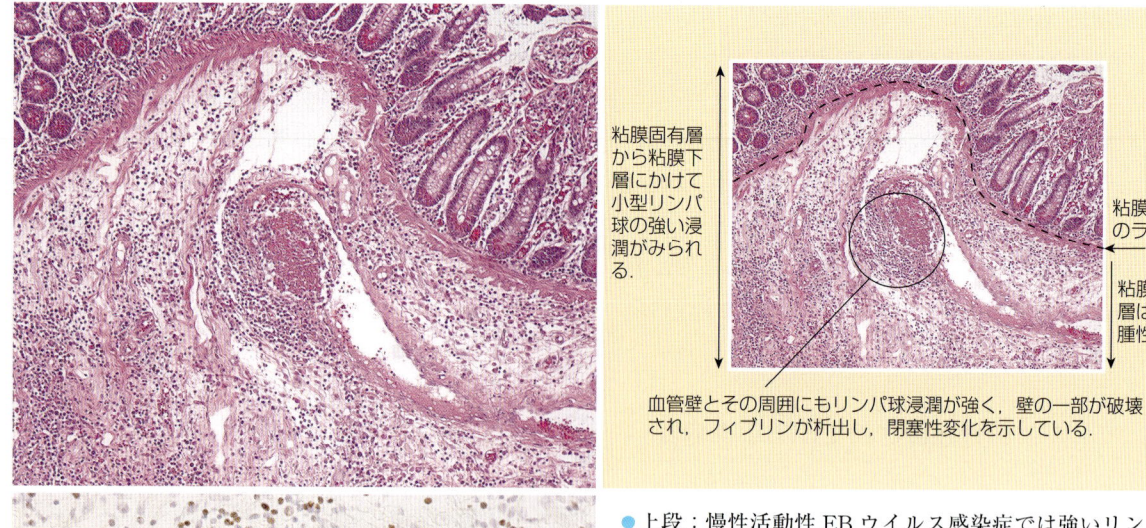

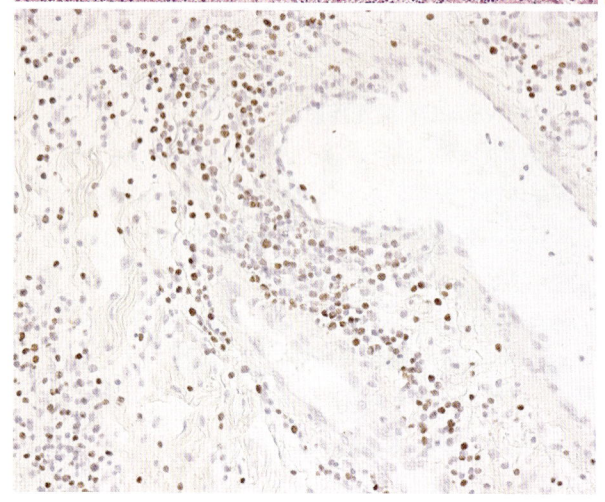

図 5-20 慢性活動性 EB ウイルス感染症の小腸壁（手術標本）

VI. 憩室症

1．メッケル憩室（Meckel's diverticulum）とその翻転

メッケル憩室は卵黄管の近位側が遺残したもので，バウヒン弁から 30 cm～1 m ほど口側の腸間膜付着対側に発見される．基本的に小腸と同様の壁構造をもつ真性憩室であるが，胃底腺粘膜が高頻度に認められる．膵組織を伴うこともある．メッケル憩室が翻転し，ポリープ状の隆起として発見される症例もある．

2．小腸憩室（diverticulum of small intestine）

メッケル憩室ではない小腸憩室のほとんどは後天的な仮性憩室であり，粘膜，粘膜下層と漿膜から形成され，固有筋層を欠如する．

VII. 空腸・回腸の腫瘍様病変と腫瘍

1. inflammatory fibroid polyp (IFP)

消化管のいずれの部位にも発生するが胃と小腸に好発し，粘膜下腫瘍の形態あるいは陰茎・亀頭様の特異な外観を示す隆起性病変である．毛細血管と紡錘形細胞が増生し，好酸球とリンパ球・形質細胞が種々の程度に浸潤する．肉眼像と紡錘形細胞が血管周囲に渦巻状に配列していること，病変の主座が粘膜固有層深部から粘膜下層にあることに着目して診断する．

2. 腺腫と腺癌

空腸・回腸癌の頻度は著しく低い．発癌物質を含む食物がすばやく通過すること，癌の発生点である増殖細胞帯が長い絨毛・陰窩の奥深くに存在すること，また小腸上皮には強力な蛋白分解酵素や上皮内リンパ装置が発達していることなどがその原因と想定される．空腸・回腸癌の多くは狭窄症状の発現が遅く，進行癌で見つかることがほとんどである．十二指腸癌とは異なり，胃型形質を発現するものは少なく，胃の腸型分化型腺癌あるいは大腸癌に類似した組織像を示すが，低分化型もみられる．

3. 悪性リンパ腫

詳細は別項を参照されたいが，空腸・回腸に特徴的な悪性リンパ腫として腸管症型T細胞リンパ腫 (enteropathy-type T-cell lymphoma) の発生頻度が高く予後がきわめて悪いことを知っておきたい．粘膜病変が一見MALTリンパ腫に似ているので注意したい．

4. 軟部腫瘍

GISTがもっとも多いが，別項を参照されたい．良性腫瘍としては脂肪腫がもっとも多いが，バウヒン弁のlipohyperplasiaとは区別しなければならない．このほか，リンパ管腫や血管腫などが報告されている．

文 献

1) Kushima R, Manabe R, Hattori T, et al：Histogenesis of gastric foveolar metaplasia following duodenal ulcer：a definite reparative lineage of Brunner's gland. Histopathology 1999；35：38-43
2) 九嶋亮治，服部隆則：Helicobacter pyloriと十二指腸疾患．病理と臨床 2001；19：856-863
3) Whitehead R, Roca M, Meikle DD, et al：The histological classification of duodenitis in fibreoptic biopsy specimens. Digestion 1975；13：129-136
4) 若林泰文，渡辺英伸，舟木 淳，他：十二指腸炎の組織学的診断基準．胃と腸 1989；24：1231-1239
5) 九嶋亮治，茂籠邦彦，角谷亜紀，他：小腸生検にて診断しえた戦争イソスポーラ症の1例．診断病理 2003；20：360-362
6) 味岡洋一，渡辺英伸，成沢林太郎，他：十二指腸の腫瘍・腫瘍様病変の病理．胃と腸 1993；28：627-638
7) Kushima R, Stolte M, Dirks K, et al：Gastric-type adenocarcinoma of the duodenal second portion histogeneticaly associated with hyperplasia and gastric-foveolar metaplasia of Brunner's glands. Virchows Arch 2002；440：655-659
8) Heinlich H：Ein Beitrag zur Histologie des sogen. Akzessorischen Pankreas. Virchow Arch 1909；198：392-401
9) Kushima R, Ruthlein HJ, Stolte M et al：'Pyloric gland-type adenoma' arising in heterotopic gastric mucosa of the duodenum, with dysplastic progression of the gastric type. Virchows Arch 1999；435：452-457
10) 菅井 有，加藤良平，藤巻英二，他：術前診断できた十二指腸のgangliocytic paraganglioma

の1例．胃と腸　1990；25：1461-1468
11) Oberhuber G, Granditsch G, Vogelsang H：The histopathology of celiac disease：time for a standardized report scheme for pathologists. Eur J Gastroenterol Hepatol　1999；11：1185-1194
12) 岩下明徳，八尾隆史，飯田三雄，他：虚血性小腸狭窄（狭窄型虚血性小腸炎）の臨床病理学的検索．胃と腸　1990；25：557-569
13) 松本主之，飯田三雄，八尾恒良：腸型ベーチェット病と単純性潰瘍．飯田三雄，八尾恒良 編著：小腸疾患の臨床．169-175，医学書院，東京，2004
14) 八尾恒良，飯田三雄，松本主之，他：慢性出血性小腸潰瘍；いわゆる非特異性多発性小腸潰瘍症．飯田三雄，八尾恒良 編著：小腸疾患の臨床．176-186，医学書院，東京，2004
15) 八尾隆史，恒吉正澄：非ステロイド系消炎鎮痛剤（NSAIDs）起因性小腸膜様狭窄症の一例．病理と臨床　2006；24：88-89

（九嶋亮治）

6 虫　垂

I．正常組織

　組織学的に虫垂は他の大腸と基本的に同じ構造を示す．虫垂粘膜の腺管は吸収上皮，杯細胞，少数の内分泌細胞からなり，時にパネト細胞が腺管下部にみられることがある．異なる点は粘膜固有層から粘膜下層にかけて，豊富なリンパ組織がみられることで，一種の集合リンパ小節と考えられている（図6-1）．リンパ組織は若年者に豊富で加齢とともに萎縮消失していく．また粘膜固有層に内分泌細胞・神経線維複合体があることが知られている[1]．粘膜筋板，粘膜下層の構造は他の大腸と変わらないが，固有筋層の外縦走筋には明らかな結腸紐の構造はない．腔と壁の割合を考慮すると，虫垂は他の大腸に比較して相対的に厚い固有筋層をもっていることになる．

　虫垂の先端から盲腸の付着部の全長にわたり，虫垂間膜がある．この腸間膜には他の腸間膜と同様に脂肪組織内に，動・静脈，リンパ管，神経が認められる．

　加齢とともに虫垂のリンパ濾胞や粘膜の腺管は萎縮していき，高齢者の虫垂では粘膜が盲端部から萎縮・消失しているのがよく観察される（図6-2）．このような萎縮像を慢性虫垂炎と誤診してはならない．

虫垂の切り出し：虫垂の定まった切り出し法はないが，手術摘出された虫垂は，その全長にわたり標本作製を行う必要がある．カルチノイドの好発部位は虫垂先端部であり必ず標本にし

図6-1　正常虫垂（手術標本）
● 粘膜から漿膜まで，層構造は他の大腸と同じであるが，粘膜固有層から粘膜下層にかけて豊富なリンパ濾胞をみる．腺管はリンパ濾胞のために萎縮性にみえる．

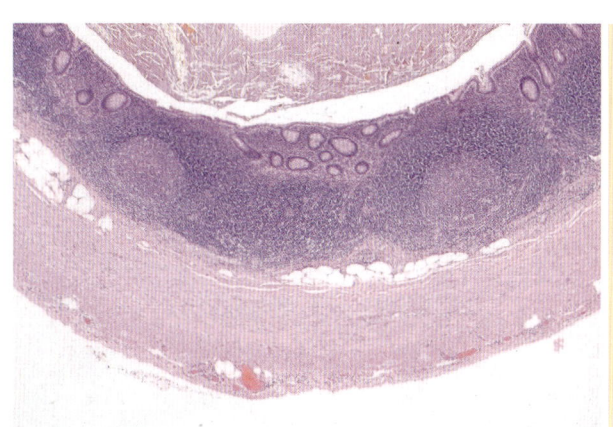

（図中注記：虫垂の内腔には糞石がみられる．／粘膜および粘膜下組織には，明中心を持ったリンパ濾胞が豊富にみられる．／固有筋層／漿膜下組織／粘膜も，豊富なリンパ組織のため萎縮性である．／粘膜筋板はリンパ濾胞の部では消失し，断続的である．）

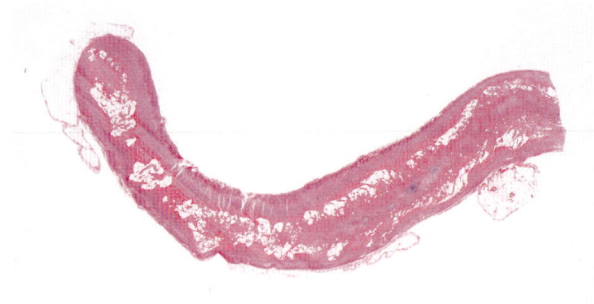

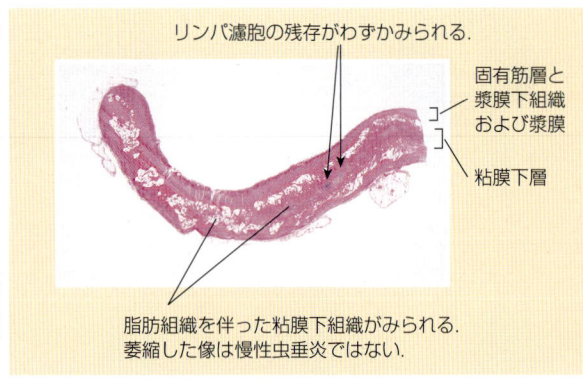

図 6-2 萎縮した虫垂（手術標本）

リンパ濾胞の残存がわずかみられる．
固有筋層と漿膜下組織および漿膜
粘膜下層
脂肪組織を伴った粘膜下組織がみられる．萎縮した像は慢性虫垂炎ではない．

● 虫垂の縦断面．中央部にあるべき粘膜固有層はみられない．ほぼ全長にわたり，粘膜が消失し，口側部でリンパ濾胞の残存がある．粘膜下の線維化と脂肪組織が目立つ．このような像をみて慢性虫垂炎と診断してはならない．

なくてはならない．また炎症も部分的に強く進行するので，病変の有無をしっかりと確認するためにも虫垂の切り出しはその全長にわたり行うべきである．

著者は定まった方法として，虫垂中央部で横断面を作り，虫垂間膜を含めて標本を作製し，先端部と盲腸付着部側は縦断面を作製し観察している．虫垂は全長 8 cm ほどの小さな臓器であり，3 切片ほどで全長が切り出しされる．

II. 虫垂炎

虫垂炎は急性の右下腹部の疼痛を伴う炎症性疾患で 10 歳代の若者に好発するが，あらゆる年代層にみられる．70 歳以降の老人では穿孔する率が高い[2]．超音波検査などの画像診断の進歩で正診率は向上しているが，鑑別診断の難しい疾患である．若年女性では排卵痛や生殖器系疾患との鑑別が困難で，これらの疾患を虫垂炎と誤診することが多い．また虫垂の腫瘍性病変の大部分は腫瘍としての症状ではなく，内腔閉塞による虫垂炎として初めて症状が出て発見されるので，虫垂炎の病理学的検討は必ず行うことが必要である．

1. 急性炎症 (acute appendicitis)

虫垂炎の原因は大部分が虫垂腔の閉塞である．閉塞機転はリンパ濾胞の腫大や過形成，糞石，腫瘍などである．若い世代に虫垂炎が多いのは，粘膜から粘膜下にかけてのリンパ組織がよく発達しており，軽度の炎症にも反応してリンパ組織が腫大し内腔の閉塞を助長するためと考えられている．

虫垂の炎症が他の腸管の炎症と異なり，急速に壊疽性炎症まで進行する理由は三つある．第一の理由は，虫垂は粘液産生が活発な臓器で，また一端が閉じた臓器である．管腔が塞がると粘液貯留のため上昇した内部圧力は逃げるところがない．第二の理由は正常組織の項で述べたごとく，内腔が狭いわりには筋層が厚く，内圧が上昇しやすく粘膜の損傷が起きやすく，細菌感染が広がりやすい．第三の理由は血管支配である．虫垂の支配動脈は上腸間膜動脈の分枝の回結腸動脈から分かれた虫垂動脈である．他の

大腸のように豊富な動脈の吻合はなく虫垂動脈は機能的終動脈であり，内腔圧上昇による循環障害が起こると虚血が簡単に起こり，壁構造が脆弱になる[3]．

炎症は進行程度によりカタル性(catarrhal)，蜂窩織炎性(phlegmonous)，壊疽性(gangrenous)の3段階に分類される．カタル性炎症は，ごく初期の炎症で欧米では用いられていない．炎症は粘膜に限局し，粘膜固有層表層部に好中球が浸潤し粘膜表層部にびらんが起こり，そこからフィブリンや好中球が虫垂内腔に滲出する像がみられる(図6-3)．

蜂窩織炎性炎症では，炎症は虫垂壁から虫垂間膜まで広がっている．粘膜にはびらんや潰瘍形成がみられ，浮腫やフィブリン析出を伴った好中球浸潤が広範に認められる．しかし壁の構造，とくに固有筋層の構造は保たれている(図6-4)．

壊疽性炎症は蜂窩織炎性炎症から血行障害がさらに進み，血栓性静脈炎などを合併すると広範な壊死が起こり，そのため虫垂壁の構造が消失し壊疽性虫垂炎となる(図6-5)．壊疽性炎症では，壁が壊死を起こすために容易に穿孔を起こし化膿性腹膜炎や，後腹膜膿瘍などの合併症を起こす．腹膜炎はさらに周囲骨盤臓器の直腸，膀胱，子宮および附属器などに障害を起こし，さらに炎症後の線維化で腸閉塞の原因になることもある．

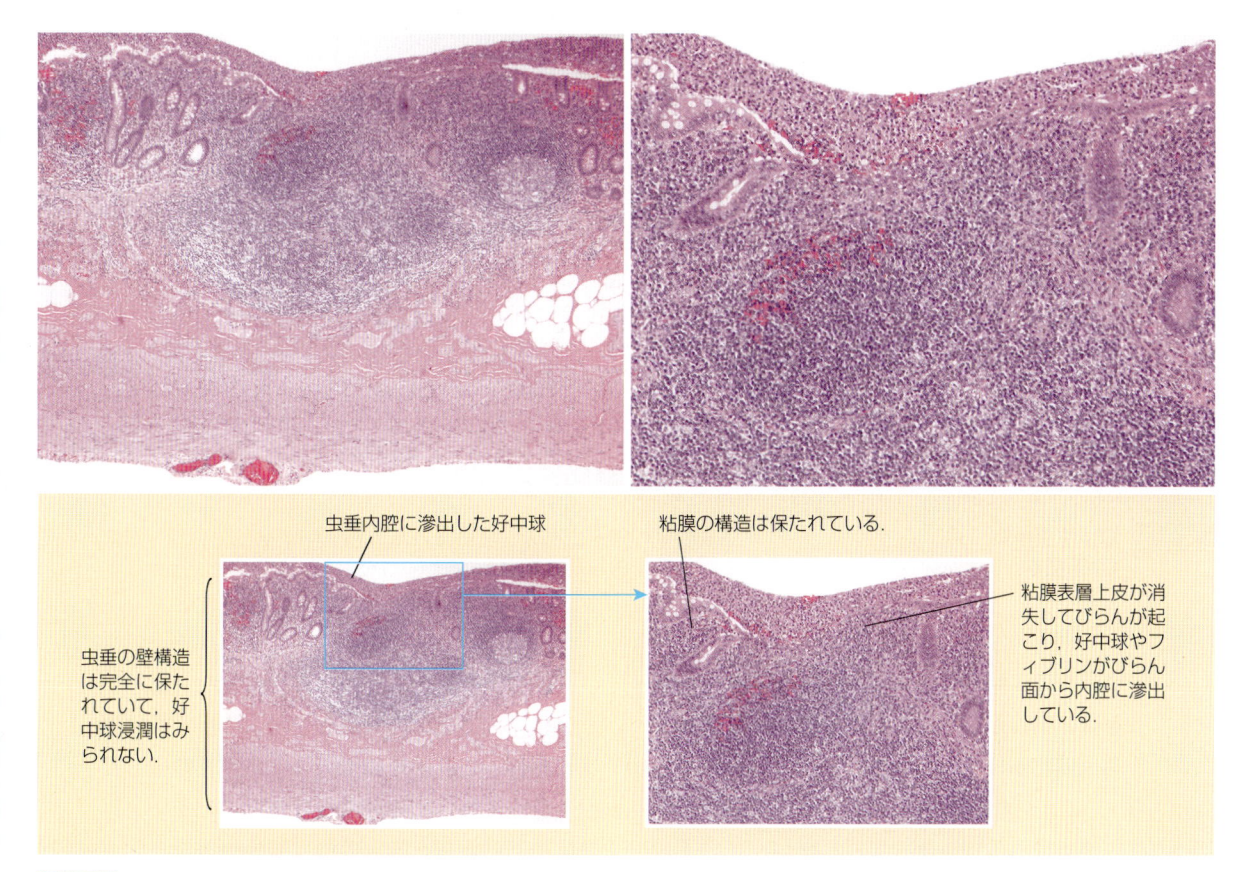

図6-3 カタル性虫垂炎(手術標本)

- 虫垂腔に好中球浸潤がみられる．粘膜表層部の一部がびらんを起こして滲出が始まっている．虫垂壁には炎症はない．

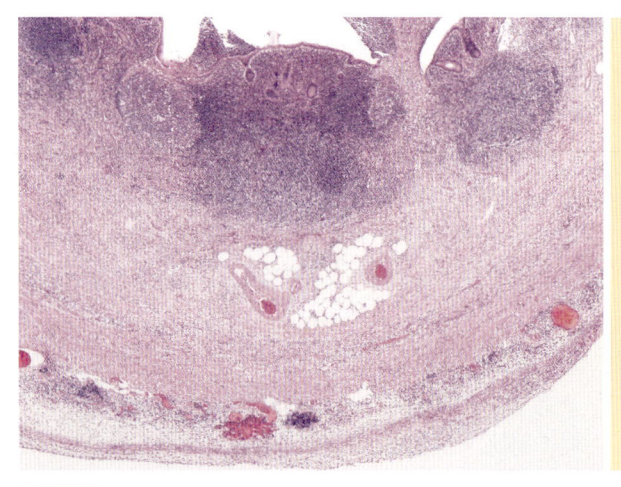

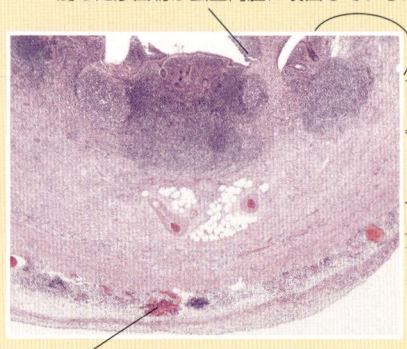

図6-4 蜂窩織炎性虫垂炎（手術標本）

粘膜表層部にびらんが起こり，好中球を混じた滲出物が虫垂内腔に噴出している．
- 粘膜
- 粘膜下層
- 固有筋層
- 漿膜下組織
- 漿膜にも腹膜炎がみられ，好中球浸潤やフィブリン析出がある．

漿膜下組織には血管の充血がみられる．

- 壁の肥厚がある．粘膜から漿膜下組織まで壁の構造は明瞭であるが，すべての構造に炎症性細胞浸潤をみる．とくに粘膜下層と漿膜下組織の肥厚が明瞭である．
- 虫垂の壁構造は保たれているが，壁全体が浮腫と炎症性細胞浸潤のため肥厚している．

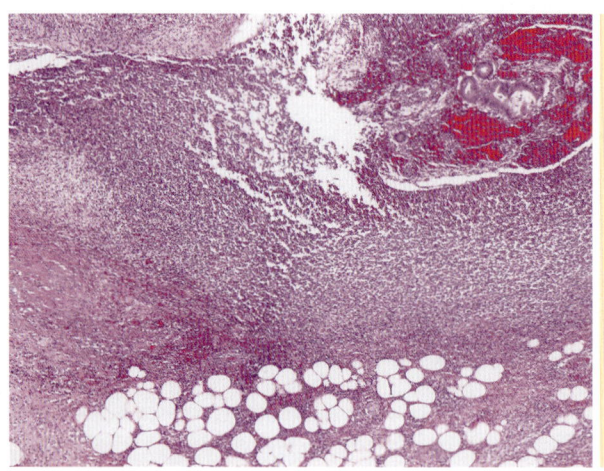

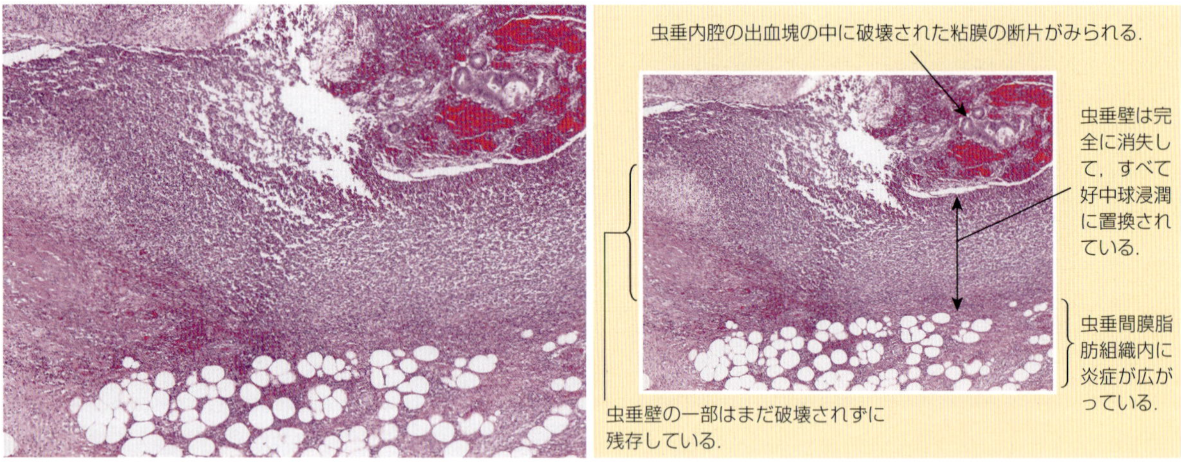

図6-5 壊疽性虫垂炎（手術標本）

虫垂内腔の出血塊の中に破壊された粘膜の断片がみられる．

虫垂壁は完全に消失して，すべて好中球浸潤に置換されている．

虫垂間膜脂肪組織内に炎症が広がっている．

虫垂壁の一部はまだ破壊されずに残存している．

- 虫垂の壁の構造が消失している．双方向矢印が示しているのが虫垂の壁で好中球浸潤に置き換わっている．内腔に腺管の残存がみられる．

2．虫垂周囲炎（periappendicitis）

虫垂に明らかな炎症がないのに虫垂周囲から盲腸周囲にかけて化膿性炎症が起こる場合がある[4]．原因が虫垂を含めた腸管にあるのか，骨盤内臓器にあるのかはっきりしない．

3．慢性炎症（chronic appendicitis）

上述したように閉塞機転で起こる虫垂炎は急速に進行して，手術摘出しないかぎり治癒して慢性炎症に移行する可能性はほとんどない．再発性右下腹部痛を臨床的には慢性虫垂炎とするが，下腹部痛の原因が本当に虫垂炎か疑わしい．組織学的には虫垂壁に線維化があり，好中球以

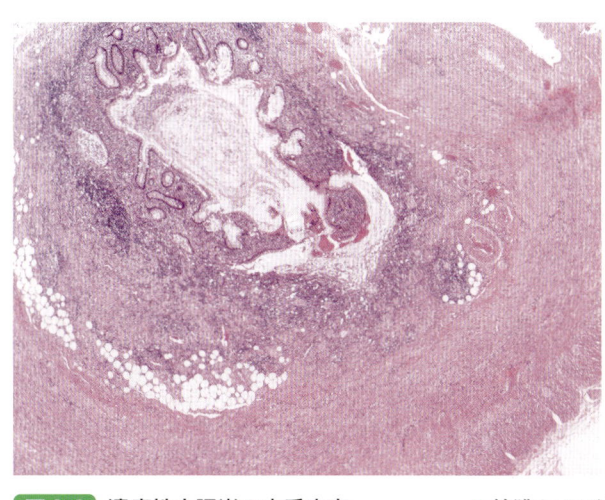

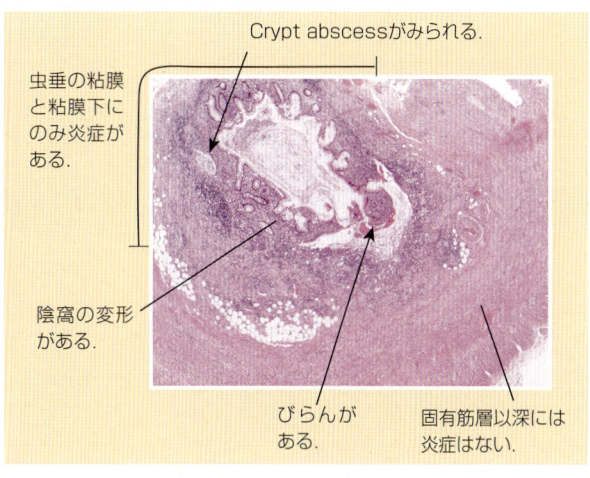

図 6-6 潰瘍性大腸炎の虫垂病変（手術標本）

- 虫垂の粘膜と粘膜下にのみ炎症がある．
- Crypt abscessがみられる．
- 陰窩の変形がある．
- びらんがある．
- 固有筋層以深には炎症はない．

● 粘膜および粘膜下に限局して炎症がみられるが，固有筋層以深には炎症はない．粘膜には陰窩の変形やびらん，陰窩膿瘍がみられる．

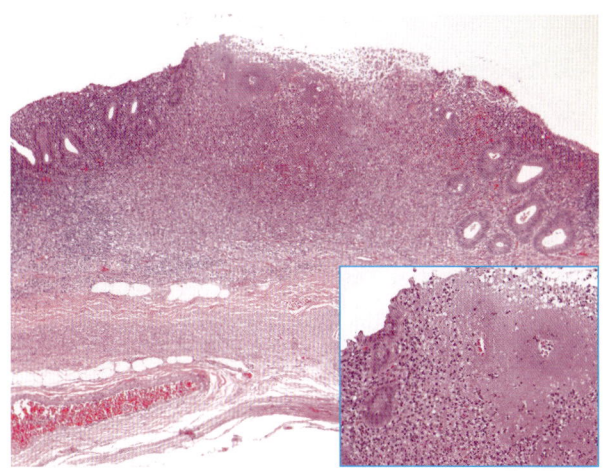

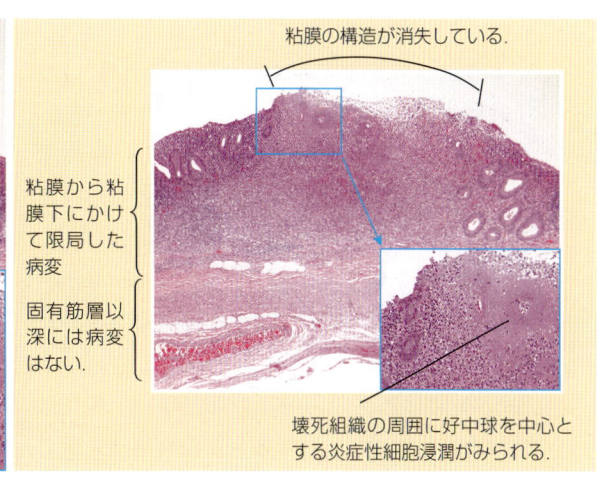

図 6-7 エルシニア虫垂炎（手術標本）

- 粘膜の構造が消失している．
- 粘膜から粘膜下にかけて限局した病変
- 固有筋層以深には病変はない．
- 壊死組織の周囲に好中球を中心とする炎症性細胞浸潤がみられる．

● 虫垂粘膜のリンパ濾胞に限局した壊死を伴った病変で，周囲には好中球浸潤がみられる．肉芽組織の反応はみられない．便培養から *Y. enterocolitica* が同定された．

外の炎症性細胞浸潤をみることがまれにある．しかし疾患概念としての慢性虫垂炎があるかは論議のあるところである．

4．特殊な炎症

潰瘍性大腸炎で虫垂に炎症が波及する場合がある．病変はあくまで連続的で，全大腸型の潰瘍性大腸炎に虫垂病変がみられることがある．他の大腸病変と同様，虫垂の病変も粘膜および粘膜下に炎症があるが，固有筋層以深には炎症はみられない．通常の虫垂炎では，粘膜下を含む粘膜が広範に障害されていて固有筋層に病変がないということはありえないので，潰瘍性大腸炎症例で炎症の波及した虫垂は，虫垂組織のみの鏡検であっても，潰瘍性大腸炎の可能性を考えなくてはならない（**図 6-6**）．

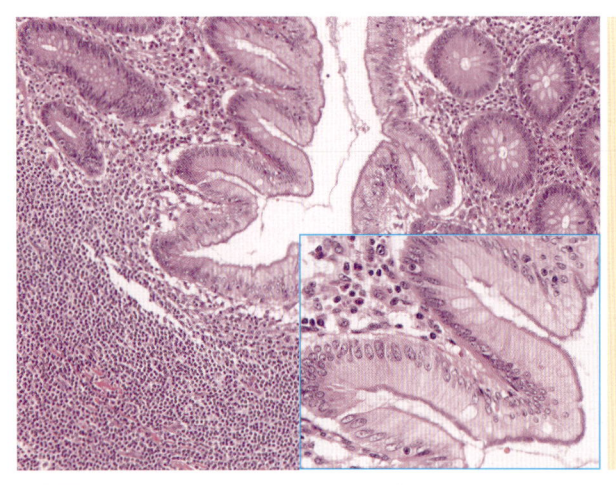

図 6-8 Intestinal spirochetosis（手術標本）

- 虫垂の粘膜の構造に変化はない．
- リンパ濾胞
- 粘膜表層上皮が紫の線で縁取られている．
- 陰窩の表層上皮の最表層部で，微絨毛がある部分に紫色の帯がみられる．この帯はスピロヘータの菌体が並んでできたものである．
- 粘膜表層部に 3 μm ほどの幅をもったヘマトキシリン好性の帯がみられる（矢印）．微絨毛の間に一端を挿入したらせん状の紡錘型細菌が無数に並んで紫の帯を作っている．

エルシニア虫垂炎がまれに経験される[5]．ヒトに病原性を示すものは *Yersinia* (*Y*) *enterocolitica* と *Y. pseudotuberculosis* であり，回腸末端炎，腸管膜リンパ節炎，虫垂炎などの急性腹症を起こす．病変は粘膜のリンパ組織にびらんや潰瘍形成を伴う炎症があり，*Y. pseudotuberculosis* 感染では膿瘍や壊死の周囲に組織球からなる肉芽腫性炎症がみられるが，*Y. enterocolitica* では肉芽腫形成は目立たない．病変は粘膜から粘膜下にかけて限局し固有筋層以深には及ばない．閉塞機転がないエルシニア虫垂炎では病変が粘膜から粘膜下に限局していることから，通常の虫垂炎とは鑑別可能である（図6-7）．とくに小児の虫垂でこのような像をみたときにはエルシニア虫垂炎を疑わなければならない．

類上皮細胞肉芽腫を伴った慢性炎症が虫垂に限局して起こる症例がまれにある．虫垂に限局した Crohn 病としての報告症例もある．将来的に他の消化管を含めた全身臓器に Crohn 病としての症状が出れば，虫垂病変が先行したものと理解できるが，虫垂病変のみの Crohn 病は受け入れられない．類上皮細胞肉芽腫のある虫垂病変は idiopathic granulomatous appendicitis と診断し[6]，注意深く経過を観察すべきである．

腸スピロヘータ症（intestinal spirochaetosis）[7]が虫垂にもみられる．他の大腸と同様，粘膜表層上皮に限局して 2.5～10 μm ほどの紫色の帯状構造物がみられる（図6-8）．炎症反応は乏しく明らかな病原性はなく，スピロヘータ虫垂炎としての報告例もあるが，虫垂炎で切除された虫垂にたまたま感染していたものと考える．

III. 腫　瘍

　虫垂の腫瘍は虫垂炎で切除された際に偶然発見されることが多い．虫垂には他の大腸と同様に腺腫や腺癌が発生する．上皮性良性腫瘍では粘液囊胞腺腫の頻度が高く，悪性上皮性腫瘍では粘液囊胞腺癌の頻度が高い．両者の臨床像は粘液囊腫（mucocele, mucous cyst）として現れる．虫垂が腫大し拡張した内腔に粘液が充満し，時には粘液が虫垂周囲や腹腔にもみられる病変である．この病変は病理学的には拡張した内腔を覆う上皮の形態により診断される．炎症性の狭窄や異物などによる閉塞で，粘液が貯留した貯留囊胞（retention cyst）のこともあるが，大部分の粘液囊腫は粘液囊胞腺腫あるいは囊胞腺癌である．

　粘液囊胞腺腫（mucinous cystadenoma）：虫垂の上皮性良性腫瘍には他の大腸と同じ組織型の腺腫が発生するが，その頻度は低く大部分は粘液囊胞腺腫である．粘液囊胞腺腫は絨毛状構造や乳頭状構造の異型度の低い上皮増殖からなる（**図 6-9**）．1層の平坦な上皮が内腔を覆うときもある．粘液産生のため虫垂壁の構造は圧迫萎縮に陥り，菲薄化し線維化をきたし石灰化も時にみられる．粘液が漿膜面や虫垂周囲をとり囲んでみられることもある．粘液だけでなく上皮成分も虫垂壁外にあれば，粘液囊胞腺癌である．

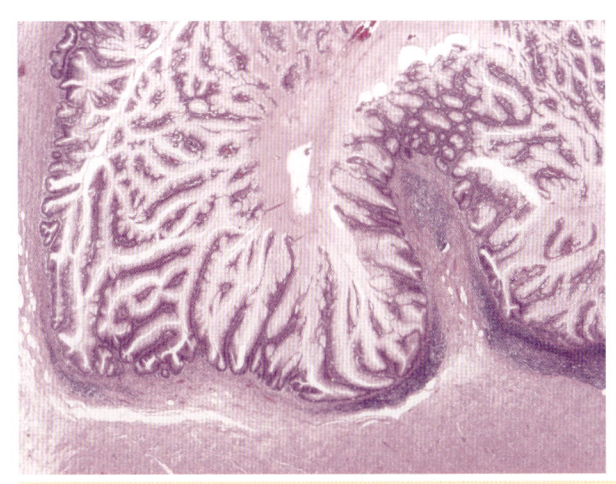

図 6-9 粘液囊胞腺腫（手術標本）

虫垂内腔には多量の粘液がみられる．

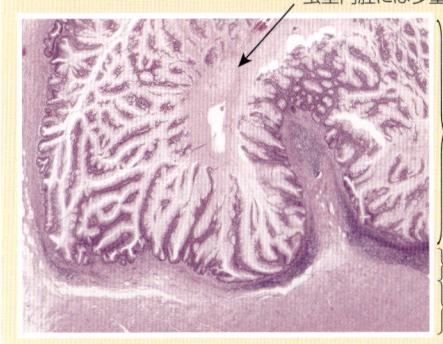

虫垂粘膜が腫瘍により完全に置換されている．
分岐により互いに融合する腺管の増殖がみられる．
腫瘍腺管は高円柱状で粘液を産生する細胞体がある．
腫瘍腺管は構造異型・細胞異型はいずれも弱い．

粘膜固有層や粘膜下層は，腫瘍腺管の増殖に圧迫され薄くなっている．リンパ濾胞も目立たない．
固有筋層には変化は無く炎症もみられない．

●虫垂粘膜には多量の粘液産生を示す腺腫腺管の増殖がみられる．壁の構造は保たれているが，内腔の粘液貯留のため粘膜下は狭くリンパ濾胞も萎縮性である．

IV. 悪性上皮性腫瘍

　腺癌は大腸型腺癌と粘液嚢胞腺癌，印環細胞癌 (signet-ring cell carcinoma)，mixed endocrine-exocrine neoplasm (tubular type adenocarcinoid, goblet cell carcinoid, mucinous carcinoid tumor, etc)，およびカルチノイド腫瘍などがみられる．mixed endocrine-exocrine neoplasm とカルチノイド腫瘍に関しては，「消化管カルチノイド腫瘍」の項を参照して欲しい．

1．大腸型腺癌 (colonic-type)

　虫垂では頻度は低く，組織像も通常の大腸と同じである (**図 6-10**)．癌としての症状は示さず，虫垂炎として摘出され偶然に発見される例が圧倒的に多い．臨床病理学的性格も他の大腸の癌と同様である．

2．粘液嚢胞腺癌 (mucinous cystadenocarcinoma)

　肉眼的にも組織学的にも粘液嚢胞腺腫と類似するが，明らかに虫垂壁を破壊浸潤し近傍臓器漿膜面に多量の粘液を産生しながら増殖する．粘液嚢胞腺癌は組織学的には粘液嚢胞腺腫よりも異型が強く乳頭状構造が強く，多量の粘液産生を伴いながら虫垂壁を破壊して漿膜まで広がる．腫瘍は乳頭状構造を示す部分もあれば粘液しかみえない部分もある (**図 6-11**)．細胞異型が弱い病変では，卵巣や膵臓にみられる同名病変と同様で，良性悪性の鑑別困難な病変もある．

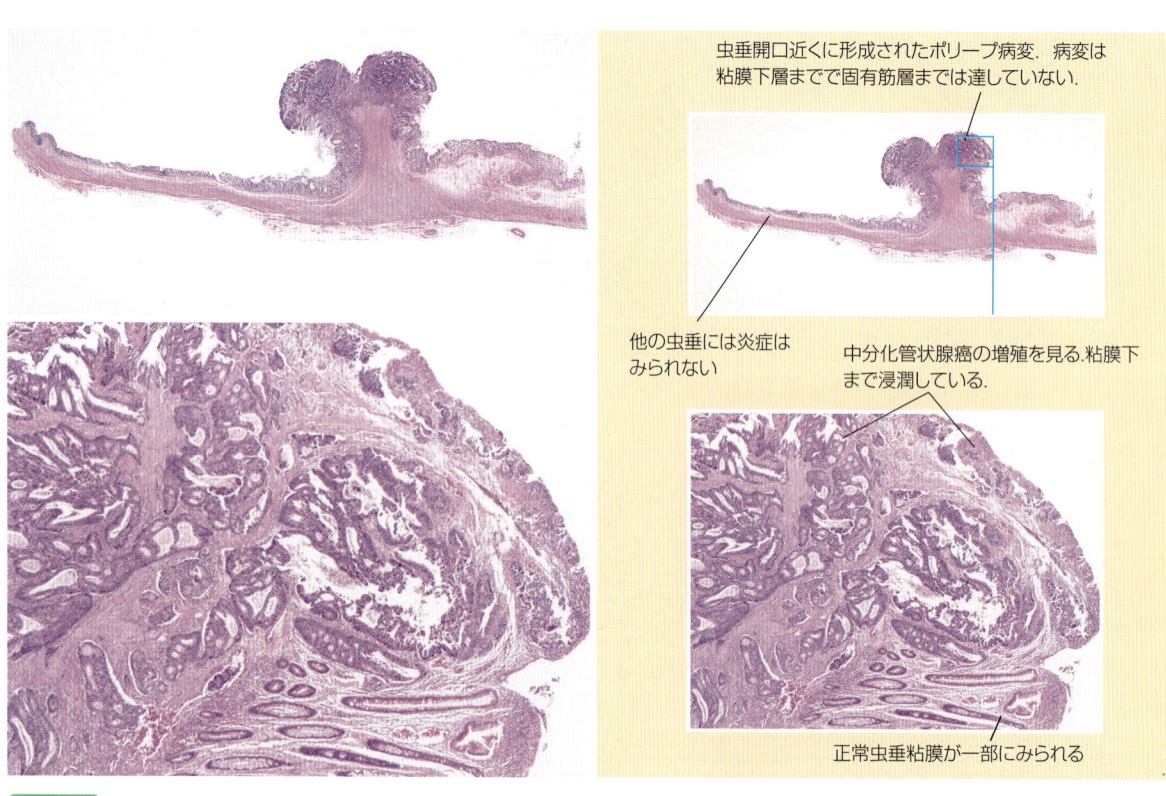

図 6-10 大腸型腺癌（手術標本）
● 開口部近くの虫垂に隆起性病変があり，大腸型腺癌で中分化腺癌の増殖がみられた．粘膜下まで浸潤する早期癌であった．

（右図注記：虫垂開口近くに形成されたポリープ病変．病変は粘膜下層までで固有筋層までは達していない．／他の虫垂には炎症はみられない／中分化管状腺癌の増殖を見る．粘膜下まで浸潤している．／正常虫垂粘膜が一部にみられる）

腹腔に破れ腹膜に播種を起こすと，後述する腹膜偽粘液腫を起こす．

3．印環細胞癌（signet-ring cell carcinoma）

虫垂ではまれな腫瘍である．印環細胞癌（goblet cell type）が粘膜から壁全体に増殖する．粘膜下以深では強い線維増生を伴いながら増殖し，胃の硬癌（linitis plastica）類似の増殖態度を示す（図 6-12）．Fontana-Masson 染色や Grimelius 染色あるいは免疫染色でも内分泌細胞の関与は証明できない．胃癌，乳癌，卵巣癌などの転移の可能性は否定しなくてはならない．虫垂の癌のなかでも予後は悪い[8]．

腹膜偽粘液腫（pseudomyxoma peritonei）：粘液嚢胞腺癌が腹腔に播種した状態で，腫瘍細胞が腹腔に広範囲に広がり多量の粘液を産生した状態を呼ぶ．肉眼的には粘液が腹腔に充満した

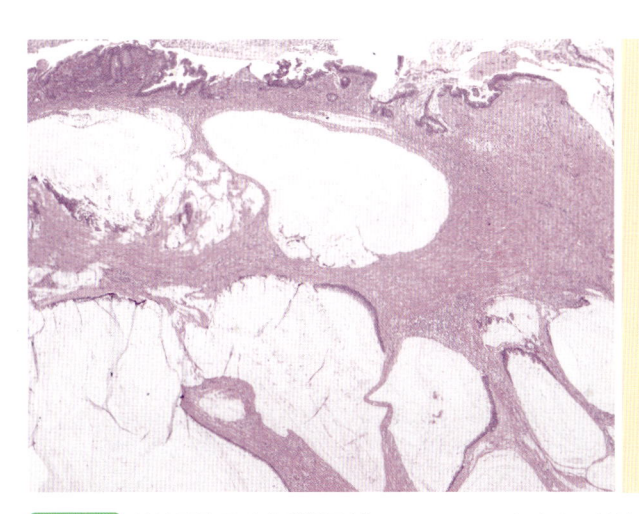

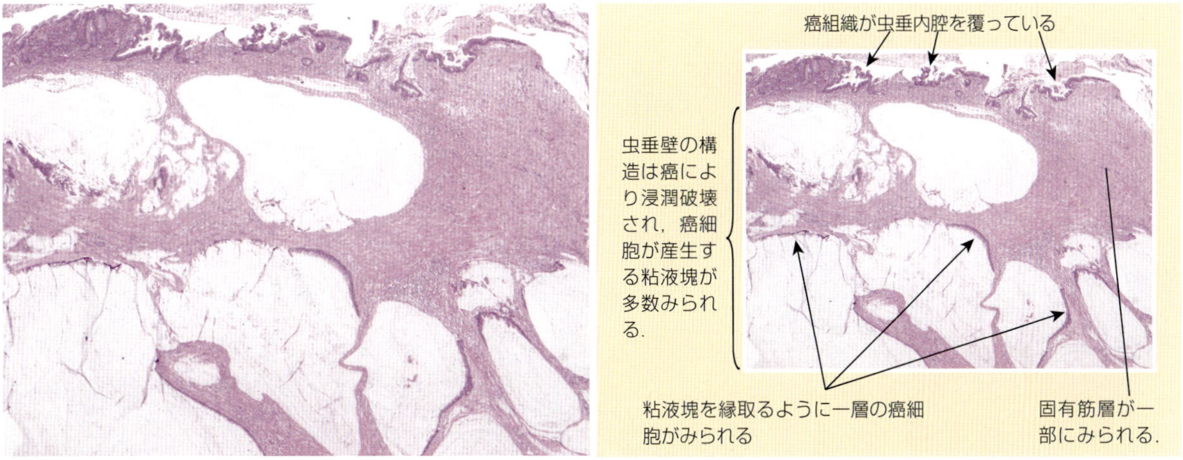

図 6-11 粘液嚢胞腺癌（手術標本）
● 虫垂壁が粘液産生の強い腺癌のために破壊されている．虫垂腔側では腺癌細胞がみられるが，虫垂壁は大小の粘液塊により破壊されている．粘液塊の辺縁に1層の腺癌細胞がみられる．

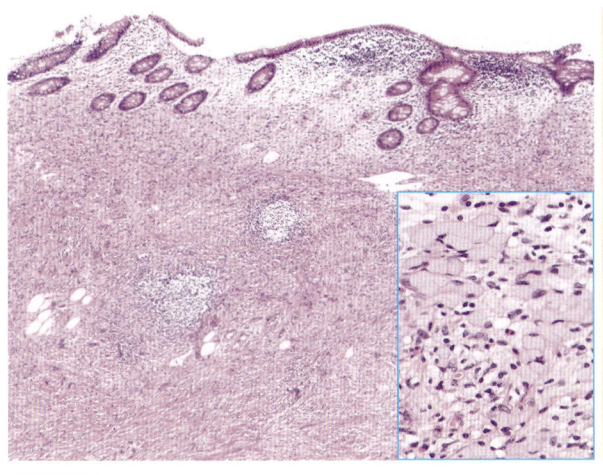

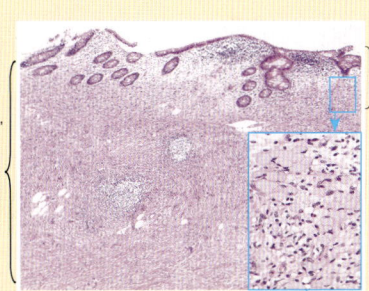

癌組織が虫垂内腔を覆っている
虫垂壁の構造は癌により浸潤破壊され，癌細胞が産生する粘液塊が多数みられる．
粘液塊を縁取るように一層の癌細胞がみられる
固有筋層が一部にみられる．

図 6-12 印環細胞癌（手術標本）
● 虫垂壁全体に腫瘍細胞の線維増生を伴う浸潤増殖がみられる（硬癌）．粘膜には線維増生はなく，典型的な印環細胞癌がみられる（挿入図）．

粘膜固有層には線維化はないが，粘膜下層から強い線維化が癌細胞とともにみられる．
虫垂の粘膜は薄くなり，粘膜固有層の中層から癌の増殖がみられる．
粘膜固有層中層部から粘膜下の上部を示す．印環細胞が粘膜固有層でははっきりみられるが，粘膜下層に入ると線維化が始まり，癌細胞の確認が難しくなる．

状態であるが，消化管や肝，脾，骨盤内臓器への明らかな浸潤はない．多量の粘液を除去してもしばらくするとまた粘液の貯留が起こり，イレウスなどの合併症を起こす．病理学的には多量の粘液内に高分化腺癌組織がわずかにみられる．腹膜偽粘液腫の診断に際しては，粘液中の腫瘍細胞を確認してから診断を下さなくてはならない．

V．その他の病変

1．憩　室（diverticulum）

憩室の壁が正常腸管と同じ構造の真性憩室は，いまだ経験がない．仮性憩室は虫垂炎として摘出された標本でまれに認められる（図6-

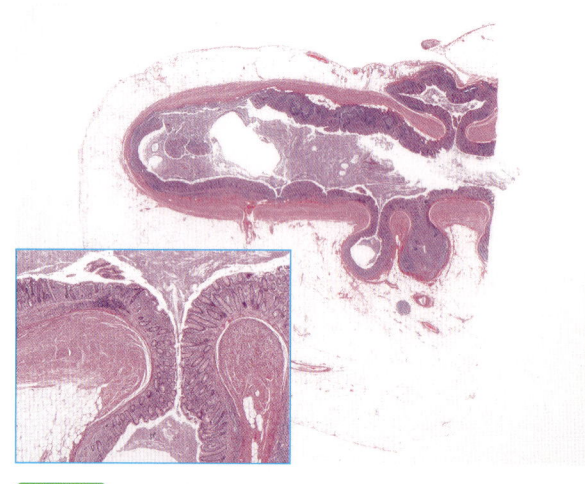

図 6-13　虫垂憩室（手術標本）

虫垂腔はやや拡張しているが，炎症はみられない．

虫垂の粘膜が固有筋層を貫いて漿膜下組織に出ている．憩室は3個確認される．

憩室の入口部を拡大したもので，粘膜と粘膜筋板が固有筋層を貫いている．固有筋層の外縦走筋層の最外層が憩室を包んでいることがある．

● 3個の憩室の全体像がみられ，口側端にも憩室の一部が見られる．憩室はすべて仮性憩室で，粘膜と粘膜下組織が固有筋層を貫いている．

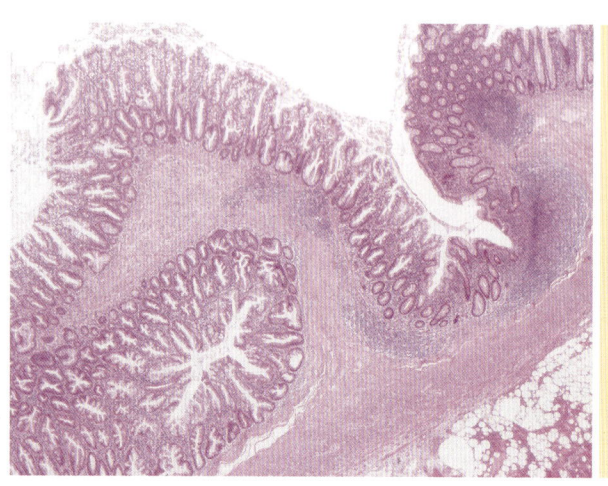

図 6-14　過形成性ポリープ（手術標本）

粘膜
粘膜下層
固有筋層
虫垂間膜脂肪組織

虫垂粘膜が肥厚している．腺管の上皮が鋸歯状構造をとり，腺管腔の拡張がみられる．腺管底部では変化は弱く上層部で鋸歯状変化や拡張が強くなる．異型はない．

● 他の大腸と同様の鋸歯状構造を示す腺管がみられる．粘膜下組織とリンパ濾胞は病変部で萎縮性である．

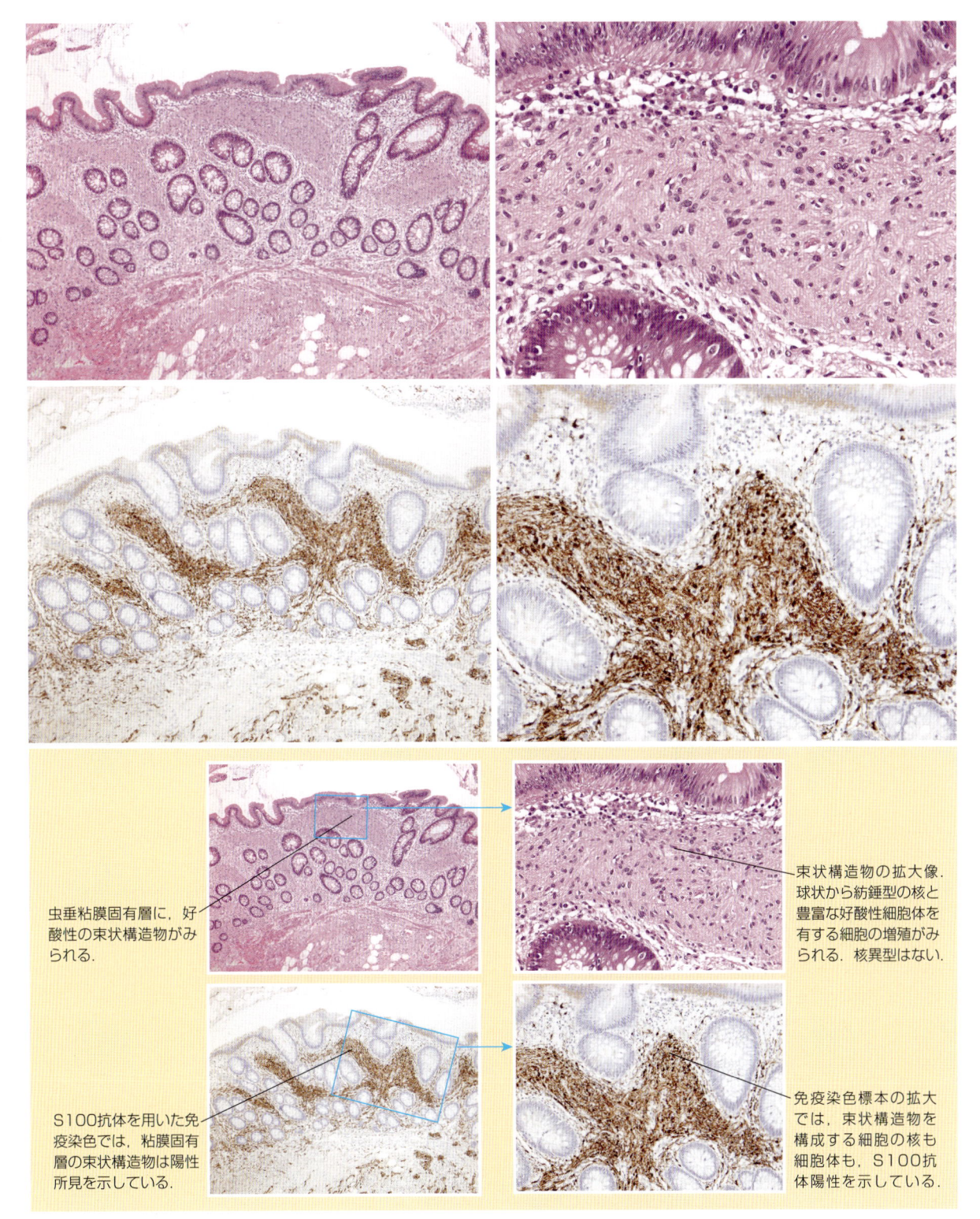

虫垂粘膜固有層に，好酸性の束状構造物がみられる．

束状構造物の拡大像．球状から紡錘型の核と豊富な好酸性細胞体を有する細胞の増殖がみられる．核異型はない．

S100抗体を用いた免疫染色では，粘膜固有層の束状構造物は陽性所見を示している．

免疫染色標本の拡大では，束状構造物を構成する細胞の核も細胞体も，S100抗体陽性を示している．

図 6-15　Neuroma（手術標本）

- 粘膜固有層に束状の紡錘型細胞の増生が見られる．神経系由来を思わせ，S100を用いた免疫染色で陽性であった．この組織では明らかな神経節細胞の関与はなかった．

13).仮性憩室は他の大腸の憩室と同様後天性と考えられている.仮性憩室は粘膜筋板を含む粘膜が固有筋層を貫いて漿膜下層に達するもので,大部分は虫垂間膜に認められる.単発または多発性である.虫垂憩室炎は通常の虫垂炎の臨床経過とは異なるため,診断が困難な場合がある[9].また高齢者に多く,症状に乏しく手術が手遅れになるため,穿孔の頻度が極端に高い.

2. 過形成性ポリープ

虫垂にも他の大腸と同じように過形成性ポリープが発生する.虫垂は内腔が狭いので他の腸管のように有茎性病変はない.組織学的には他の消化管と同様の鋸歯状構造をとる(図6-14).また腺管の過形成からなる過形成結節もみられる.

3. neuroma (neurogenic hyperplasia)

虫垂粘膜固有層に紡錘型細胞の不規則な束状増殖病巣が観察される[10].S100やCD56に陽性で神経組織と考えられる(図6-15).正常組織の項で触れた内分泌細胞・神経線維複合体の過形成と考えられる.

文 献

1) Aubock L, Ratzenhofer M : "Extraepithelial intraneural endocrine cell-nerve fiber complexes" in the normal human appendix and in neurogenic appendicopathy. J Pathol 1982 : 136 ; 217-226
2) Marudanayagam R, Williams GT, Rees BI : Review of the pathological results of 2660 appendicectomy specimens. J Gastroenterol 2006 : 41 ; 745-749
3) 中村眞一:虫垂.飯島宗一,石川栄世,景山圭三,他編:現代病理学体系12c.中山書店,東京,1994:121-146
4) Mukherjee A, Schlenker E, LaMasters T, et al : Periappendicitis : is it a clinical entity? Am Surg 2002 : 68 ; 913-916
5) Kojima M, Morita Y, Shimizu K, et al : Immunohistological findings of suppurative granulomas of *Yersinia enterocolitica* appendicitis : a report of two cases. Pathol Res Pract 2007 : 203 ; 115-119
6) Dudley TH, Dean PJ : Idiopathic granulomatous appendicitis, or Crohn's disease of the appendix revisited. Hum Pathol 1993 : 24 ; 595-601
7) Nakamura S, Kuroda T, Sugai T, et al : The first reported case of intestinal spirochaetosis in Japan. Pathol Int 1998 : 48 ; 58-62
8) McCusker ME, Cote TR, Clegg LX, et al : Primary malignant neoplasms of the appendix : a population-based study from the surveillance, epidemiology and end-results program, 1973-1998. Cancer 2002 : 94 ; 3307-3312
9) Phillips BJ, Perry CW : Appendiceal diverticulitis. Mayo Clin Proc 1999 : 74 ; 890-892
10) Stanley MW, Cherwitz D, Hagen K, et al : Neuromas of the appendix. A light-microscopic, immunohistochemical and electron-microscopic study of 20 cases. Am J Surg Pathol 1986 : 10 ; 801-815

(中村眞一)

7 大腸

A）炎症性疾患

I．大腸の正常粘膜(normal mucosa)

　正常の大腸粘膜を構成する陰窩の特徴は，不分枝単一管状腺である．**図7-1**に正常粘膜を示す．核はきれいに基底側に配列しており，核の大きさも円形，小型である．陰窩を構成する細胞は，吸収上皮細胞と杯細胞が基本である．陰窩底部近傍に，内分泌細胞があるが，この図にはみられない．

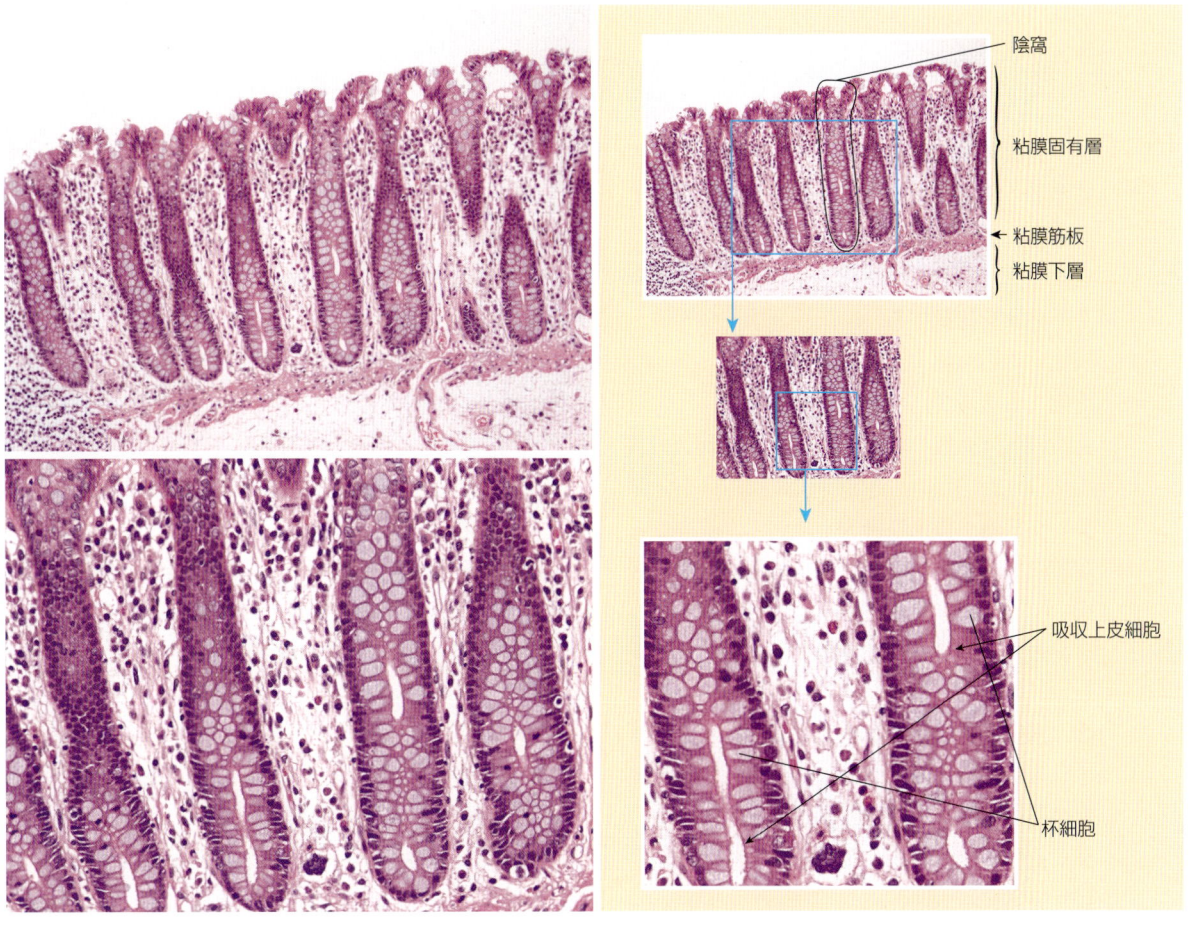

図7-1 正常の大腸粘膜（手術標本）

II. 炎症性腸疾患の病理診断

　欧米では，潰瘍性大腸炎とクローン病を炎症性腸疾患としてまとめている．これは原因不明の炎症性腸疾患という意味が含まれており，腸結核などの原因の明らかな疾患はこのカテゴリーから除外されているが，わが国では鑑別診断上，他の炎症性腸疾患もこの概念の中に入れる傾向がある．

　炎症性腸疾患の病理診断は，診断に特異的な所見がないことから，組織診断のみでは確定診断が困難なことが多く，組織学的所見のみに頼らず，臨床所見や情報を積極的に活用する必要性がある．事実，炎症性腸疾患の診断を行う場合，組織像より肉眼像のほうが重要であることも多い(クローン病など)．組織像は肉眼診断の確認であるという姿勢も重要である．また臨床経過を熟知することも必要で，炎症のphaseによって像がまったく異なる．組織像のみで診断を下すことは，誤診をする可能性が高くなることを知っておく必要がある．したがって，下記のような手順を踏んだうえで生検診断に臨むことが肝要である．臨床も病理側に臨床情報(内視鏡所見も含めて)をしっかり伝えることが必要であることを理解してほしい．

III. 炎症性腸疾患の診断のための確認手順

1．発症年齢を確認する
若年者：潰瘍性大腸炎，クローン病
高齢者：虚血性腸炎

2．症状を確認する
反復する粘血便：潰瘍性大腸炎
下痢，体重減少，発熱：クローン病
突然の新鮮血便：虚血性腸炎，薬剤起因性腸炎
臭い泥状便：偽膜性腸炎
口腔内アフタ：クローン病，腸型ベーチェット病
便秘のためりきむ排便習慣：粘膜脱症候群

3．直腸の炎症状態を確認する
1) 直腸を必ず侵すもの：潰瘍性大腸炎，直腸粘膜脱症候群，出血性直腸炎
2) 直腸を侵すことが多いもの：感染性腸炎，偽膜性腸炎

4．病変は直腸を含む連続性病変であるかどうかを確認する
　これは潰瘍性大腸炎の必要条件であり，炎症性腸疾患の基本である(潰瘍性大腸炎には右側型もあるが，実際にはきわめてまれである)．これを確認するためには，異なる部位からの多数生検が必要である．

5．大腸のどの部分に病変を認めるかを確認する
1) 直腸：潰瘍性大腸炎，偽膜性腸炎，放射線腸炎，直腸粘膜脱症候群，出血性直腸炎
2) 回盲部：クローン病，腸結核，腸型ベーチェット病，単純性潰瘍

6．病変はスキップしているのか，または区域性であるのかを確認する
　潰瘍性大腸炎を除くすべての腸炎は区域性分布をとりうる．肉眼的に正常とみえても，組織レベルでも正常とは限らない．したがって，正

常部位と思われる部位からも生検をする．

7．スキップ病変である場合，回盲部との関係を確認する

回盲部に上記病変がみられれば，クローン病の可能性がある．

8．潰瘍の形態を確認する

縦走潰瘍は虚血性腸炎，クローン病が一般的である．cobblestone 像がみられればクローン病は確定的である．下掘れ傾向の強い潰瘍は種々の疾患にみられるが，腸型ベーチェット病，単純性潰瘍を考える．輪状潰瘍は腸結核がもっとも多い．腸結核の潰瘍は不整形潰瘍もみられる．

潰瘍底からの生検は，診断的にはあまり意味がないことが多いが，アメーバ赤痢ではアメーバが潰瘍底にみられるため有用である．

9．潰瘍と腸間膜もしくは結腸紐との関係を確認する

腸間膜もしくは結腸紐側に潰瘍：クローン病，虚血性大腸炎，潰瘍性大腸炎など

腸間膜反対側に潰瘍：結核，単純性潰瘍，腸型ベーチェット病など

10．病理組織像に pathognomotic はない

この所見があれば，この疾患であるとする特異的な所見はない．

生検の際には違う部位から多数生検することが必要である(図 7-2)．そうすることによって pathognomotic な所見が乏しい炎症性腸疾患でもかなり有力な診断根拠を得ることができる．たとえば，異なる部位から生検した組織像がほぼ同程度の炎症像である場合は潰瘍性大腸炎の可能性が生じるし，逆に異なる炎症像を示した場合は潰瘍性大腸炎の可能性は低くなる（ただしこれは未治療の場合で，治療を受けている場合には部位による炎症の程度の違いはよくみられる）．したがって臨床医は病理側にどのような治療をしたのか，知らせることが必要である．

IV．潰瘍性大腸炎(ulcerative colitis；UC)

1．概　念

主として粘膜を侵し，直腸からびまん性，連続性に口側に進展する原因不明の非特異性炎症性腸疾患をいう．びらんや潰瘍は診断上必須の所見ではない．

UC を診断するうえで，以下の原則を理解しておくと有用である．

(1) UC は必ず直腸を侵し，その炎症はびまん性，連続性に口側に進展する．すなわち，病変内に正常粘膜を混えることはない．

(2) 原則的に炎症の程度は罹患部位による差はない．

(3) UC の所見に pathognomotic なものはない．したがってこれがあれば UC と診断できるものはない．しかしいろいろな所見を組み合わせることによって積極的に診断することが可能であるが，あくまで"compatible with ulcerative colitis"とする．癌のように特異的な所見がないので，病理標本の診断のみから診断することは危険なのである．

上記のことを生検上で判断するためには，多数の生検が必要である(図 7-2)．1 個の生検で炎症性腸疾患を診断することは困難である．上記(1)，(2)を生検で診断するためには，各生検に炎症が存在し，さらに炎症の程度が各生検間で類似していることが原則である．

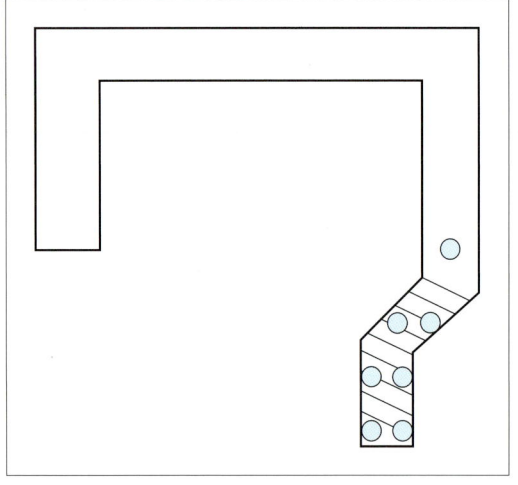

図 7-2　生検部位
● 斜線部分が罹患部位とする．罹患部位内でも，それぞれ異なった部位から複数の生検を行う．加えて罹患外からも生検を行うことを忘れない．

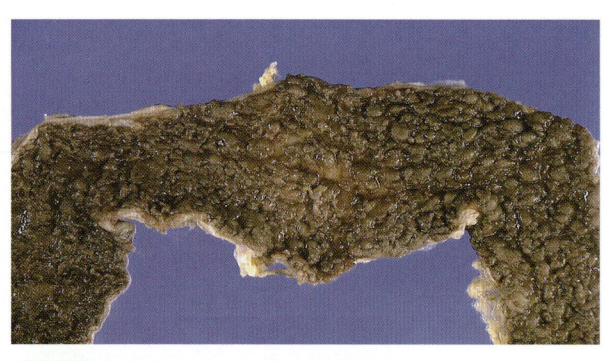

図 7-3　潰瘍性大腸炎の肉眼像（手術標本）
● 病変内に強い潰瘍とそれに伴う相対的隆起を認める（pseudo-polyposis）．このような激しい潰瘍形態は潰瘍性大腸炎に特徴的とされる．

　次に，すべての炎症性疾患に当てはまることであるが，炎症性腸疾患にも活動期と緩解期があることを銘記すべきである．前者の時期での生検で診断することが重要で，後者の時期で診断することは困難である．しかし，UC の場合，後者の時期にも比較的特徴的な像があるので，診断の参考になる．いかに炎症のパターンが UC に類似していても，原因がはっきりすれば，それは原因に基づいた診断名になる．

2．活動期

　肉眼像：(1)，(2)の所見を確認することに尽きる．潰瘍の存在や形態は診断にはさほど有用ではない．偽ポリポージス（pseudo-polyposis）は，著しい潰瘍形成の結果であるから，これも非特異的であるが，UC に比較的特徴的である（図 7-3）．

　組織像：活動期の所見として重要なことは，炎症が粘膜および粘膜下層に限局している点である．個々の組織像としては，① 陰窩の分枝像（crypt branching, crypt distortion，図 7-4）；弱拡大でみると，表層の形態が絨毛様にみえることもある．このような像はかなり UC に特徴的である．② 陰窩の減少・萎縮（crypt loss，図 7-5），③ 間質の炎症性細胞浸潤（図 7-5）；これは好中球中心である必要性はなく，リンパ球，形質細胞中心であることもある．好酸球が目立つこともある．② と ③ はほぼ相関していることが原則であるが，完成期前の UC では，必ずしもそうではない．うっ血もみられるが，これは粘膜の発赤を説明する組織学的根拠になる．陰窩膿瘍は活動期のサインとして重要であるが，UC の診断根拠にはならない（図 7-5）．杯細胞減少（図 7-5）もよくみられるが，これも炎症の結果であるから，これのみが診断に有用な所見ということでもない．そのほか，固有層深部にリンパ球のバンド状浸潤がみられたり，リンパ濾胞形成も時間の経過した UC ではみられ，診断の参考になろう（図 7-6）．

3．緩解期

　肉眼像：炎症性ポリポージスと粘膜の萎縮像がみられるが，肉眼的に一見正常様にみえることもある．この場合も組織学的レベルでは粘膜

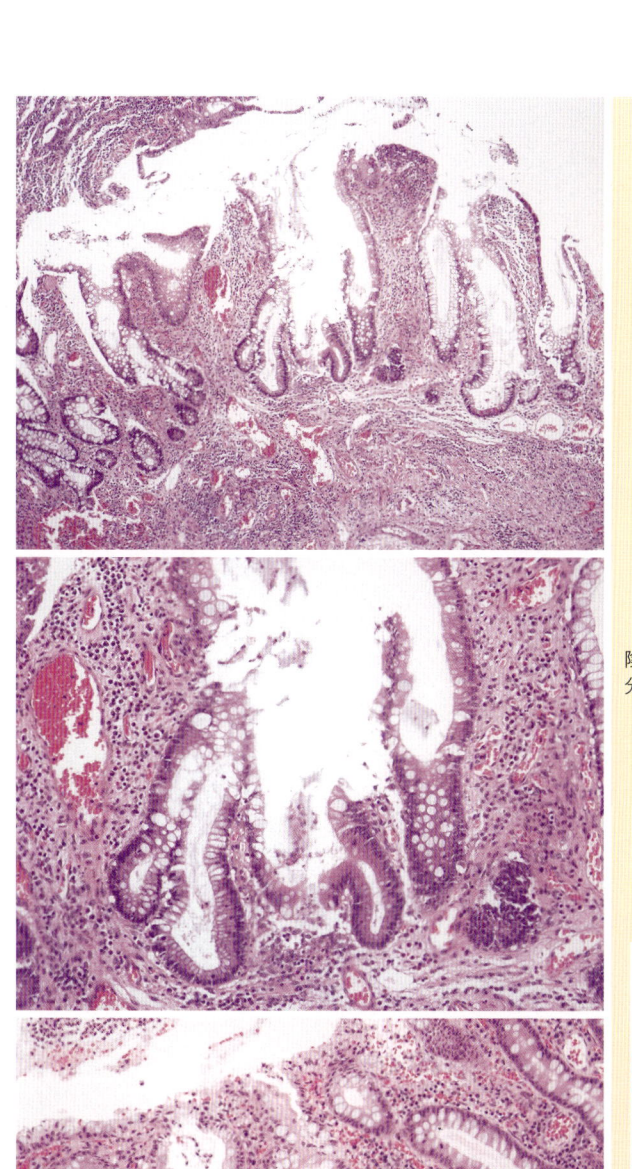

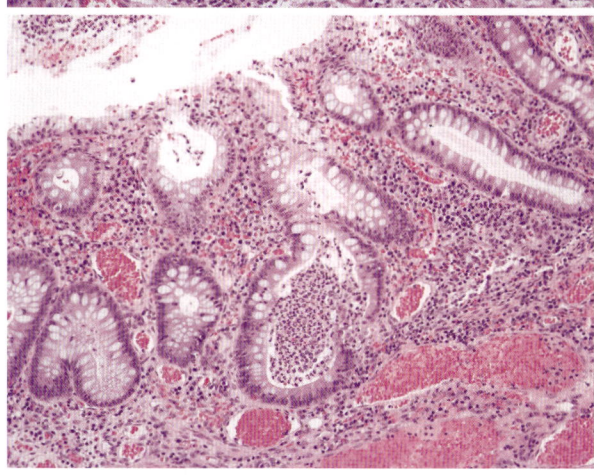

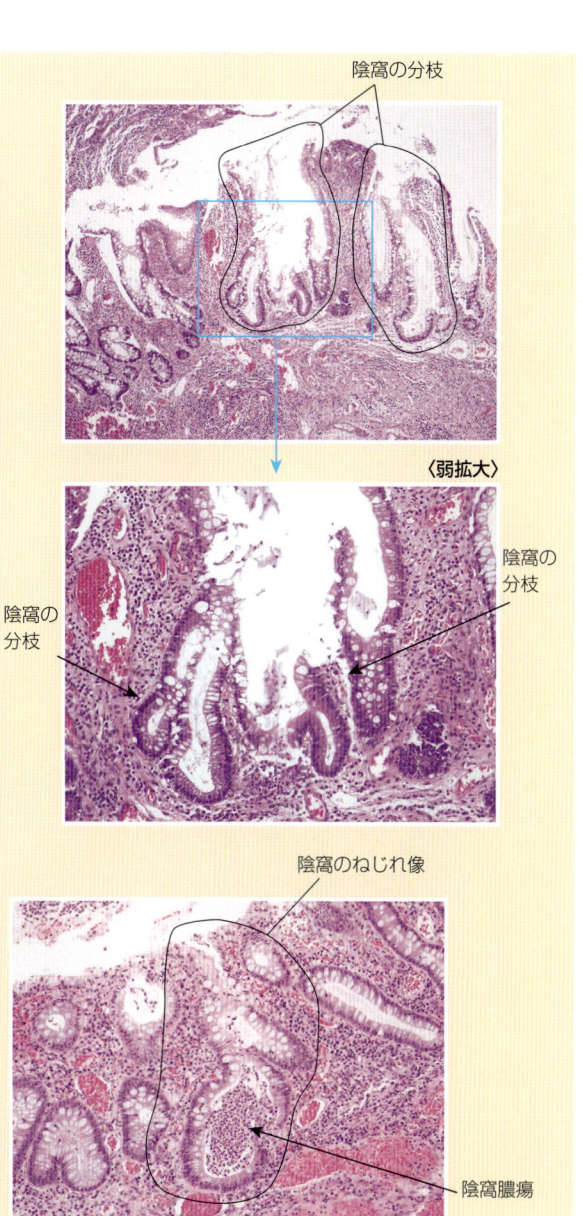

A）炎症性疾患

陰窩の分枝

〈弱拡大〉

陰窩の分枝

陰窩の分枝

陰窩のねじれ像

陰窩膿瘍

- 上段：潰瘍性大腸炎にみられる陰窩の分枝，ねじれ像．これらが複数の生検にみられる場合は，潰瘍性大腸炎の可能性が高まる．
- 中段：その弱拡大像．
- 下段：陰窩のねじれ像で，陰窩膿瘍も伴う．ねじれ像と分枝像は，しばしば共存することが多い．

図 7-4 潰瘍性大腸炎の活動期（手術標本）

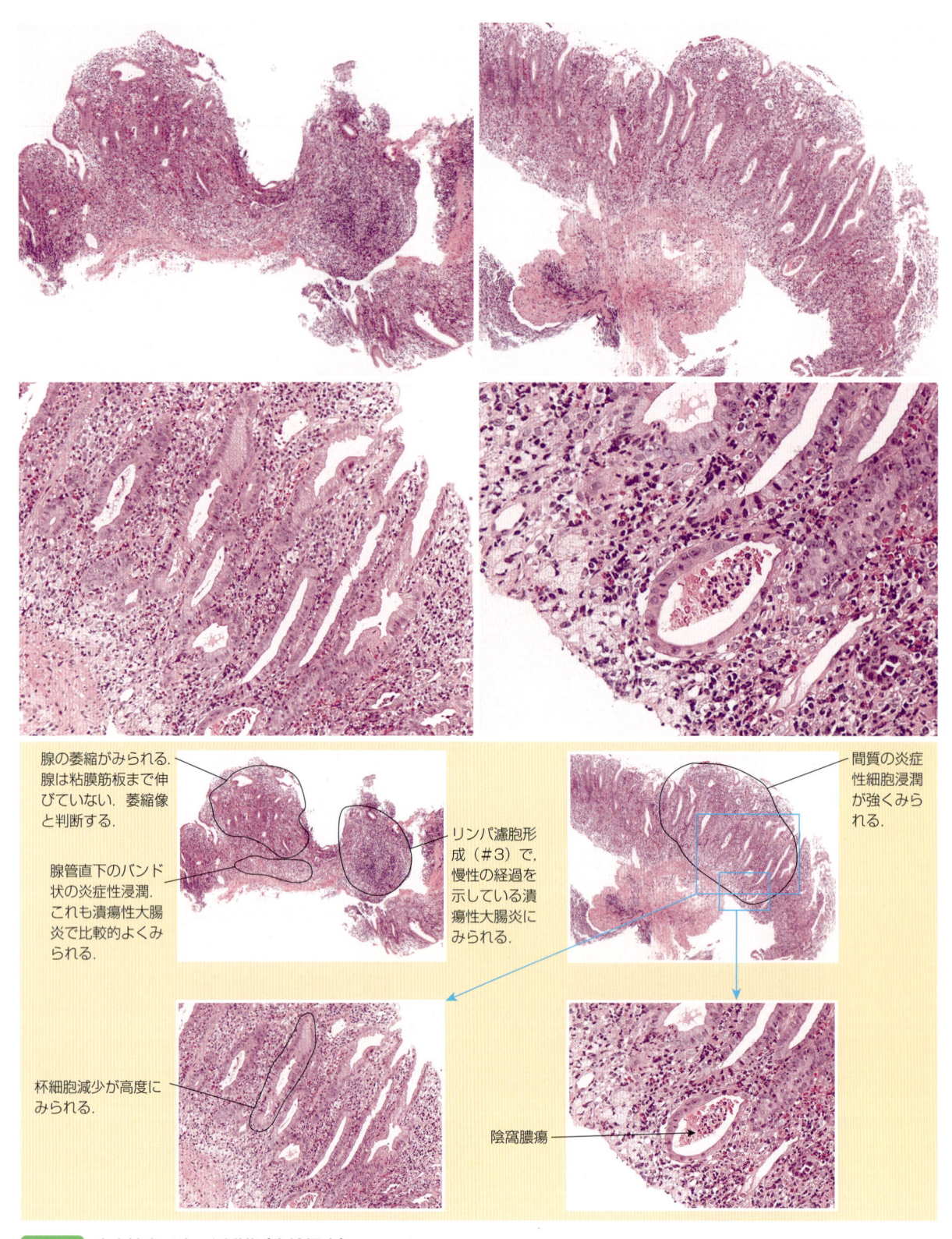

図 7-5 潰瘍性大腸炎の活動期（生検標本）

- 腺の萎縮がみられる．腺は粘膜筋板まで伸びていない．萎縮像と判断する．
- 腺管直下のバンド状の炎症性浸潤．これも潰瘍性大腸炎で比較的よくみられる．
- リンパ濾胞形成（#3）で，慢性の経過を示している潰瘍性大腸炎にみられる．
- 間質の炎症性細胞浸潤が強くみられる．
- 杯細胞減少が高度にみられる．
- 陰窩膿瘍

- 上段右：陰窩の萎縮は強くないが，杯細胞減少はみられる．
- 下段左：間質には好酸球浸潤を含む炎症性細胞浸潤がみられる．

A）炎症性疾患

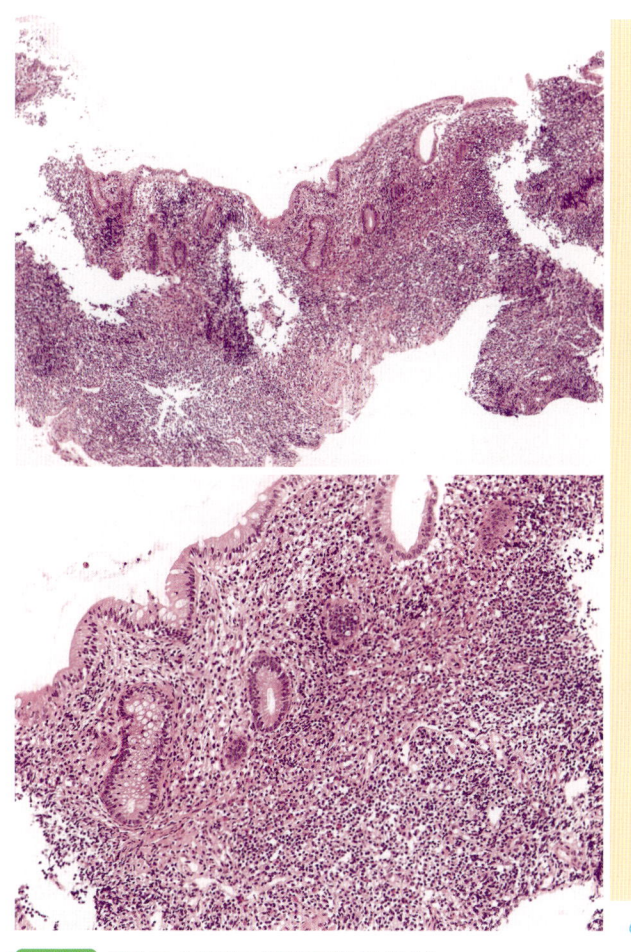

図7-6 潰瘍性大腸炎の活動期（生検標本）

- 上段：リンパ濾胞形成が腺管の直下にみられる．この像は，潰瘍性大腸炎に比較的特徴的である．
- 下段：それに伴って腺の萎縮がみられる．これらの関係が，潰瘍性大腸炎の診断に有用である．

の再生の所見がみられる．

組織像：緩解期の組織学的所見が重要な理由はUCの粘膜は正常に復することはほとんどないということによる．具体的所見としては，陰窩の不規則な分枝と配列，陰窩の底部と粘膜筋板との距離の拡大（**図7-7**），パネート細胞の出現，などが大事である．

腺管底部と粘膜筋板との
距離の開大がみられる.

腺管の分枝像

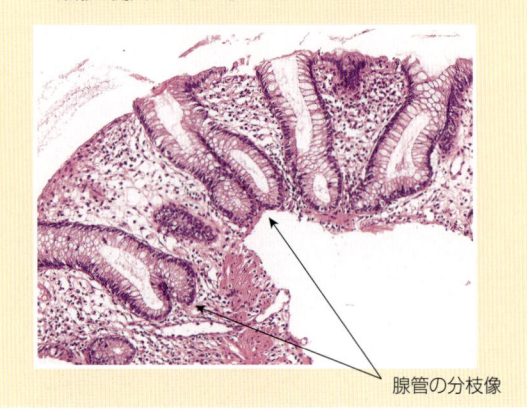

- 上段：腺管底部と粘膜筋板との距離の開大がみられる．これは潰瘍性大腸炎の緩解期にみられる．炎症の程度が強く，経過も長かったことを示唆している．
- 下段：腺管の分枝像．これも過去に炎症があったことを示唆している．これらの所見が，一見正常にみえる粘膜にみられた場合は，過去に炎症があったことを現している．

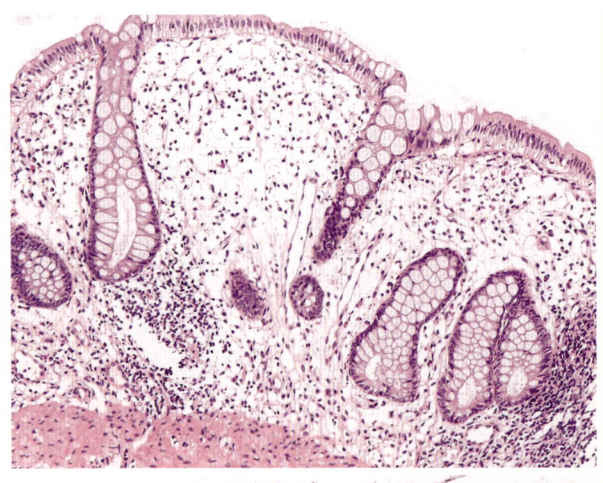

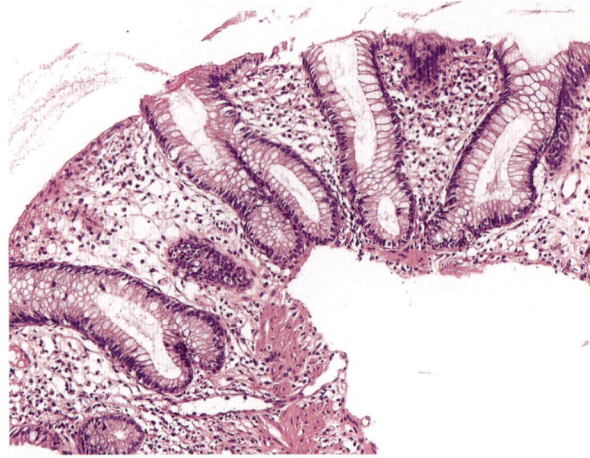

図 7-7　潰瘍性大腸炎の緩解期（生検標本）

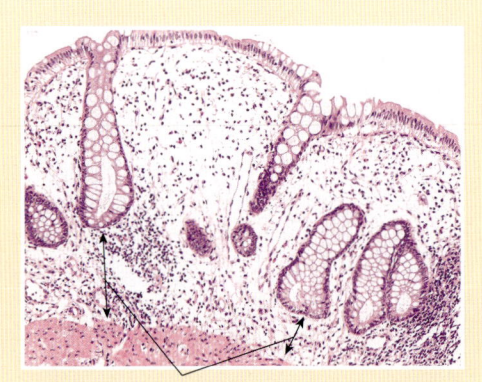

V．クローン病（Crohn's disease）

1．概　念

潰瘍と線維化をきたす原因不明の肉芽腫性炎症性疾患である．

2．病　理

肉眼像：クローン病の診断には肉眼像の観察が重要である．全消化管を侵すが，回盲部は好発部位である．クローン病を小腸型，小腸大腸型，大腸型に分けるが，それぞれ 30％，50％，20％である．クローン病の病理診断は肉眼像にあるといっても差し支えない．重要な所見を以下にまとめる．

1）小腸の縦走潰瘍：腸間膜付着側にみられる．大腸には cobblestone appearance が結腸紐に沿ってみられる（図 7-8）．

2）大腸病変の広範なポリポージス：本邦に

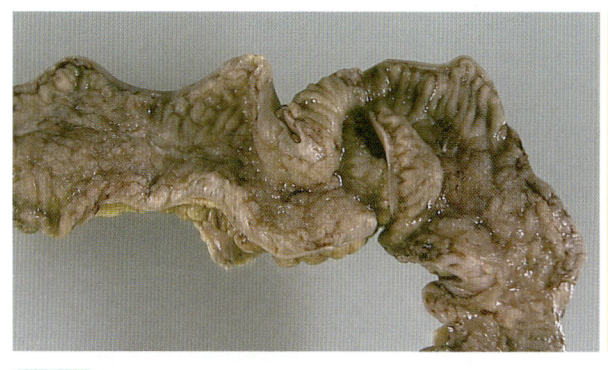

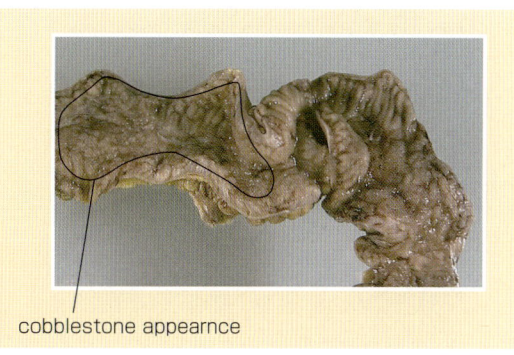

図7-8 クローン病の肉眼像（手術標本）
- cobblestone appearnce がみられる．これがみられれば，クローン病と考えてほぼ間違いない．

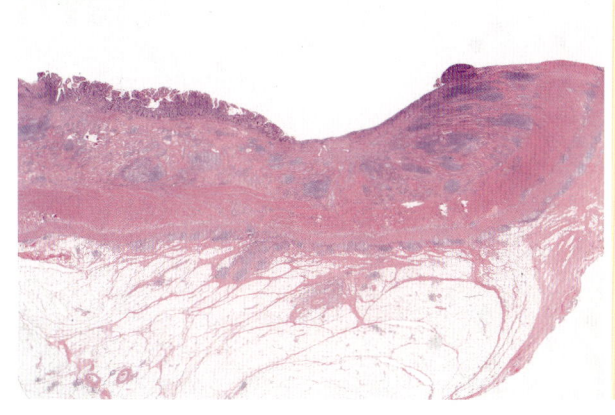

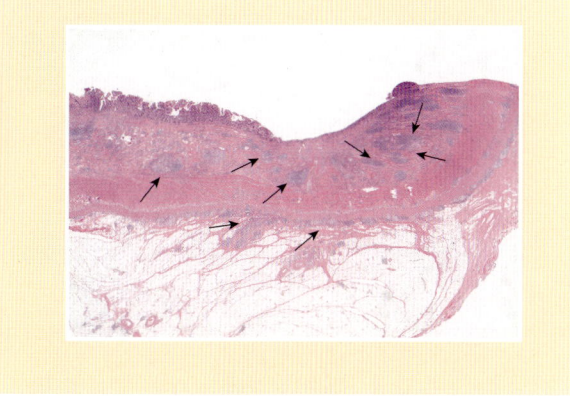

図7-9 クローン病の大腸のルーペ像（手術標本）
- 矢印の部分が，巣状の炎症性細胞浸潤で，壁全体にみられる（全層炎）．ほかにも同様の炎症像はあるが，代表例のみ示す．

おいて重要性が指摘されている．これが右半結腸にあり著明な直腸炎を欠き，輪状あるいは横走潰瘍を合併していなければ，クローン病としてほとんど間違いないとされる．

3）スキップ病変
4）裂溝，内外瘻
5）肥厚と狭窄もよくみられる．痔瘻も重要である．
6）aphtoid 病変：クローン病の早期病変として注目されている（アフタ性大腸炎とは区別すること；周囲に赤みを伴う所見＝紅うんはクローン病にはない）．

炎症性腸疾患で鑑別診断が困難なときはこの aphtoid 病変を探してみる．進行した病変にもみられる．これにサルコイド様肉芽腫が検出されることがある．

組織像：

1）全層炎（図7-9）：もっとも重要な所見である．これは巣状のリンパ球浸潤が壁内全域にみられることを指す．頻度は大腸に比して小腸にやや高いようであるが，いずれも90％を超える頻度でみられる．

2）線維化も全体にみられ，これらが壁の肥厚を形成している．

3）非乾酪性肉芽腫（図7-10）：診断上重要な所見であるが，いつもみられるとは限らない．肉芽腫の出現頻度は，報告者によってまちまちである．岩下らは，手術材料であれば，小腸で

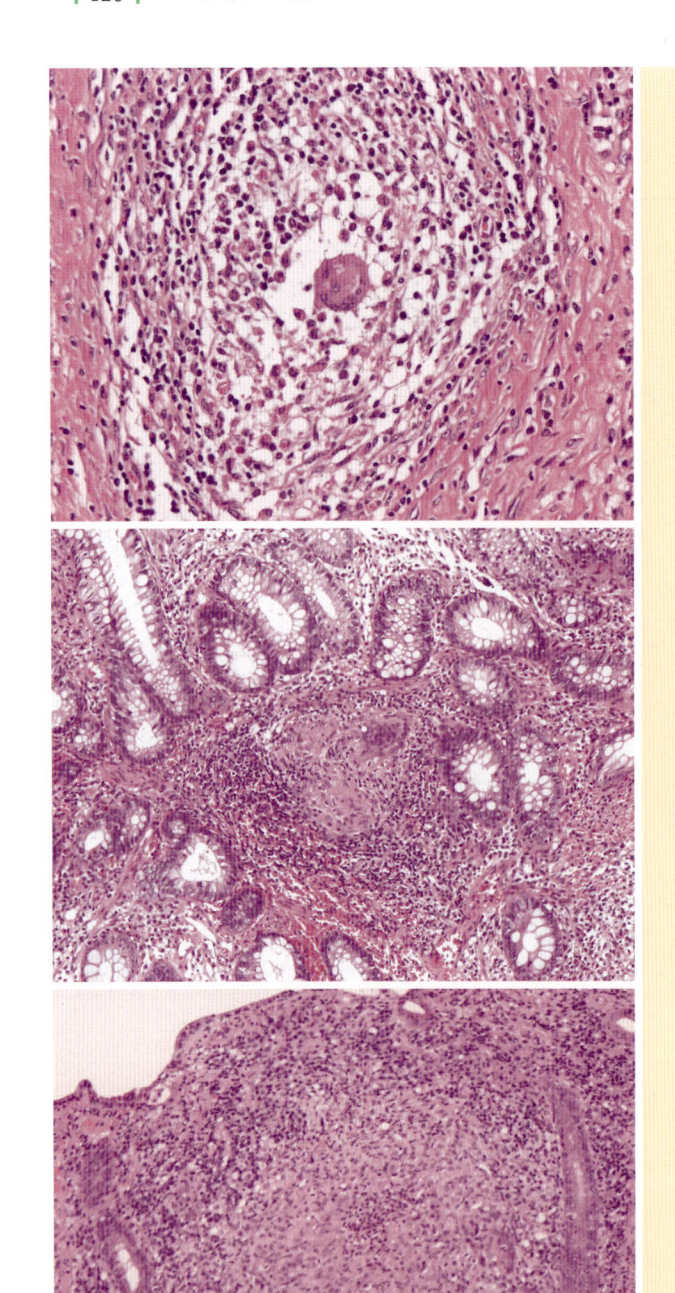

126　7. 大　腸

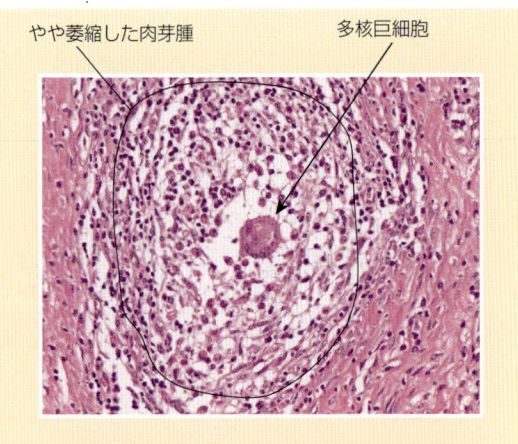

やや萎縮した肉芽腫　　多核巨細胞

やや太った肉芽腫（plump epithelioid granuloma）

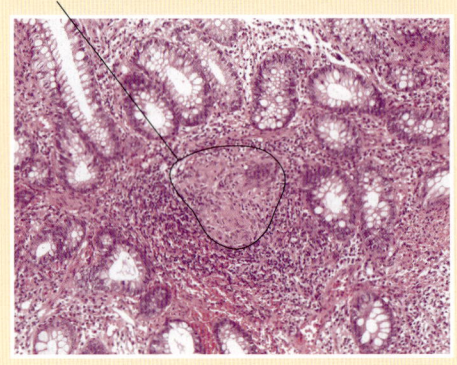

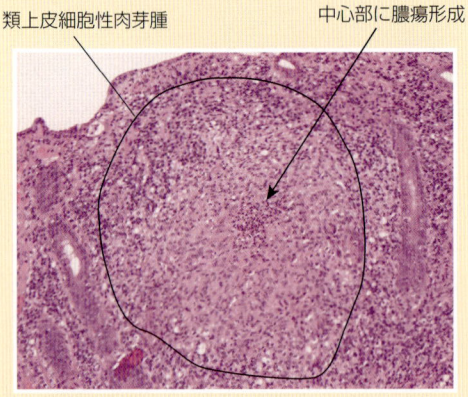

類上皮細胞性肉芽腫　　中心部に膿瘍形成

- 上段：非乾酪壊死性類上皮細胞肉芽腫で，萎縮性と表現される（細胞間に空隙がある）．
- 中段：囲んだ部分が肉芽腫で，上段写真との違いに注目．細胞間に空隙がない．plump epithelioid granuloma ともいわれる．
- 下段：囲んだ部分が類上皮細胞性肉芽腫である．これも萎縮性ではない．中心に小さな膿瘍形成がみられる．これは結核にもみられることがある．いずれも，これらがみられたら，クローン病の診断が確定されるわけではない．他の所見との総合診断になる．しかし，クローン病の診断に，肉芽腫は最強の味方であることに変わりはない．

図 7-10 クローン病における肉芽腫（手術標本）

A）炎症性疾患

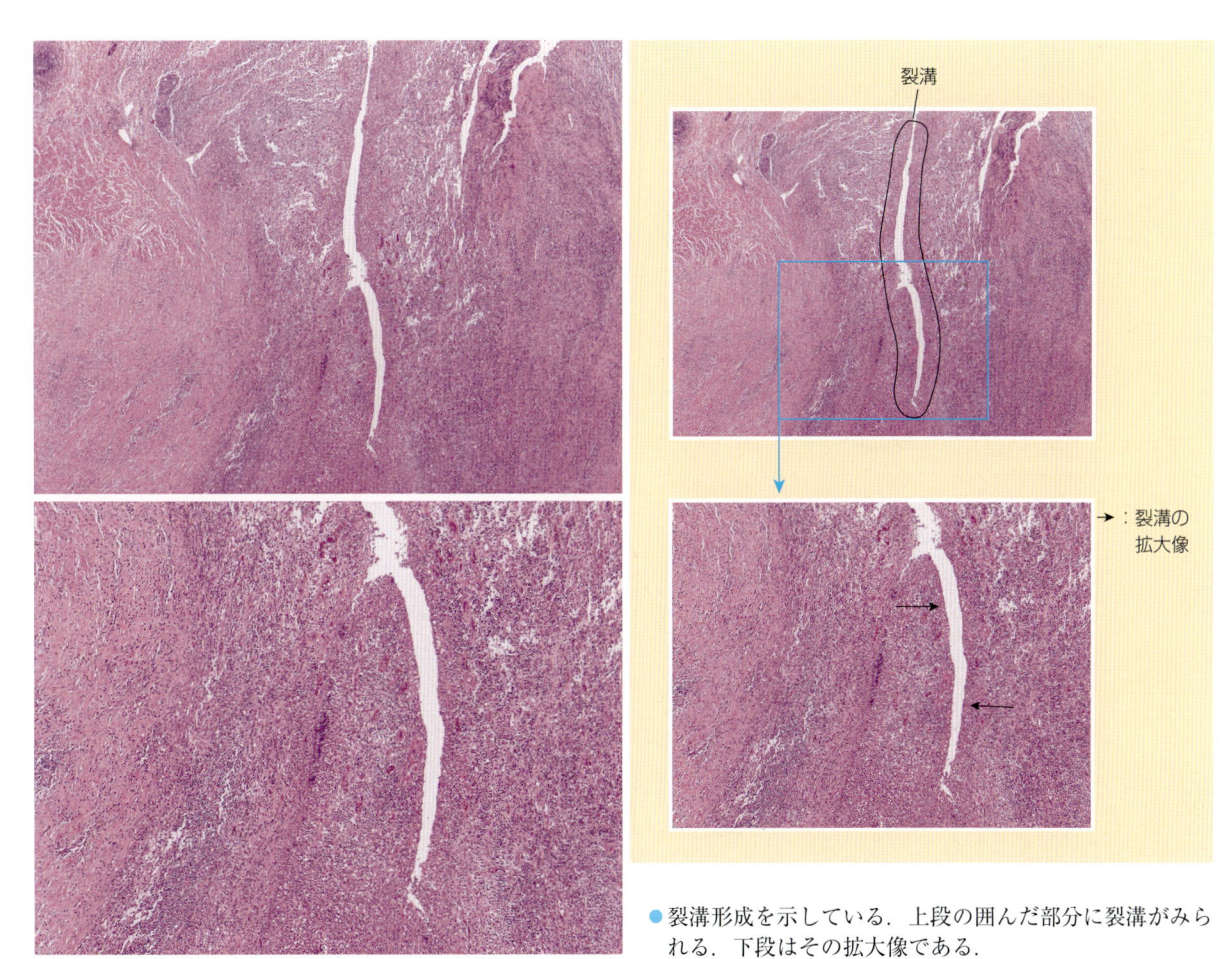

図 7-11 クローン病の裂溝形成像（手術標本）

● 裂溝形成を示している．上段の囲んだ部分に裂溝がみられる．下段はその拡大像である．

も大腸でも90％を超えるとしている．

　4）裂溝，瘻孔形成：裂溝の組織学的同定は結構難しい（**図 7-11**）．

　5）壁内に膿瘍がみられることがあり，これが潰瘍の難治性に関係している可能性もある．

3．生検の際の重要所見

　生検では，上記の所見は，観察できないものが多い．以下の所見に着目する．

　1）disproportionate inflammation（**図 7-12**）：これは粘膜の炎症より粘膜下層の炎症が強い像を指しており，生検をみる際に重要である．

　2）非乾酪性肉芽腫：これも生検にも diagnostic である．これが直腸などの粘膜が正常にみえるところからも摂取されることがあるので，生検を摂取する際に覚えておくべきであろう．

　生検では組織情報が限られており，クローン病の診断を生検で行うことは困難である．

- 上段：粘膜筋板に，炎症像がみられる．これが disproportionate inflammation（不釣り合い炎症）である．クローン病に比較的特徴的である．
- 下段：その拡大像．

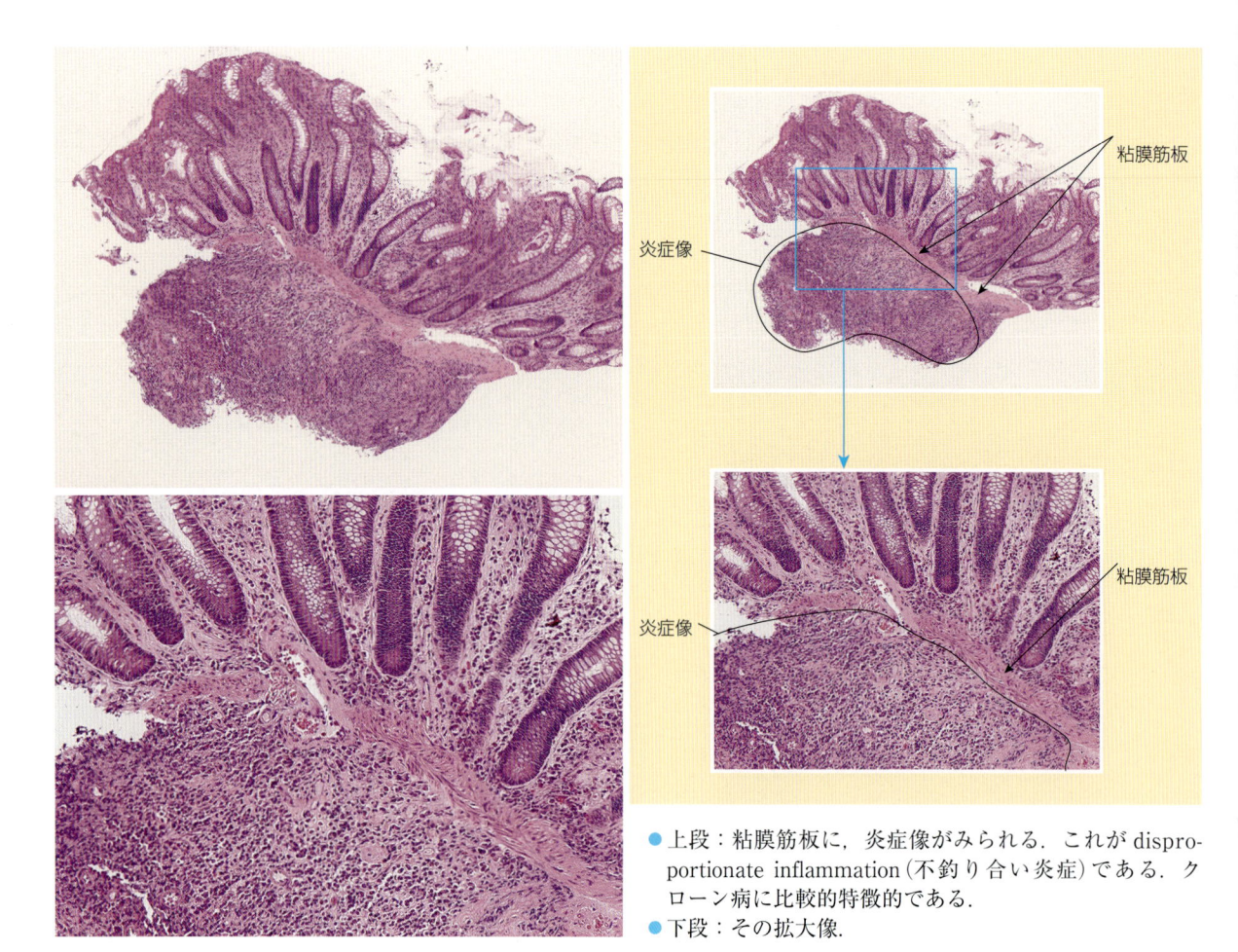

図 7-12 クローン病における disproportionate inflammation 像（生検標本）

VI. 炎症性腸疾患の鑑別上重要な疾患

1. 腸結核（intestinal tuberculosis）
1）概念
　以前は肺結核に合併した二次性腸結核がほとんどであったが，最近は腸に原発する腸結核が大半を占めるようになった．頻度的にはまれであるが，クローン病との鑑別診断上，重要な疾患である．

2）病理
　肉眼像：潰瘍形成が基本的な像である．輪状ないし帯状潰瘍が特徴的所見で，潰瘍は腸間膜反対側にみられることが多い．潰瘍の周囲粘膜には萎縮像がみられる．輪状潰瘍および粘膜の萎縮像の組み合わせは診断上，重要である．

　組織像：乾酪性肉芽腫の存在が特徴的である（図 7-13）．しかしその検出率は高くなく（60％以下），乾酪性肉芽腫が証明されないときは肉眼所見に頼るより仕方がない．

　生検で乾酪肉芽腫が証明されたのは 6％程度とされる．

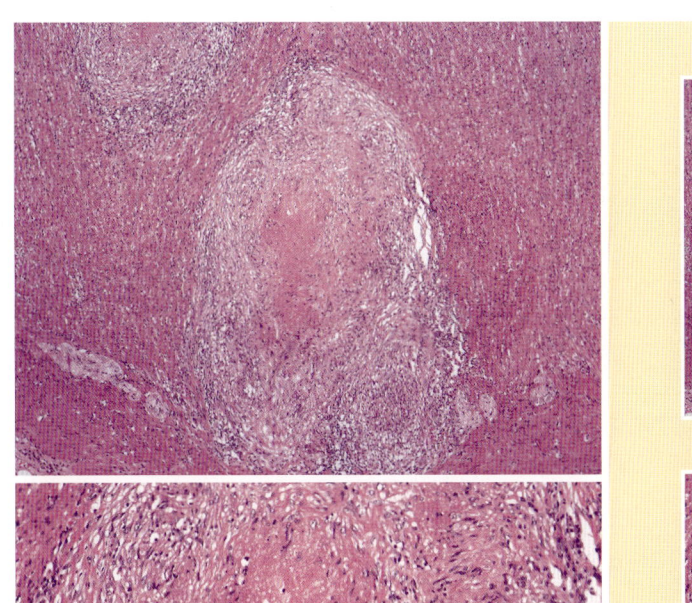

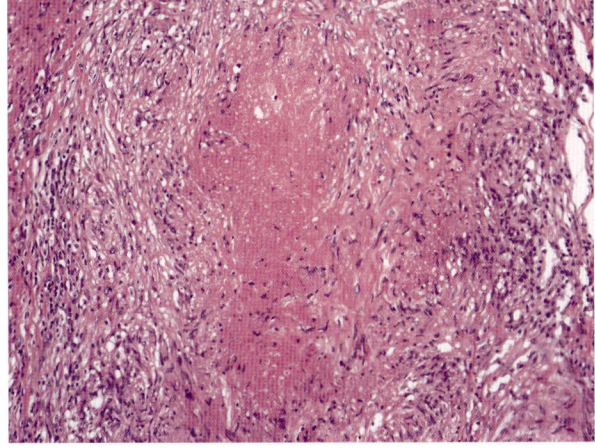

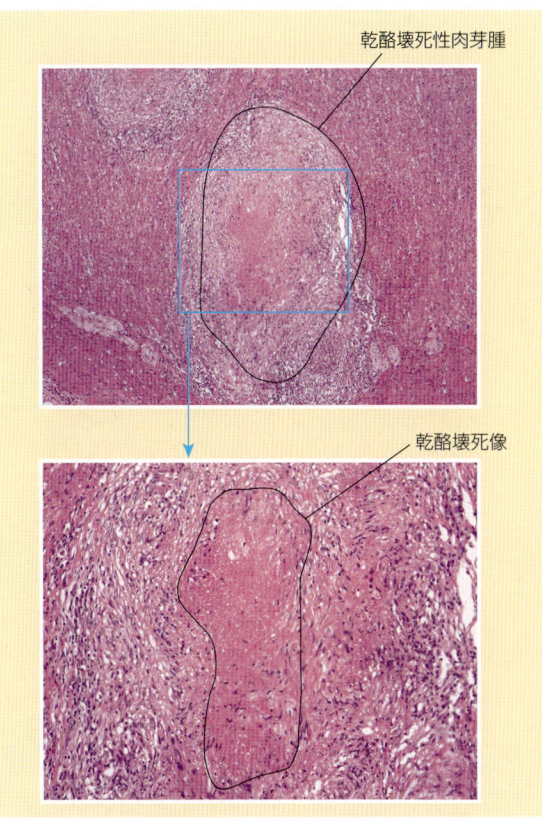

A）炎症性疾患

- 上段：乾酪壊死性肉芽腫を示す．
- 下段：その拡大像である．囲んだ部分に乾酪壊死像がみられる．

図 7-13　乾酪性肉芽腫像（手術標本）

2．虚血性大腸炎（ischemic colitis；IC）

1）概　念

従来，腸管の虚血性病変は血栓，塞栓などで腸間膜血管の閉塞が原因となる腸管壊死として捉えられていた．しかし腸間膜血管に明らかな閉塞性変化が認められない例や壊死に至らず完全回復する例も多いことから，Marston は以下の三つに分類している．

① 虚血性大腸壊死，② 虚血性大腸狭窄，③ 一過性虚血性大腸炎．現在では ② と ③ を指して IC と呼んでいる．

急激な下血で発症することが多い．好発年齢は老年者であることが多い．また基礎疾患をもっていることが多い．X 線的には thumb printing が急性期の所見として有名である．便秘を訴えている患者が多く，便秘の患者が突然新鮮血便を訴えたら本症を疑う．

2）病　理

肉眼像：びまん性の発赤，出血，不整形潰瘍などがみられる．結腸紐に沿って縦走潰瘍がみられるため，クローン病との鑑別が問題になる．炎症性ポリポージスがほとんどみられないこと，裂溝がみられないことなどが重要である．

好発部位は下行結腸やS状結腸に多い．

組織像：生検例では，粘膜の出血，陰窩の脱落・変性などと粘膜下層の浮腫，間質の好酸化，

| 130 | 7. 大　腸

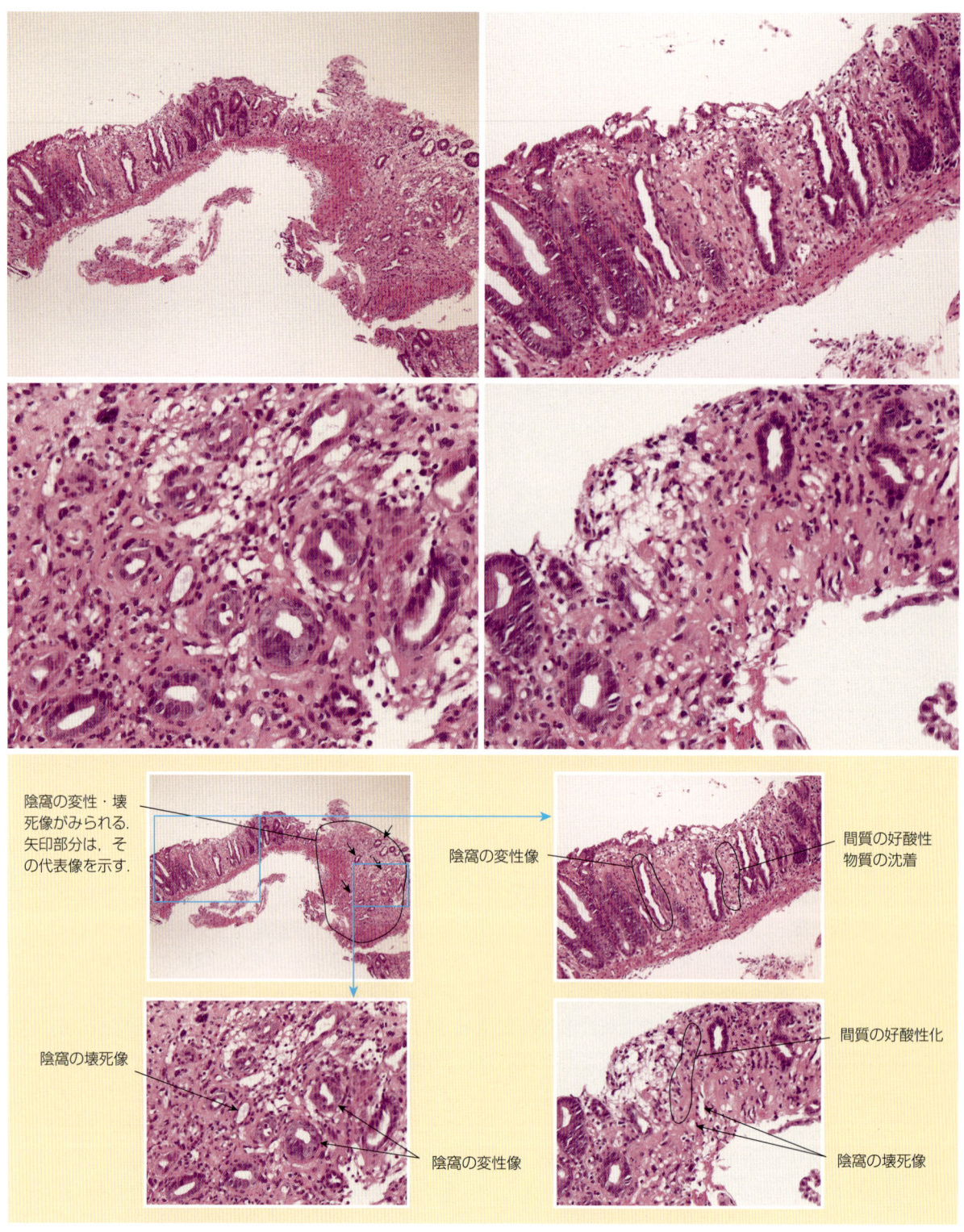

図 7-14 虚血性大腸炎の組織像（生検標本）

陰窩の変性・壊死像がみられる．矢印部分は，その代表像を示す．

陰窩の変性像

間質の好酸性物質の沈着

陰窩の壊死像

陰窩の変性像

間質の好酸性化

陰窩の壊死像

● 下段右：陰窩の壊死像を示す．亡きがらのようになっているので，ghost like appearance という．間質の好酸性化にも注意．

うっ血，出血がみられる（図7-14）．腺管壊死は ghost like appearance ともいわれ，診断に有用な所見である（図7-14）．IC の場合これらの所見に加えて間質に炎症性細胞浸潤が目立たないことも重要である．潰瘍は浅く，Ul-II 程度である．手術例では，線維化もみられ狭窄の際に目立つ．治癒機転が進むと粘膜下層にヘモジデリンを貪色した組織球が出現する（有名な所見であるが，生検ではみられないことが多い）．

鑑別疾患としては抗生物質起因性大腸炎で，薬剤服用の有無で鑑別される．

3．薬剤起因性大腸炎（drug associated colitis）

薬剤の投与によって惹起された腸炎．薬剤性出血性大腸炎と偽膜性大腸炎の2型に分けられる．

a．薬剤性出血性大腸炎（drug associated hemorrhagic colitis）

概　念：薬剤とくに抗生物質（合成ペニシリンが多い）の服用中あるいは服用後に発症する大腸炎で，下血・血性下痢を特徴とする．

病　理：
1）好発部位は横行結腸である．
2）重症例：全周性にびらんと著明な浮腫，膿状分泌物がみられ，大腸粘膜の壊死を思わせるような重篤な粘膜像を呈する．
3）軽症例：散在性の軽微なびらん，出血斑を認めることが特徴的であり，その局在部位も全周性ではなく，片側性である．
4）粘膜固有層のうっ血・出血・好酸性滲出物・杯細胞減少がみられるが，炎症性細胞浸潤はほとんど増加しない．この所見は虚血性大腸炎のそれに類似しており，組織像から両者を鑑別することは困難である．両者の鑑別は薬剤の有無によるといっても過言ではない．

b．偽膜性大腸炎（pseudomembranous colitis；PMC）

概　念：偽膜を形成する大腸炎を指す．次のように整理すると理解しやすい．

臨床的に観察される PMC は，①薬剤性（抗生物質），② *Clostridium difficile*，③偽膜性，という三つの側面をもっている．

明らかな原因は分かっていないが，現在では *C. difficile* との関連がもっとも強く考えられている．

病理形態学：
1）粘膜と直結し，その上に偽膜がのっている．偽膜は壊死物，剥離上皮細胞，赤血球などにより構成されている（図7-15）．大事なことは粘膜の深側は残存している点である．
2）表層上皮直下の好酸性滲出物・フィブリン析出
3）正常粘膜の介在
4）陰窩膿瘍やフィブリン血栓の出現は少ない
5）好酸性滲出物・フィブリンが噴水状に放出した像が初期像としてみられる（summit lesion）

4．単純性潰瘍，腸型ベーチェット（simple ulcer）

1）概　念

回盲部に下掘れ傾向の強い潰瘍を形成する疾患で，腸型ベーチェットととは症状の有無のみで区別される．一般に難治性で，再発を繰り返す．

2）病　理

潰瘍の形態は円形，卵円形，大きさ数 mm から数 cm で，周囲には炎症所見は乏しいことが多い．治ると皺襞集中を伴う潰瘍瘢痕になる．多発例もあるが，単発例も多い．

組織学的には非特異的潰瘍で，通常の肉芽組織を潰瘍底に作る．組織像のみで本症を診断できず，生検ではなおさら診断できない．

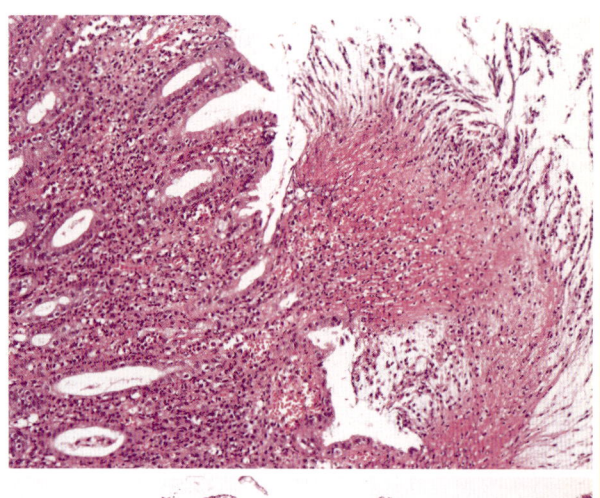

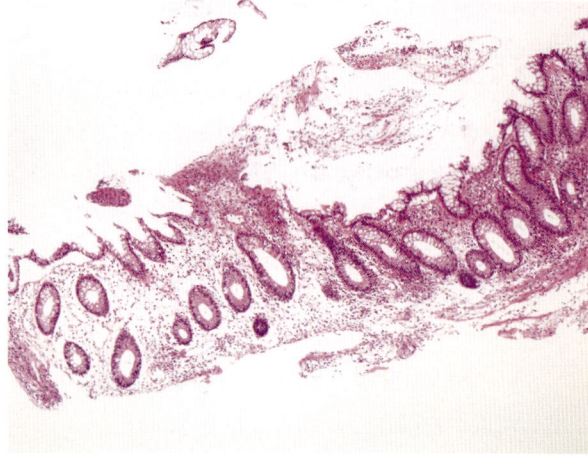

図 7-15 偽膜性大腸炎像(生検標本)

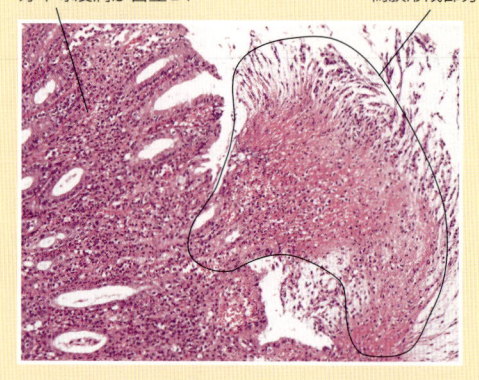

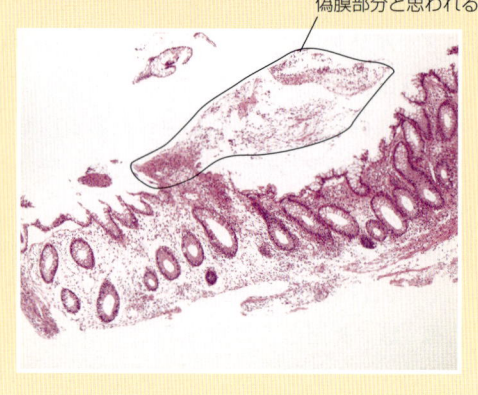

- 上段：偽膜形成部分では，粘膜の構造は破壊していないことに注意．間質の炎症性細胞浸潤で好中球浸潤が目立つ．
- 下段：偽膜の標本作製はいつも典型的な像ばかりではない．偽膜部分と思われる部分を示したが，フィブリン析出との鑑別が困難なこともある．この例では，囲んだ部分のようにかろうじて偽膜であることが推測できる．

5．粘膜脱症候群(mucosal prolapse syndrome；MPS)

1)概念

直腸に発生する非特異性潰瘍で，下記のごとく特徴的な組織所見を認める．潰瘍ばかりでなく，隆起性病変を形成することには注意が必要である．

2)病理

病変は前側壁に好発する．潰瘍は浅いことが多く(Ul-II)，円形・楕円形である．隆起は無茎性の結節性病変であることが多い．

組織学的には粘膜筋板からの線維筋性線維の増生(fibromuscular obliteration)，上皮の過形成や絨毛様変化，びらんなどがみられる(**図7-16**)．まれに腺管が上皮下に入り込み，嚢胞状に拡張し粘液を貯溜することがある(colitis cystica profunda)．

6．アメーバ赤痢(amebic colitis)

1)概念

Entamoeba histolytica の嚢子型の経口摂取により腸管に炎症を起こす原虫感染症である．

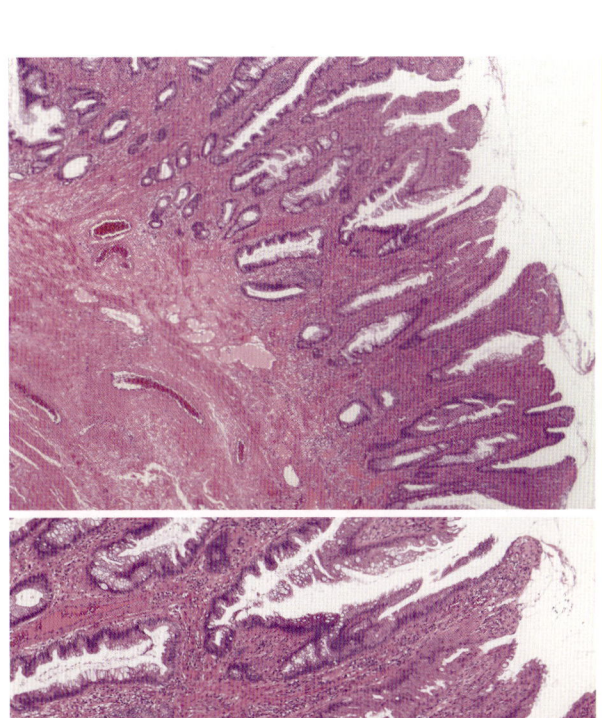

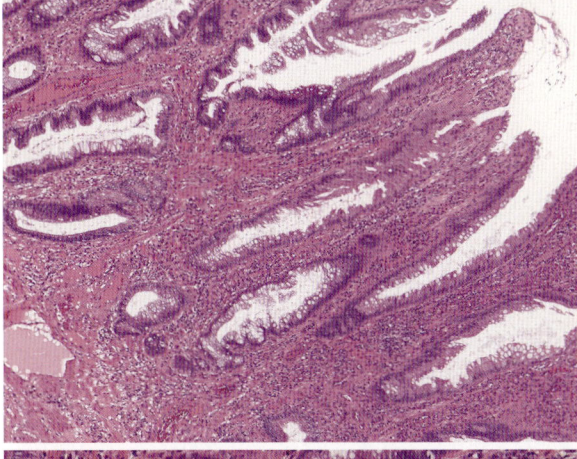

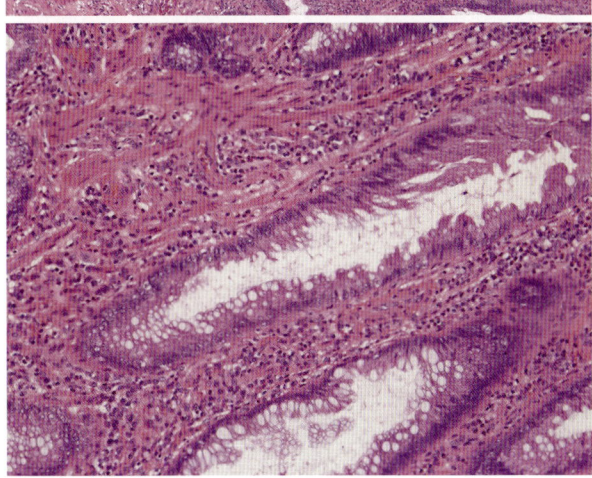

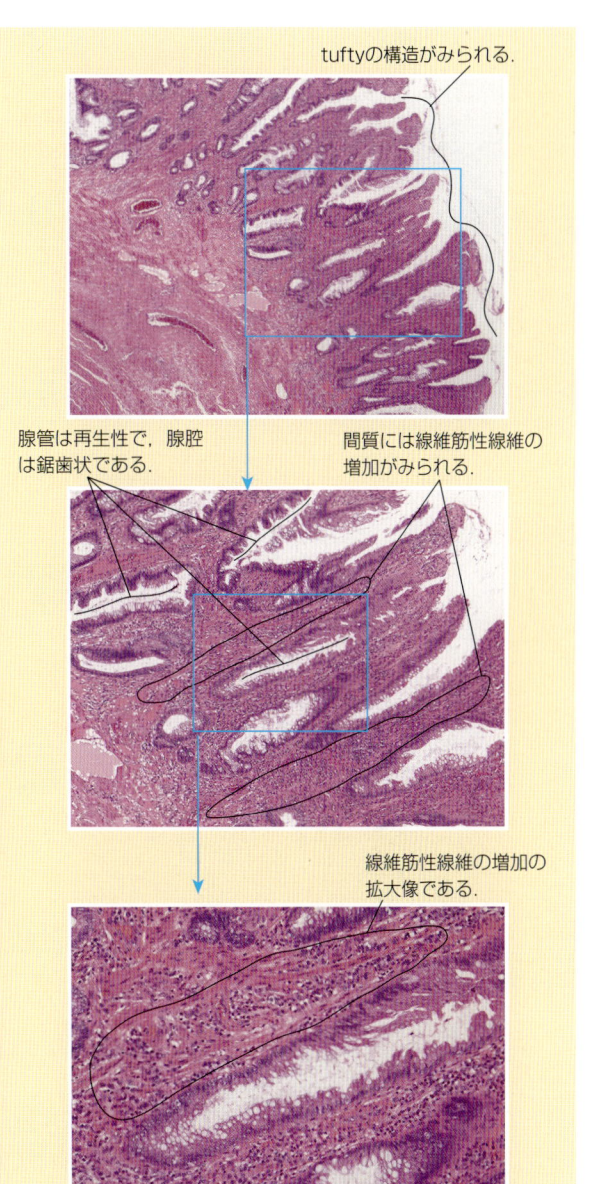

A）炎症性疾患

図 7-16 粘膜脱症候群の組織像（EMR 標本）

tuftyの構造がみられる．

腺管は再生性で，腺腔は鋸歯状である．

間質には線維筋性線維の増加がみられる．

線維筋性線維の増加の拡大像である．

- 上段：表面では tufty の構造がみられる．
- 中段：腺管は再生性で，腺腔は鋸歯状である．これも粘膜脱症候群によくみられる．間質には線維筋性線維の増加がみられる．fibromuscular obliteration といわれる．粘膜脱症候群の診断に有用である．
- 下段：その拡大像である．

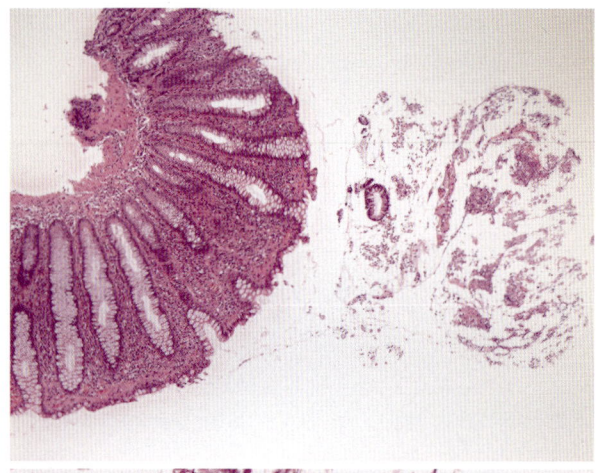

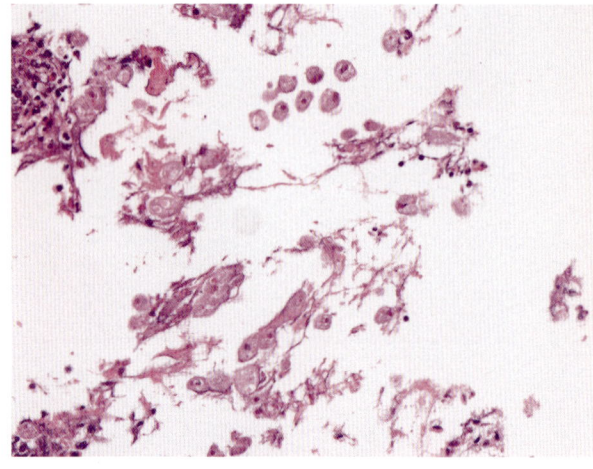

図 7-17 アメーバ赤痢像

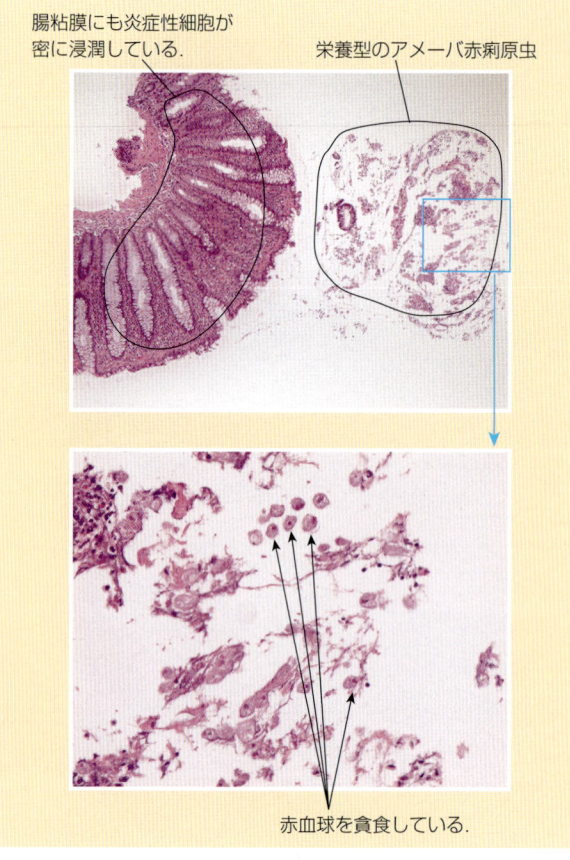

- 上段：栄養型のアメーバ赤痢原虫が浮遊している．
- 下段：赤血球を貪食している像がみられる．腸粘膜にも炎症性細胞が密に浸潤していることに注意．

（図中ラベル：腸粘膜にも炎症性細胞が密に浸潤している．／栄養型のアメーバ赤痢原虫／赤血球を貪食している．）

2）病　理

　囊子型は，小腸内で分裂し，最終的には大腸内で栄養型になる．一方，栄養型は，組織の融解・壊死を起こし，最終的には肝膿瘍を引き起こす．本症の多くは不顕性感染とされる．

　肉眼像：多彩で，UC と誤診された例などが報告されている．

　組織像：組織の融解・壊死がみられる．大きさ 20～30 μm の栄養型，囊子型のアメーバがみられる（**図 7-17**）．前述したように潰瘍底に付着していることがある．

　炎症性腸疾患において，感染性腸炎が鑑別診断として重要であるが，このなかには多くの腸炎が含まれており，アメーバ赤痢のみを取り上げた．また非特異性多発性小腸潰瘍，アフタ性大腸炎と放射線腸炎も他書を参考にされたい．

VII. 生検診断のポイントになる組織像のまとめ

1) 陰窩のねじれ，分枝異常（crypt distortion, crypt branching）
2) 陰窩の減少・萎縮（crypt loss, crypt atrophy）
3) 粘膜固有層深部のバンド状の炎症性細胞浸潤

これらの所見はUCに特徴的とされ，すべての所見がみられればUCの可能性が高まろう．間質の炎症性細胞浸潤が，陰窩の障害の程度とほぼ比例していることも有用な所見である．しかし，何度も強調するように，罹患内の異なった部位で上記所見がみられることにより，UCの診断はかなり確定的になるので，複数の生検が生検診断には必須である．

4) 非乾酪性肉芽腫

これがみられればクローン病の診断にはずみがつくことは確かであるが，生検における検出頻度は，一般臨床上は高くない．クローン病の診断には肉眼像（内視鏡像）が重要である．

5) 乾酪性肉芽腫

腸の場合は結核と考えてよいであろう．しかし，検出頻度は高くない．

6) 陰窩の変性・壊死像，間質の好酸性化

これは虚血性腸炎，薬剤起因性腸炎の場合がほとんどである．しかし，ある種の感染性腸炎の場合もあるので，便培養も忘れてはならない．とくに比較的若年者，薬剤の可能性が否定されているのに，上記所見がみられた場合は，考慮してみるとよい．

7) 粘膜筋板からの強い線維筋性線維（平滑筋）の増加（fibro-muscular proliferation）

これはMPSと考えて，ほぼ間違いないが，mucosal tractionの結果でもあるので，その所見の認定には注意が必要である．軽度な平滑筋の増生は，MPSの所見としてとらないほうがよい．

8) 偽膜

偽膜性腸炎と考えてよいが，生検では典型的所見がみられるとは限らないことに注意が必要である．

（菅井　有）

7 大　腸

B）非腫瘍性ポリープ

　非腫瘍性ポリープは，その成因から①組織奇形，②再生機転のよるもの，③過誤腫に分類される．大腸においては組織奇形によるものはほとんどないので本稿では省略し，過誤腫性ポリープとしては若年性ポリープ/ポリポーシス，Peutz-Jeghers症候群，Cronkheit-Canada症候群，Cowden病が代表的であるが，これらについては消化管ポリポーシスの項で述べる．

　したがって本稿では，再生性のものが中心となる．再生性のものとしては過形成性ポリープや潰瘍性大腸炎やクローン病など炎症性腸疾患に伴う炎症性ポリープ，粘膜脱症候群(MPS)に伴う隆起性病変が従来から知られている代表的なものであるが，inflammatory myoglandular polypやcap polyposis，muco-submucosal elongared polypなど比較的新しく提唱された疾患もあり，それぞれ特徴的組織像を有している．また，sessile serrated polyp(SSP)という新しい概念も提唱され非腫瘍性か腫瘍性か議論の最中ではあるが，過形成性ポリープに関連した病変として本稿でその特徴について触れることにする．また，非上皮性の病変として腸管気腫性嚢胞症があり，これは組織が採取されなくとも診断がつく疾患であるが，逆にその特徴を知っておかないと生検された場合に診断に難渋することもある．

　そのほか，まれではあるが子宮内膜症(endometriosis)でもポリープの形態をとることがある．これは組織像とエストロゲンレセプターなどの免疫染色により容易に診断できるが，この疾患を念頭においていないと診断に難渋することがある．

I．過形成性ポリープ(hyperplastic polyp)

　異型性のない上皮の限局性過形成で，鋸歯状構造を示す非腫瘍性ポリープである．化生性ポリープ(metaplastic polyp)ともいう．大腸全域に出現するが，S状結腸～直腸に好発する．蒼白で扁平な小さな半球状隆起(多くは5mm以下)であるが，時に1～2cmの無茎～有茎性のものもある．

　組織学的には，上皮の限局性過形成で，腺管の延長と管腔の拡大に加え管腔内の上皮の鋸歯状構造が特徴である．上皮細胞は弱好酸性で杯細胞の減少を認める(**図7-18 上段**)．表層上皮直下のcollagen tableの肥厚がみられることもある．病変部の粘膜筋板が疎開し，腺管底部が粘膜下層に突出していることがあるが(submucosal misplacement)，この所見をもって浸潤癌としてはいけない．粘液形質は胃腺窩上皮型(MUC5AC陽性)と大腸型(MUC2陽性)の混合型である[1]．

　過形成性ポリープ自体は癌化の危険性はほとんどない病変とされているが，それが多発する過形成性ポリポーシスでは腺腫や癌の発生の危険性がある．

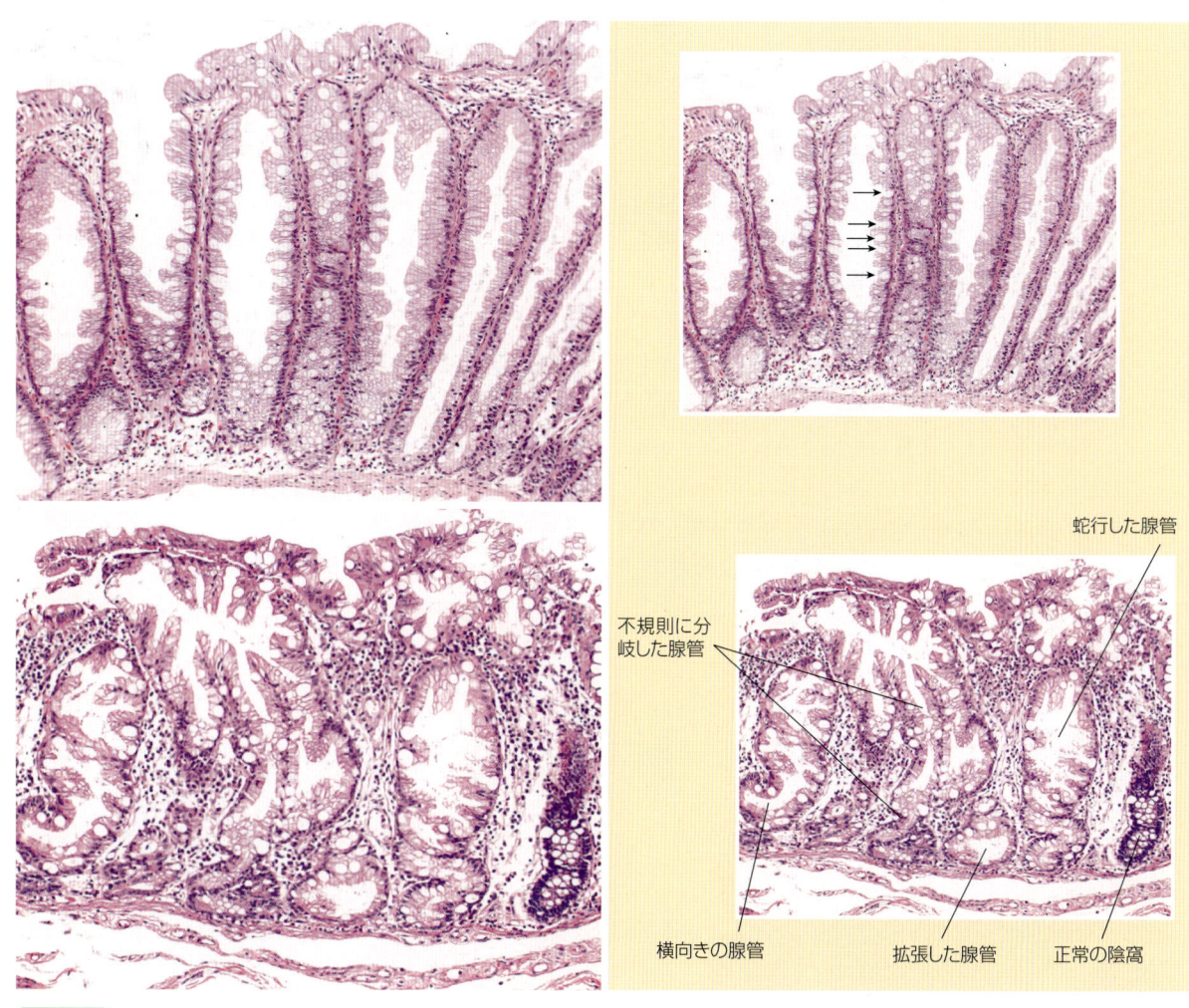

図7-18 過形成性ポリープとsessile serrated polyp

- 上段：生検標本．過形成性ポリープは，陰窩上皮の鋸歯状構造（矢印）が特徴的であり，腺管上皮は円柱状の弱好酸性の胞体を有し，杯細胞は減少している．核は小さく基底膜側に配列しており，粘膜深部で軽度の核腫大を伴うが表層部では小型化している．
- 下段：手術標本．過形成性ポリープと同様な細胞から構成されるが，腺管の不規則な分岐や蛇行が著明で核腫大も種々の程度認める．腫瘍か非腫瘍かの判定が困難であるが，典型的な過形成性ポリープとも異なるので，sessile serrated polypとして区別しておくのが無難である．

また，近年SSPという新しい概念が提唱され，鋸歯状病変関連の癌化経路として注目されている[2]．SSPと呼ばれる病変の組織学的特徴は細胞学的には過形成性ポリープに類似しているが，腺管の不規則な分岐や粘膜深層での拡張や核腫大（異型）を認めるのが特徴で（**図7-18下段**），sessile serrated adenomaとも呼ばれるが，その診断基準や名称については統一されていない．

II. 炎症性ポリープ(inflammatory polyp)

　大腸粘膜の炎症と潰瘍形成の結果，再生機転により生じたポリープのことである．炎症は活動性の場合もあるが，すでに消退している場合もある．通常は潰瘍性大腸炎，クローン病，結核，アメーバ赤痢などの慢性持続性炎症を示す腸疾患においてみられ，これらではしばしば多発し炎症性ポリポーシスと呼ばれる．

　組織学的には，間質の著明な炎症細胞浸潤と肉芽組織増生，線維化，再生上皮より構成される（図7-19）．炎症が消退しほぼ正常粘膜で覆われたポリープが残存した場合，mucosal tagとも呼ばれる．また，潰瘍性大腸炎やクローン病の炎症性ポリープが密集し，腸管内腔を閉塞するほど進行することもあり，giant inflammatory polyposis あるいは filiform polyposis と呼ばれる（図7-20）．また，潰瘍性大腸炎の場合に，活動期にみられる偽ポリープ（pseudopolyp）では，粘膜筋板を破壊する下掘れ潰瘍に取り囲まれた残存粘膜があたかもポリープのようにみえる．この偽ポリープは粘膜固有層の強い炎症と血管拡張を伴う粘膜であり，表面は再生上皮で覆われている．

　炎症性ポリープは炎症性の腸疾患以外でも発生することがあり，その場合は通常単発である．

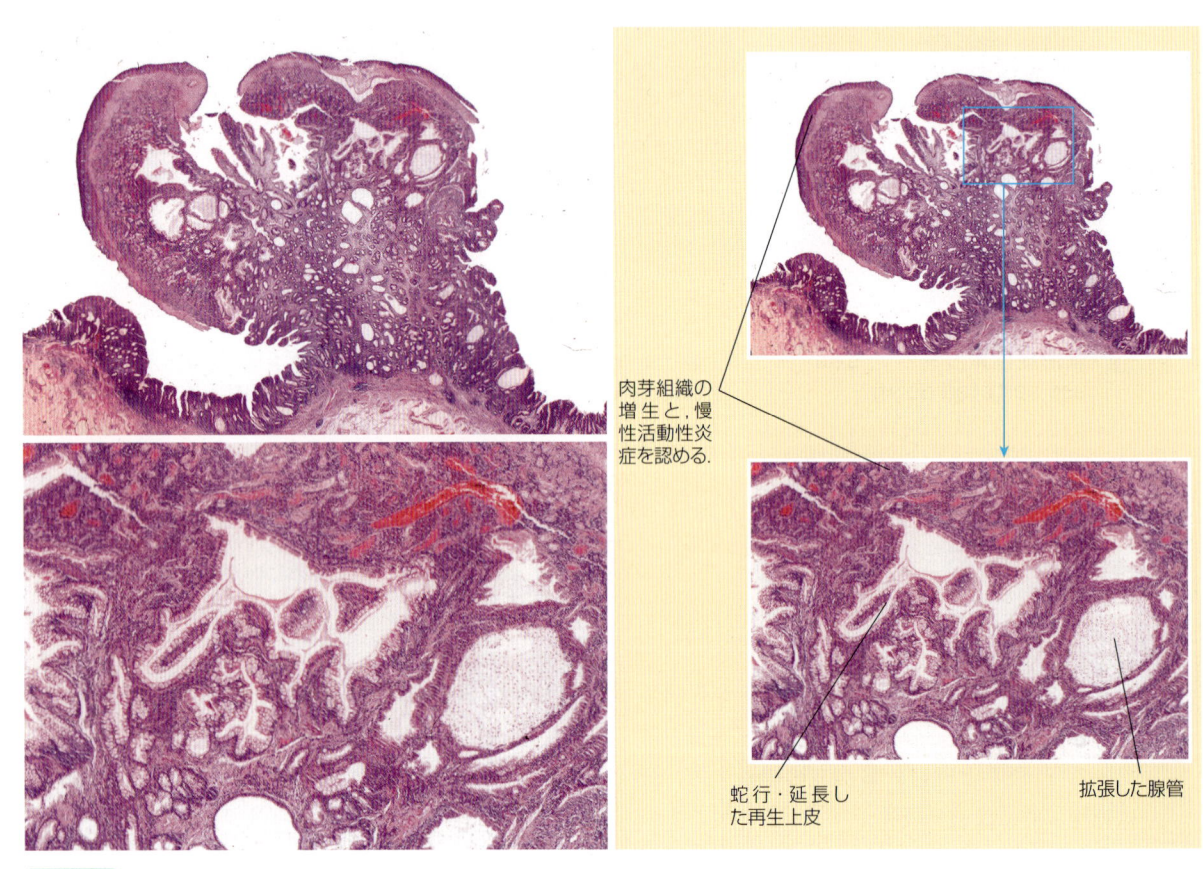

図7-19　炎症性ポリープ（潰瘍性大腸炎の外科切除例）

肉芽組織の増生と，慢性活動性炎症を認める．
蛇行・延長した再生上皮
拡張した腺管

● ポリープは延長・蛇行した再生上皮からなり，粘膜固有層に種々の程度の慢性活動性炎症と線維化，肉芽組織の増生を認める．拡張した腺管や間質の平滑筋の増生をみることもある．

B）非腫瘍性ポリープ

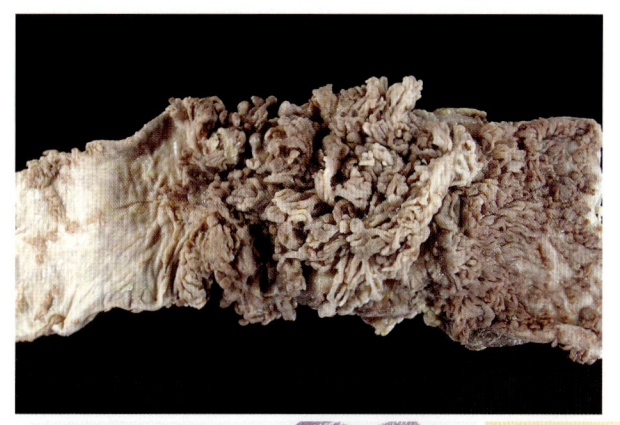

- 持続性の慢性活動性炎症の結果，大きな炎症性ポリープが密集し，腸管内腔を占めるようになることがある．filiform polyposis あるいは giant inflammatory polyposis などの名称で呼ばれる．それぞれのポリープの組織像は単発の炎症性ポリープと大差ないが，臨床的には癌との鑑別が問題となる．

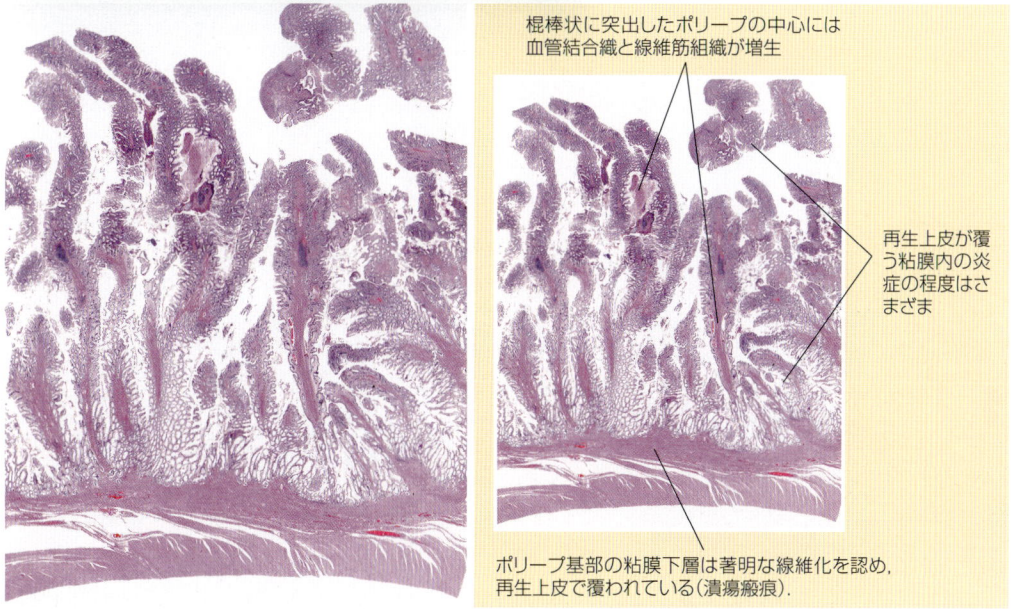

棍棒状に突出したポリープの中心には血管結合織と線維筋組織が増生

再生上皮が覆う粘膜内の炎症の程度はさまざま

ポリープ基部の粘膜下層は著明な線維化を認め，再生上皮で覆われている（潰瘍瘢痕）．

図7-20　潰瘍性大腸炎にみられた filiform polyposis
（八尾隆史：大腸の炎症性疾患：肉眼所見の読み方．病理と臨床　2008；26：776-783）

III. inflammatory myoglandular polyp

Nakamuraらが提唱した概念であり[3]，中年男性（平均年齢53歳）に多く，S状結腸を中心とした左側結腸にみられる．

肉眼的には，単発でほぼ球状のポリープで表面は平滑で発赤が強く，長い茎をもっている．組織学的には過形成性腺管や囊胞状拡張腺管と炎症性の固有層と，粘膜筋板由来の平滑筋の増生からなる．増生した平滑筋束がポリープ内に放射状に広がっているのが特徴的である（図7-21）．若年性ポリープとPeutz-Jeghersポリープの両者の特徴を有するようなポリープである．

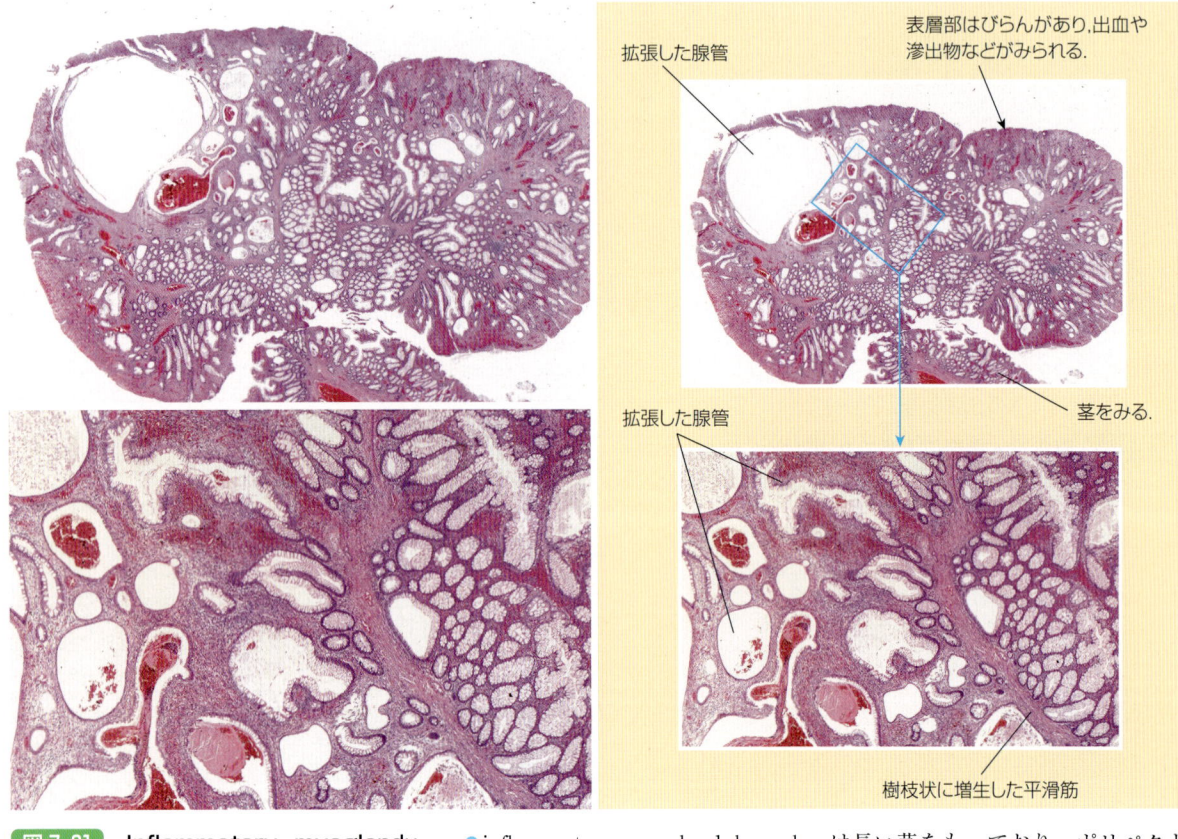

図7-21 Inflammatory myoglandular polyp（ポリペクトミー症例）

- inflammatory myoglandular polypは長い茎をもっており，ポリペクトミーされた標本に茎を認める．ほぼ球状のポリープは延長・拡張した陰窩と種々の程度の慢性活動性炎症と線維化，平滑筋，肉芽組織からなる．拡張囊胞状腺管が特徴的で若年性ポリープに類似するが，若年性ポリープでは茎が短いためポリペクトミーされたときに茎をみるのはまれである．粘膜固有層の放射状・樹枝状に広がる平滑筋の増生が特徴的である．

IV. 粘膜脱症候群（mucosal prolapse syndrome；MPS）

MPSは，排便時にいきむ人に好発し，直腸の粘膜脱により粘膜隆起や潰瘍をきたす疾患の総称である．これと同義語に直腸孤立性潰瘍（solitary ulcer of the rectum），炎症性総排出腔ポリープ（inflammatory cloacogenic polyp），限局性深在性嚢胞性大腸炎（localized colitis cystica profunda）などがある．

肉眼的に，平坦型，隆起型，潰瘍型，深在性嚢胞型および複合型に分けられる．平坦型は発赤・浮腫状粘膜で初期病変と考えられる．隆起

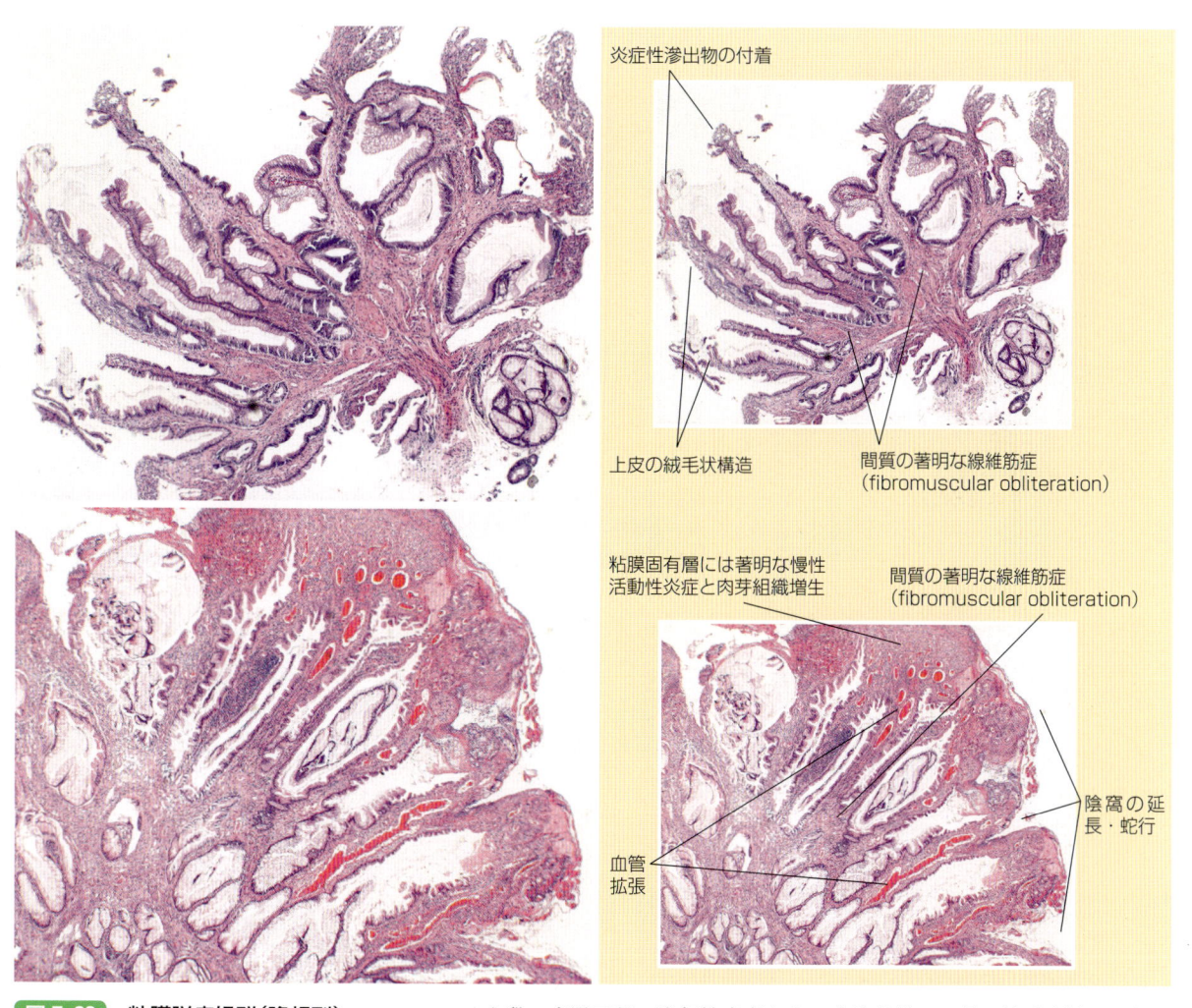

図7-22　粘膜脱症候群（隆起型）

- 上段：直腸下部の隆起性病変からの生検組織で一見，絨毛腺腫のような構造であるが，過形成性上皮に異型はなく粘膜固有層には粘膜筋板からの平滑筋および膠原線維の増生がみられる．表層部にはびらんがあり，フィブリンや滲出物が付着する．
- 下段：ポリペクトミー標本で陰窩の延長・蛇行は著明で，粘膜固有層には著明な慢性活動性炎症と肉芽組織増生，線維化，血管拡張を認める．拡張した血管にはしばしば硝子化を認める．

型は歯状線より口側2cm以内の直腸に生じ，境界不明瞭なイモ虫状隆起で発赤調の脳回状・絨毛状の表面構造を呈し，びらんも伴う．潰瘍型は歯状線より口側2〜17cmの直腸全壁に好発し，境界明瞭な円形〜類円形の浅い潰瘍である．深在性囊胞型は，粘膜下腫瘍状の形態をとる．

組織学的に，平坦型では粘膜脱により粘膜が虚血状態に陥り，粘膜固有層の毛細血管の増生・拡張がみられ，隆起型になると腺管上皮の著明な過形成とともに幼若化をきたし，粘膜固有層の線維筋組織の増生〔線維筋症（fibromuscular obliteration）〕と血管の拡張を認める（**図7-22**）．潰瘍型は血管に富む肉芽組織で裏打ちされたUl-Ⅱの浅い潰瘍であり，深在性囊胞型は粘膜下層に囊胞状過形成性腺管の迷入を認めるが，これらの周辺粘膜にも粘膜固有層の線維筋症と上皮の再生性変化を認める（**図7-23**）．

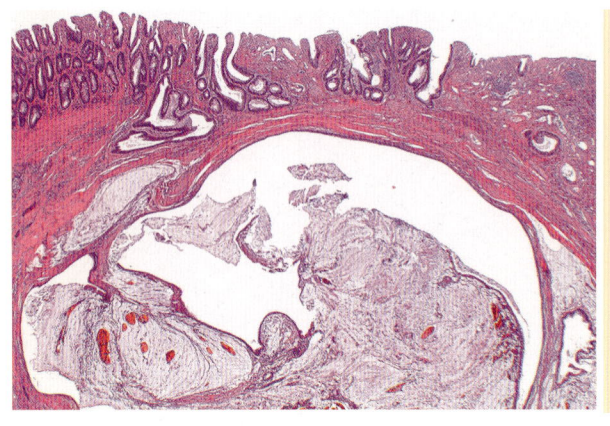

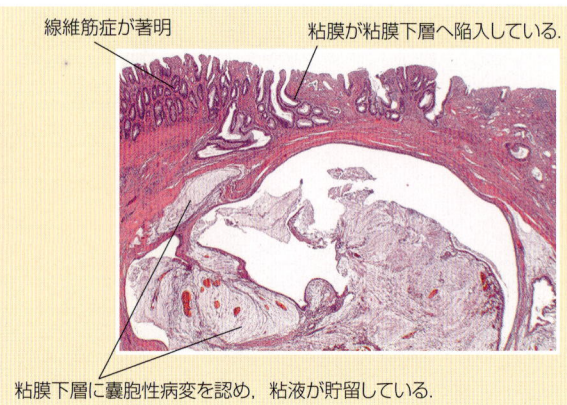

図7-23 粘膜脱症候群（深在性囊胞型）

- 直腸粘膜下腫瘍として手術された症例．粘膜下から固有層にかけて粘液を貯留した囊胞性病変を認める．囊胞は直腸粘膜上皮で覆われているが，その一部では上皮が破壊され粘液が間質に漏れて，それに対する炎症反応と線維化を認める．表層の直腸粘膜には炎症と筋線維症を認める．

（線維筋症が著明／粘膜が粘膜下層へ陥入している．／粘膜下層に囊胞性病変を認め，粘液が貯留している．）

B) 非腫瘍性ポリープ

V. cap polyp/polyposis

　直腸，S状結腸に多発する特異な炎症性ポリープで，1985年にWilliamsらによって提唱された[4]．隆起病変の頂部に帽子(cap)状の線維性膿性滲出物の付着した肉芽組織がみられることから命名された．病因として直腸MPSとの臨床的・病理学的類似性から下部大腸の粘膜脱や運動機能異常の関与が示唆されているが不明である．直腸・S状結腸に存在するたこいぼ状あるいはイモ虫状隆起で，隆起頂部に発赤，膿性白苔の付着および，びらんがみられる．多発することが多く，ポリープは全大腸に及ぶこともある．

　組織学的には，隆起は延長した陰窩より構成され，拡張した陰窩を認めることもあるが，蛇行や分岐は軽度である．その頂部に膿性滲出物の付着した炎症性肉芽組織がみられるが，粘膜深部での炎症は軽度である．線維筋症は通常は軽度であり（**図7-24**），二次的に粘膜脱を伴うと線維筋症が著明となると考えられる[5]．

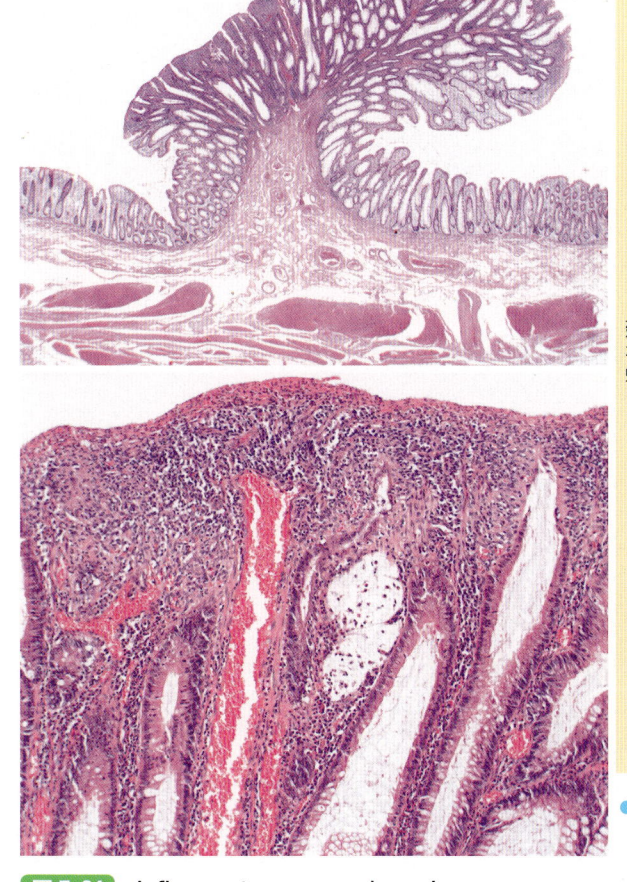

図7-24 inflammatory cap polyposis

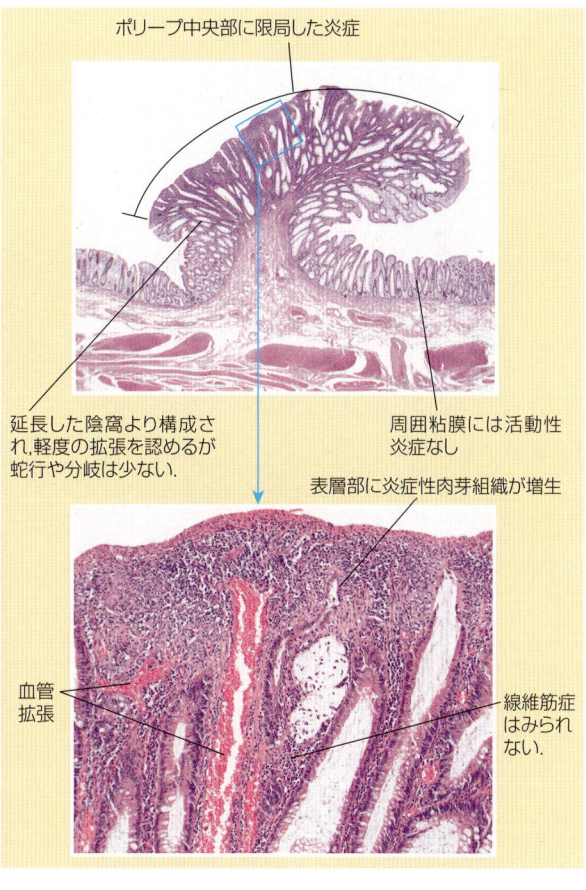

- 隆起は延長した陰窩より構成され蛇行や分岐は著明ではない．軽度拡張した陰窩を認める．その頂部に膿性滲出物の付着した炎症性肉芽組織がみられるが，粘膜深部での炎症は軽度である．線維筋症は通常は認めないか，粘膜深部に軽度のものが認められる．ポリープ周囲粘膜には散在性に活動性炎症を認めることはあるが，びまん性の炎症はみられない．

VI. 腸管気腫性囊胞症(pneumatosis coli)

腸管の粘膜下層から漿膜下層にかけてガス囊胞(気腫)が発生するもので，気腫内容は窒素80％で，ほかに酸素，炭酸ガス，メタンおよび水素を含む．肉眼的に柔らかい粘膜下腫瘤が多発し，組織学的には囊胞内面をマクロファージや異物型巨細胞が被覆し，周囲に軽度の慢性炎症と線維化を認める．また，粘膜内にしばしば微小ガス空胞(pseudolipomatosis)を認める(図7-25)[6]．

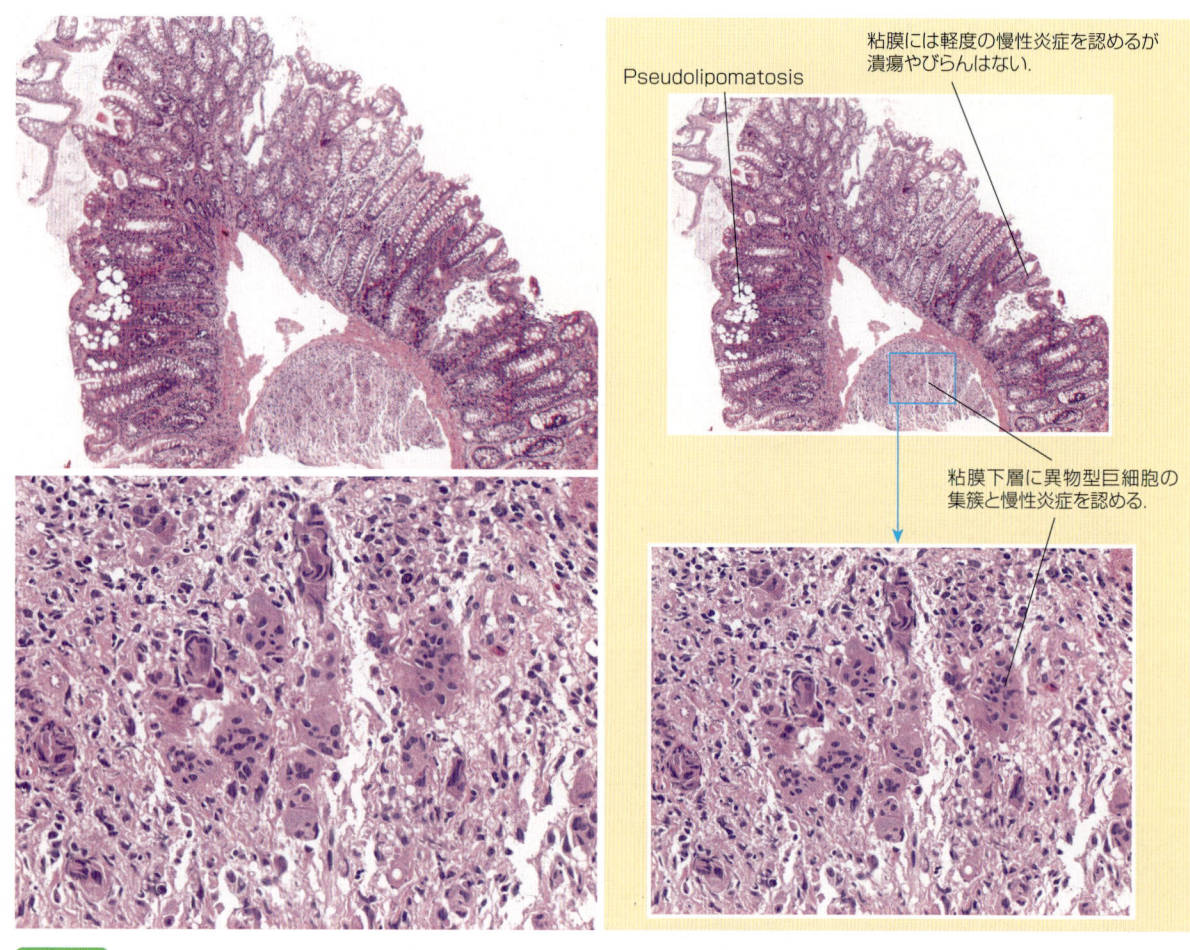

図7-25 大腸気腫性囊胞症(生検組織)

- Pseudolipomatosis
- 粘膜には軽度の慢性炎症を認めるが潰瘍やびらんはない．
- 粘膜下層に異物型巨細胞の集簇と慢性炎症を認める．

● 粘膜には潰瘍やびらんを認めないが，粘膜下層にマクロファージや異物型巨細胞の集簇と軽度の慢性炎症と線維化を認める．粘膜固有層にpseudolipomatosisと呼ばれる微小空胞(ガス)の集簇をしばしば認める．生検では囊胞構造は同定が困難である．

B）非腫瘍性ポリープ

VII. colonic muco-submucosal elongated polyp

　Matakeらが提唱した正常粘膜に被覆された有茎性の細長いポリープ[7]である．ポリープ頭部には脳回転状皺襞がみられ，発赤やびらんがみられることもある．

　組織学的には，異型や炎症のない粘膜層と粘膜下層より構成されており，固有筋層は含まれない．粘膜下層は浮腫状の疎性結合織と線維化や血管・リンパ管の拡張がさまざまな程度にみられる（**図7-26**）．

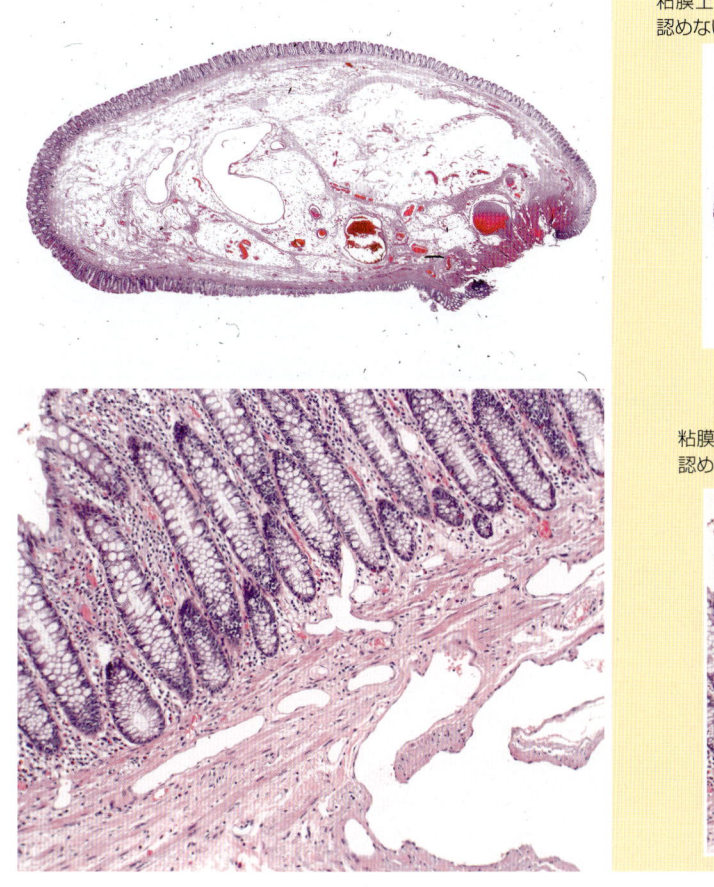

図7-26 colonic muco-submucosal elongated polyp（ポリペクトミー標本）

- 異型や炎症のない粘膜層と粘膜下層より構成されており，固有筋層は含まれない．粘膜下層は浮腫状の疎性結合織と線維化や血管・リンパ管の拡張がさまざまな程度にみられる．

文 献

1) Biemer-Huttmann AE, Walsh MD, McGuckin MA, et al：Immunohistochemical staining patterns of MUC1, MUC2, MUC4, and MUC5AC mucins in hyperplastic polyps, serrated adenomas, and traditional adenomas of the colorectum. J Histochem Cytochem 1999；47：1039-1048
2) Snover DC, Jass JR, Fenoglio-Preiser C, et al：Serrated polyps of the large intestine：a morphologic and molecular review of an evolving concept. Am J Clin Pathol 2005；124：380-391
3) Nakamura S, Kino I, Akagi T：Inflammatory myoglandular polyps of the colon and rectum：a clinicopathological study of 32 pedunculated polyps, distinct from other types of polyps. Am J Surg Pathol 1992；16：772-779
4) Williams GT, Bussey HJR, Morson BC：Inflammatory 'cap' polyps of the large intestine. Br J Surg 1985；72(Suppl)：S133
5) 八尾隆史, 江崎幹宏, 古賀秀樹, 他：cap polyposis の臨床病理学的特徴. 粘膜脱症候群との比較. 胃と腸 2002；37：631-639
6) Gagliardi G, Thompson IW, Hershman MJ, et al：Pneumatosis coli：a proposed pathogenesis based on study of 25 cases and review of the literature. Int J Colorectal Dis 1996；11：111-118
7) Matake H, Matsui T, Yao T, et al：Long pedunculated colonic polyp composed of mucosa and submucosa：proposal of a new entity, colonic muco-submucosal elongated polyp. Dis Colon Rectum 1998；41：1557-1561

〔八尾隆史, 恒吉正澄〕

7 大　腸

C）腫瘍性病変

　本邦では，過去に腺腫と粘膜内癌の病理医における病理診断基準が混乱を極めていた時期があった．腺腫（または癌）の診断基準を広くとる立場と狭くとる立場の対立である．前者は欧米の基準にやや近い基準を示し，後者は本邦独自のものである．これらの議論は，癌の組織発生にも強い影響を及ぼし，腺腫の診断を広く行う立場（前者）は腺腫内癌を支持し，癌を積極的に診断する立場（後者）は *de novo* 発生を支持した．現在では，これらの対立は収束しているということになっているが，根本的に解決したわけではなく，未だ統一的な見解は得られていない．

　ある病変を腺腫とするか癌とするかは病理診断としての問題であり，癌の組織発生の議論とは切り離しておくべきである．なぜなら，われわれ病理医が行う病理診断は日常診療の一部であり，学問よりはプラクティカルな面を多くもっているからである．粘膜から癌が発生する以上，粘膜内癌が存在することは明らかである．粘膜内癌の概念を積極的に認めつつ，過度な癌診断をしないよう病理医自らが考えなくてはならない．

　本稿では上記の立場から，大腸の腺腫と粘膜内癌の病理組織像の見方を中心に解説することにする．

I. 大腸腺腫（colorectal adenoma）と粘膜内癌（intramucosal carcinoma）

腺腫は絨毛成分の有無で，管状腺腫と管状絨毛腺腫，絨毛腺腫に3大別される．管状腺腫と絨毛腺腫は生物学的には異なる性格を有しており，両者は別々に扱われることは妥当と考える．腺管絨毛腺腫は管状腺腫と絨毛腺腫の中間的態度を示すことが多い．

近年，鋸歯状腺腫を含めた鋸歯状ポリープが注目を集めている．それらについても記載を行った．

1. 管状腺腫（tubular adenoma）

大腸腺腫の組織像は成書に詳しいので，ここでは要点を記載する．

組織学的には上皮密度の高い管状腺管が密に増殖している（**図7-27上段左**の＊を参照．切れ方によっては，輪切りにみえることもある；図7-27上段左の＃を参照）．これらの腺管上皮の極性は比較的保たれており，著しい核の重層化は目立たない（図7-27上段右の線で囲んだ部分）．腫瘍の構成細胞は2種類みられ，一つは吸収細胞に類似したもので，一つは杯細胞である（図7-27下段左）．杯細胞は減少していることが多いが，目立つ症例もある（この症例ではやや目立つ）．時に大腸腺腫でもパネート細胞を認めることがある．

異型性によって腺腫を軽度，中等度，高度に分類する．欧米でも mild, moderate, severe に分類するが，わが国のそれと各々対応するわけではない．おおざっぱにいえば，欧米の severe はわが国の粘膜内癌に相当するとされている．最近の大腸癌取扱い規約の改訂で，腺腫を低異型度，高異型度に二分することになったが，これは従来の軽度，中等度異型を低異型度，高度異型を高異型度に振り分けただけである．ここには，新しい異型度に関する基準の提案や変更はほとんどなく，単なる言葉の言い換えにすぎない．かえって病理医が臨床医に伝えたい繊細な異型度の判定は失われている．したがって，ここでは従来どおりに，腺腫の異型度を軽度，中等度，高度の3型分類にして説明を行うことにする．

1）軽度異型腺腫

腺腔の形は管状で規則正しい（図7-27上段左）．しかし多少の腺腔の不規則性はみられることがある．核の極性は保たれている（基底側に核が並んでいること，図7-27上段右）．核の形態は紡錘形で，クロマチンの分布は均一である（図7-27下段左の線で囲んだ部分）．核小体は目立たないことが多く，細胞のN/Cも高くない（図7-27下段左）．図7-27下段右には別の軽度異型腺腫を示す．混在している正常腺管と比較して欲しい．

2）中等度異型腺腫

図7-27と見比べてみると両者の違いがよくわかる（**図7-28上段**）．軽度異型腺腫との違いは核密度，核の大きさ（N/C），核所見（クロマチンの増量程度，核小体の有無など）と極性（核の重層性）である．中等度異型腺腫のほうが，核密度が高く，核も大きい（図7-28下段）．核の重層化が比較的目立つ症例が多いが，極性は，全体として保持されている（図7-28下段）．構成細胞の核の大小不同は強くない．クロマチンの増量はより明確になっているが，著しい増量はない（図7-28下段の核を参照）．症例によっては乳頭状配列がみられることがある．

3）高度異型腺腫

高度異型腺腫も基本的には，管状構造をとる（**図7-29上段**）．図7-29中段をみると図7-28の中等度異型腺腫と比較して核密度がより高くなり，極性の乱れもより目立ってくる．拡大すると，核の重層性が強くなり，核の大小不同もみられる（図7-29下段）．しかし全体としての

C）腫瘍性病変

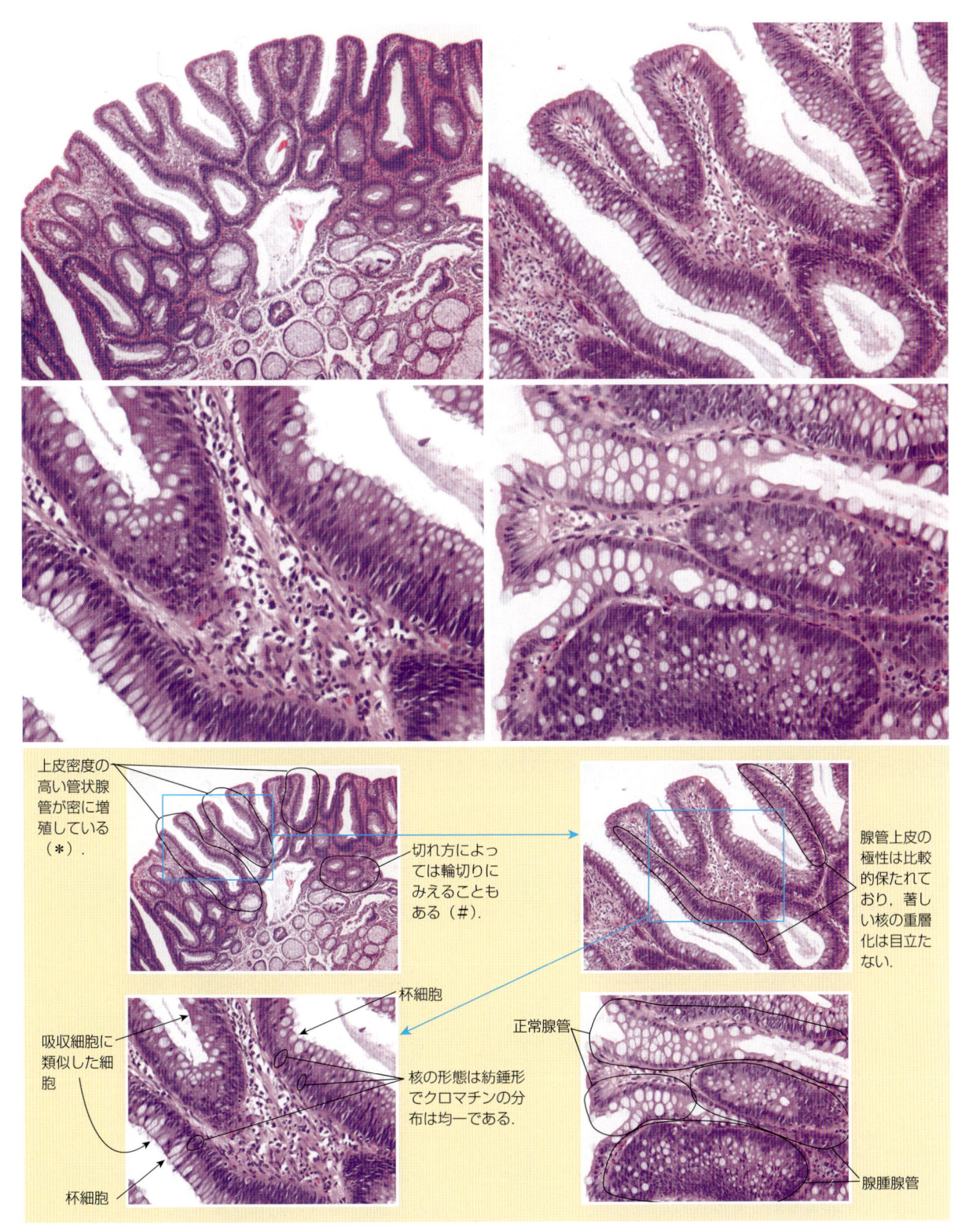

図 7-27 軽度異型腺腫の組織像（ポリペクトミー標本）

画像中の注記：
- 上皮密度の高い管状腺管が密に増殖している（＊）．
- 切れ方によっては輪切りにみえることもある（#）．
- 腺管上皮の極性は比較的保たれており，著しい核の重層化は目立たない．
- 吸収細胞に類似した細胞
- 杯細胞
- 核の形態は紡錘形でクロマチンの分布は均一である．
- 正常腺管
- 腺腫腺管

- 腺腔形成は規則正しく，著しい乳頭状傾向はない（上段左）．核が基底側に規則正しく並んでいる（上段右）．核の形も紡錘形が主体である（上段右）．クロマチンの分布も均一であることが観察できる（下段左）．
- 表層部分は腺管が縦切れしており（＊），中層部分は横切れしている（#）．

図 7-28 中等度異型腺腫の組織像（ポリペクトミー標本）

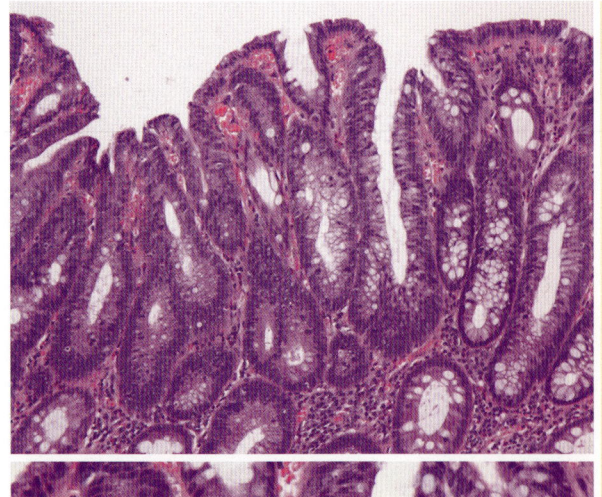

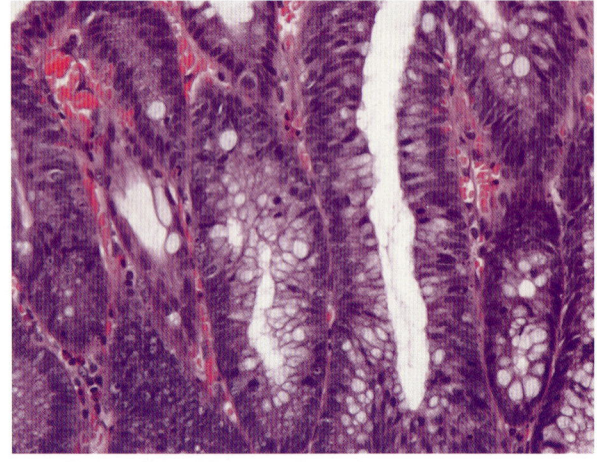

軽度異型腺腫　中等度異型腺腫

核の重層化が比較的目立つ

極性は全体として保持されている．

● やや細胞密度が高くなり，核の重層化も目立つようになる．腫大した核がみられる．しかし全体の核の極性は保たれている．

核の極性は保持されている（図 7-29 中段）．腺腔形成も不規則性が増し，分枝や乳頭状パターンが目立つようになることもある（この図ではこれらの所見ははっきりしない）．

4）粘膜内分化型腺癌

病理組織診断では，概念的には 4 種類の癌があるものと思われる．

① 細胞異型は強いが，構造異型は弱いもの
② 構造異型は強いが，細胞異型は弱いもの
③ 両者とも強いもの
④ 両者とも弱いもの

高度異型腺腫との鑑別はおもに ① と ② の場合に問題になる．

まず，③ の癌の典型例から説明する．図 7-30 上段をみると腺腔の形態に規則性がなく，方向性もでたらめに形成されているようにみえる（＊の部分）．この配列の不規則性は癌の診断に重要である．加えて周囲の腺腫とも明らかに境界を有している（癌の領域化）．図 7-30 中段で指摘した癌の部分では，核の極性はかなり乱れていることがわかる．隣接する腺腫の部分と比較すると，その違いは明瞭である．図 7-30 下段に拡大を示すが，核所見（クロマチン増量，核小体の有無），極性の乱れなども違いがはっきりしている．この症例は，腺腫内癌であるが，このカテゴリーの癌はもっとも診断しやすい癌

C）腫瘍性病変

基本的に管状構造をとる．

全体として極性は保持されている

核の大小不同がみられる

核の重層性が強い

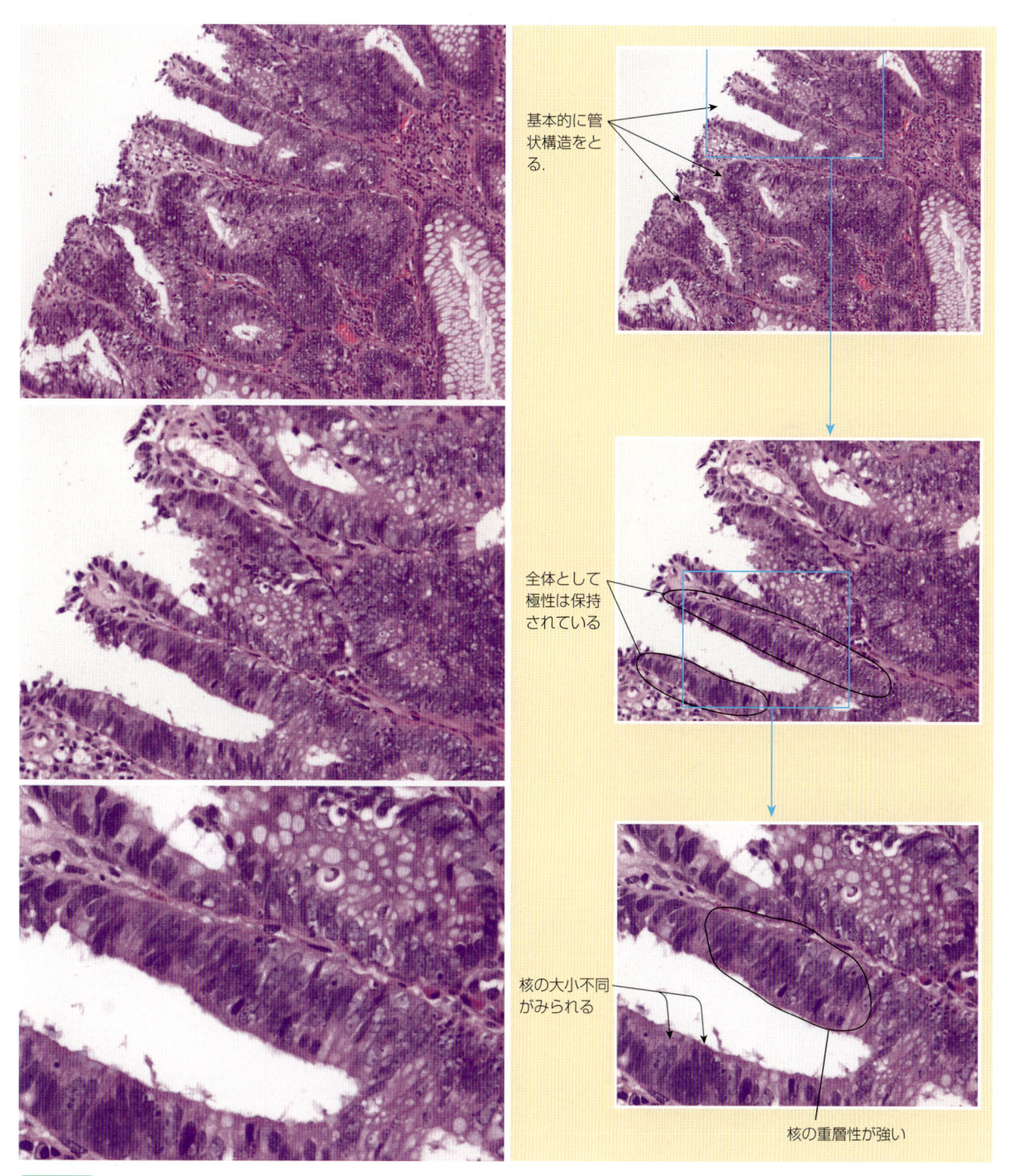

図 7-29 高度異型腺腫の組織像

● 核の大小不同がみられ，重層化も目立つが，核の全体の極性はまだ保たれている．癌との鑑別には全体像の印象（核クロマチンの性状，極性，核の形態など）が重要．局所のみをみて判断しないほうがよい．

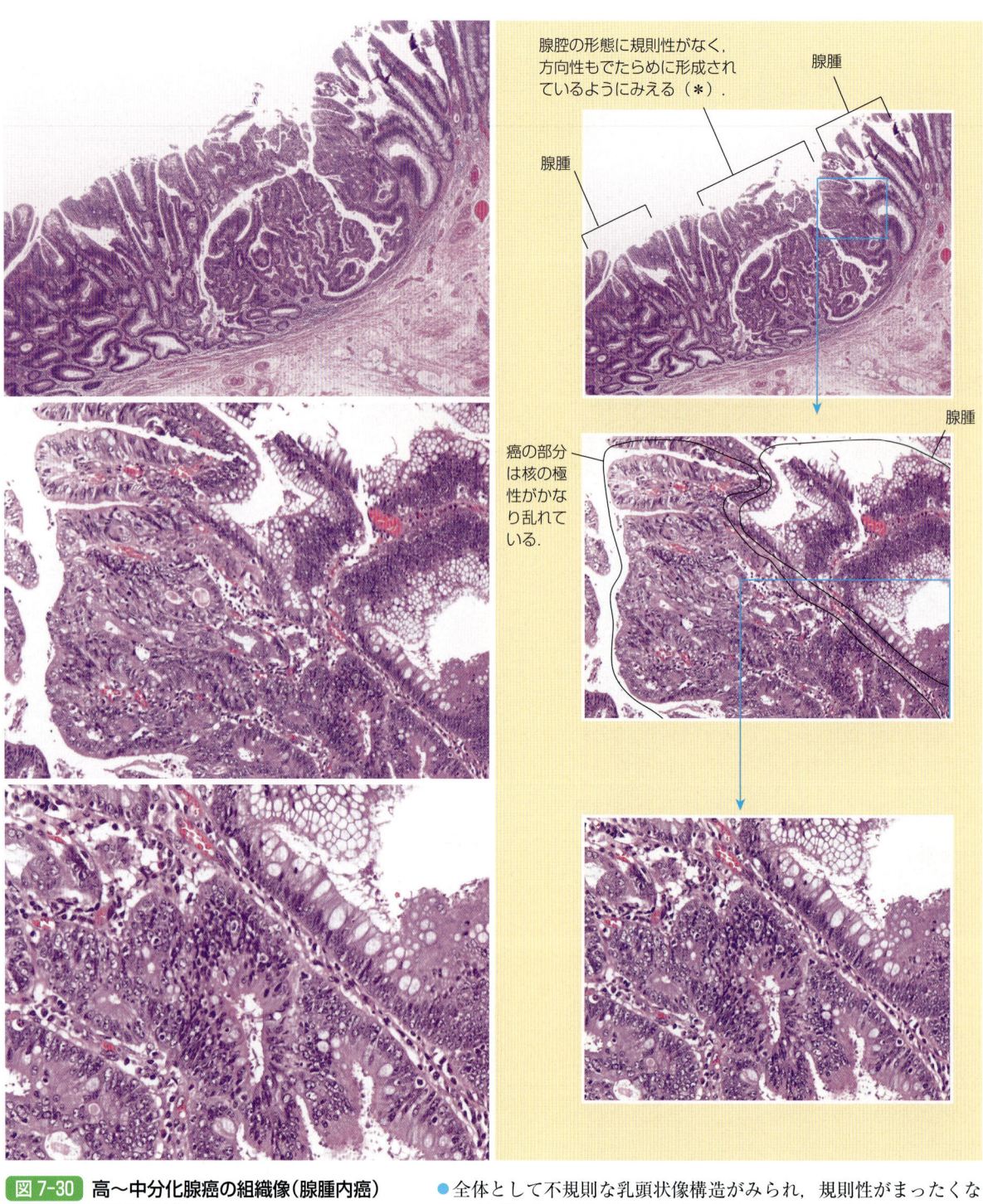

図 7-30 高〜中分化腺癌の組織像（腺腫内癌）（EMR 標本）

（画像内注釈）
- 腺腔の形態に規則性がなく，方向性もでたらめに形成されているようにみえる（＊）．
- 腺腫
- 癌の部分は核の極性がかなり乱れている．
- 腺腫

- 全体として不規則な乳頭状像構造がみられ，規則性がまったくない（上段＊）．細胞異型は強く，核クロマチンの増量（ヘテロクロマチンの増量），核の重層化，大小不同などが目立つ．周囲に腺腫がみられる．
- 中段：腺腫と癌の境界は明瞭である．癌ではクロマチンの増量，核の重層化が目立つ．
- 下段：癌細胞の核異型が強いことがわかる．

C）腫瘍性病変

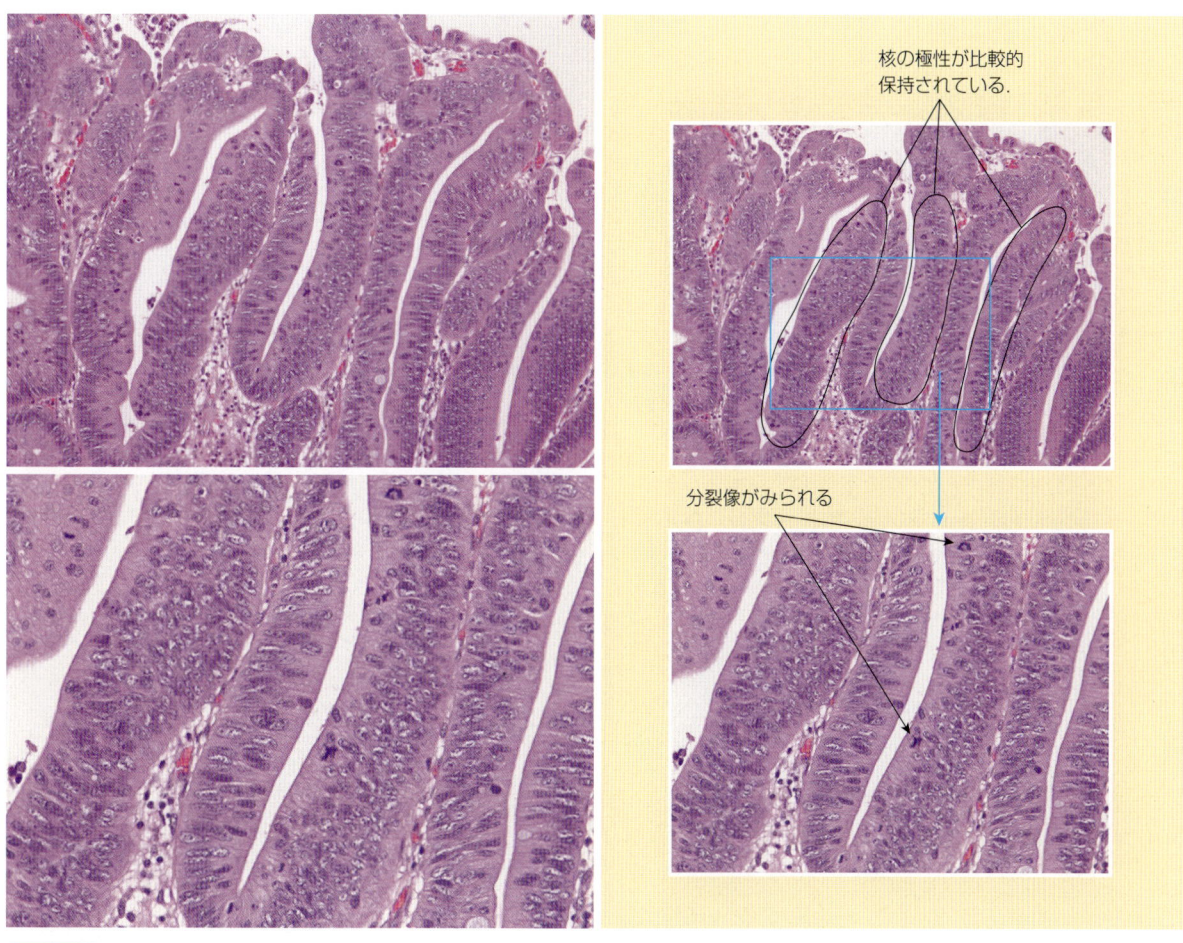

図 7-31　高分化腺癌の組織像（ポリペクトミー標本）
- 上段：管状の腺管がみられる．
- 下段：核の重層化が強く，細胞異型も強い．分裂像もみられる．

（図中）核の極性が比較的保持されている．／分裂像がみられる

である．

次に①の例を示す．**図7-31上段**に示した腫瘍腺管の形状は管状である．核の極性も比較的保持されている（図7-31上段）ので，この拡大では，高度異型腺腫との鑑別は困難である．拡大してみると，核の重層性，核クロマチンの増量，核小体の明瞭化など，癌としての所見を満足している．この程度の異型性を示せば，高分化腺癌として診断すべきである．それでは，**図7-32**はどうか？　図7-32の＊部分は，中等度異型腺腫である．＃の腺管と比較して欲しい．さらに＃を拡大してみると，核の重層化が目立ち，極性がやや乱れてくるのがわかる．分裂像もみられる．図7-31の腺癌と比較すると，クロマチンの性状が異なっていることがわかる．癌のクロマチンはオイクロマチンの増量であり，腺腫のそれはヘテロクロマチンの増量であることが多い．筆者は，この程度は高度異型腺腫としている（病理医によっては癌とすることがある）．

次に②の例である．**図7-33**では，不規則な分枝を示す乳頭状異型病変がみられる（図7-33上段）．かなりの構造上の不規則性があり，明らかに構造異型が強い．しかし，拡大してみると，核の形状は，紡錘形であり，クロマチンの増量も強くない．極性も保持されている．構造

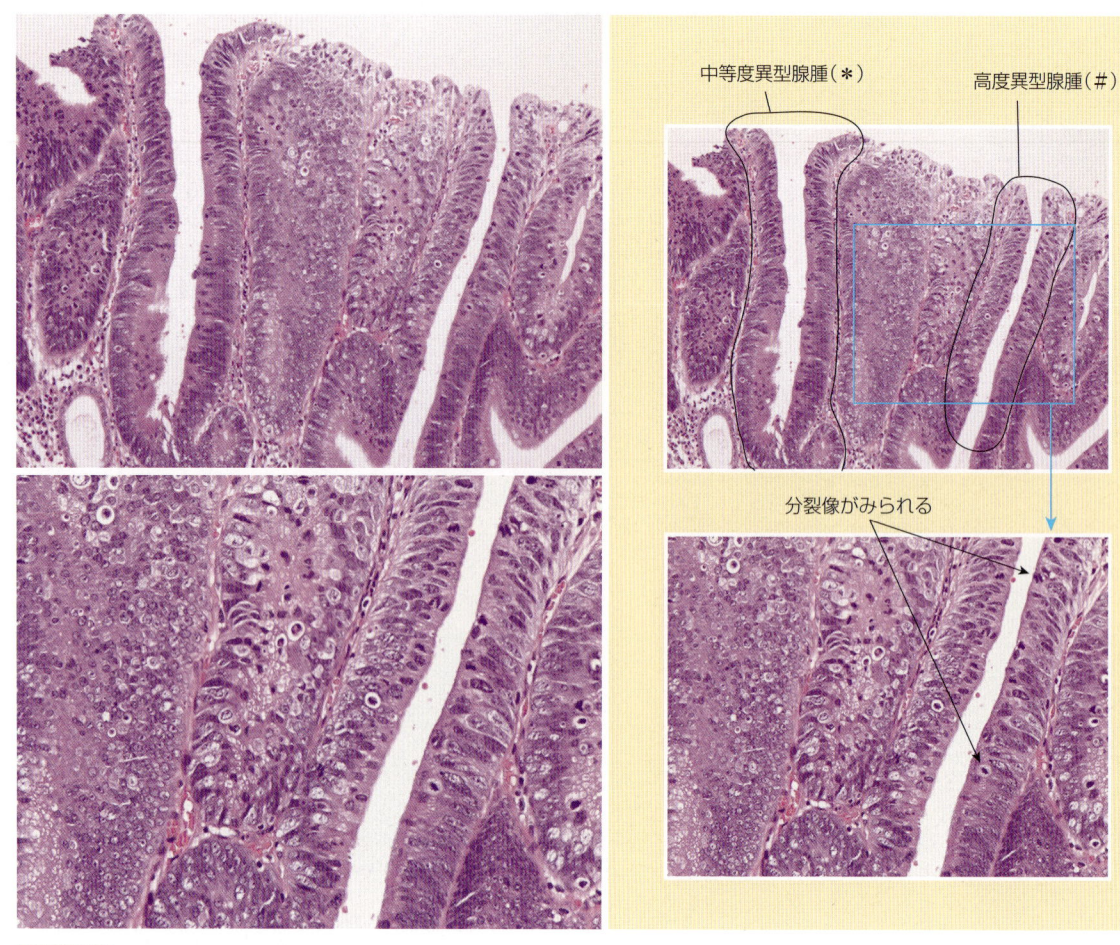

図 7-32 高分化腺癌と鑑別困難な高度異型腺腫の組織像（ポリペクトミー標本）

● 中等度異型腺腫と比較せよ．高分化腺癌との鑑別が困難である．

（図中ラベル：中等度異型腺腫（*），高度異型腺腫（#），分裂像がみられる）

は癌のそれであるが，細胞異型は腺腫である場合，診断は困難になる．著者は，この症例は，高度異型腺腫としているが，意見が割れるであろう．癌の診断に当たって，構造異型をとるか，細胞異型を優先するか，消化管病理専門医の間でもコンセンサスはない．ちなみに，この症例は p 53 蛋白陰性である．筆者の経験では，構造異型をどこまでとるかにもよるが，純粋な ② の癌は比較的珍しい．このタイプの腫瘍で，注意すべきことは，腺腫の budding 像を癌としての構造異型として捉えてしまうことである．**図 7-34 上段左**は腺腫の budding 像とした部分である（矢印部分，ほかにもある）．腺腫が新生腺管を作るときの像であり，癌としての構造異型ではない．癌の所見である篩状構造と見誤ってはいけない．図 7-34 上段右の線で囲んだ部分は，一見篩状構造にみえるが，これは budding であり，癌の cribriform（篩状構造）像ではない．図 7-34 下段左に拡大像を示す．核異型は，癌のそれではない（紡錘形，クロマチン増量など，腺腫に近い）．著者は中等度異型腺腫にしている．この種の異型病変で，p 53 蛋白が陽性になった経験は，著者自身はほとんどない．こうなると純粋な篩状構造をとり，細胞異型の乏しい癌というのは，実際にはきわめて少ないと思われる．図 7-34 下段右に典型的な中分化腺癌

C）腫瘍性病変

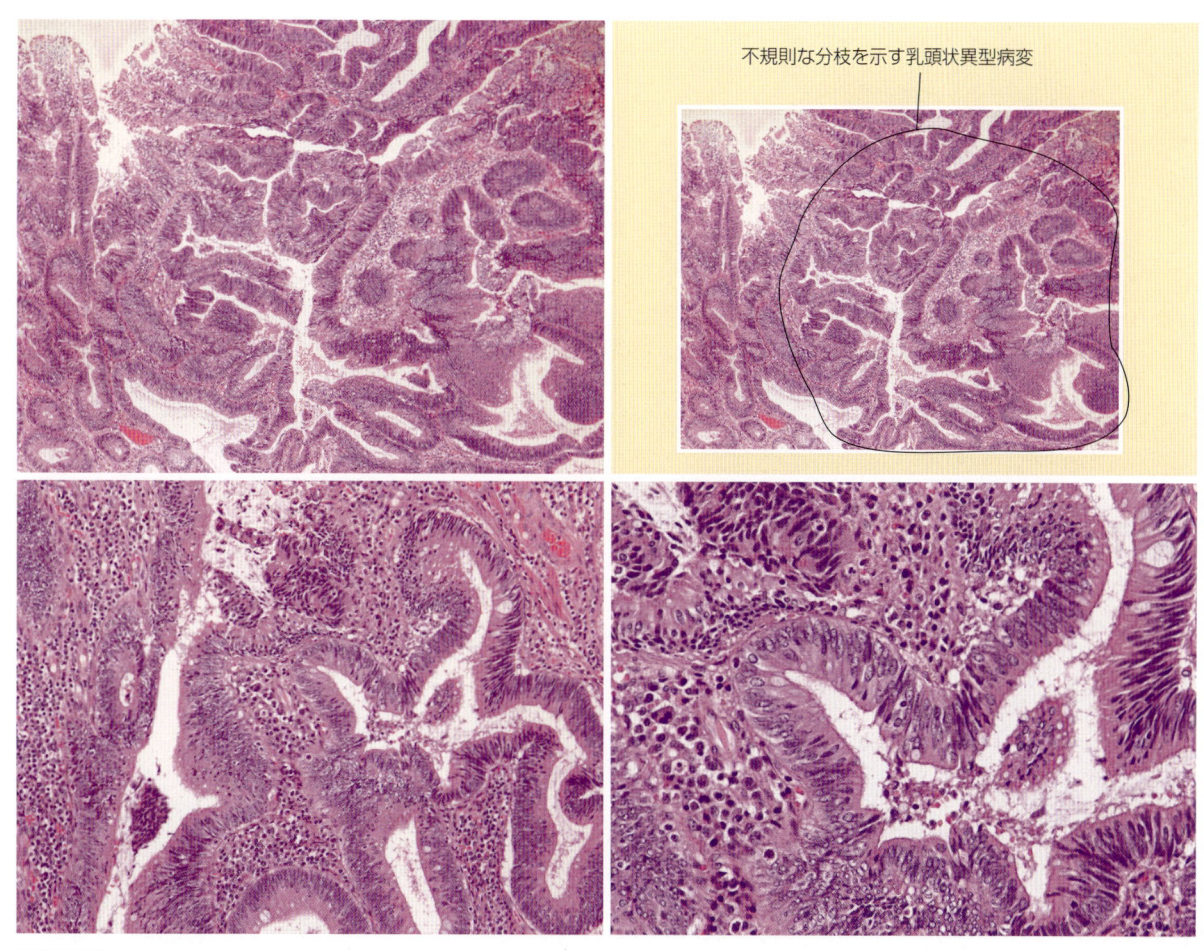

図7-33 構造異型の強い異型腺管（EMR標本）

不規則な分枝を示す乳頭状異型病変

● 構造異型は強く，乳頭状構造が目立つが，腺管の方向性には規則性がない．左を向いたり，右を向いたりしている（上段）．拡大してみると細胞異型は弱く，核の極性はよく保たれており，N/Cも高くない（下段左）．高度異型腺腫と診断する．

の像であるcribriform patternを示す．こうなると癌の診断にはまったく問題はない．

　④に相当する癌は，大腸ではほとんどない．胃癌では，腺窩上皮に類似した胃型癌が，これに相当する癌であるが，大腸ではほとんど経験しない．近年注目されている無茎性鋸歯状ポリープ（sessile serrated polyp）の癌化例には，これに相当するものがあるが，実際に遭遇することはまれである．

　癌の判定のおもな組織学的な基準は，①極性の乱れ（核の重層化など），②核の変化（円形化，大型化，核小体の多数化・巨大化，クロマチンの増量，核の空胞化），③高度異型病変の領域化（周囲との境界が明瞭になること），④構造異型（小型腺管・高度な乳頭状変化の形成），などであるが，どれか一つの有力な基準があるわけではなく，総合的に判定せざるをえない．筆者は，迷った場合は，腺腫側に診断するようにしている．大腸の粘膜内癌は転移することはなく，鑑別に迷うような微妙な例を癌に診断する実益はほとんどないからである．この点は胃癌と異なる点であり，初心者には注意が必要である．大腸の粘膜内癌の診断は原則的にはunderdiagnosisにしておくことが望ましい．

156　7. 大　腸

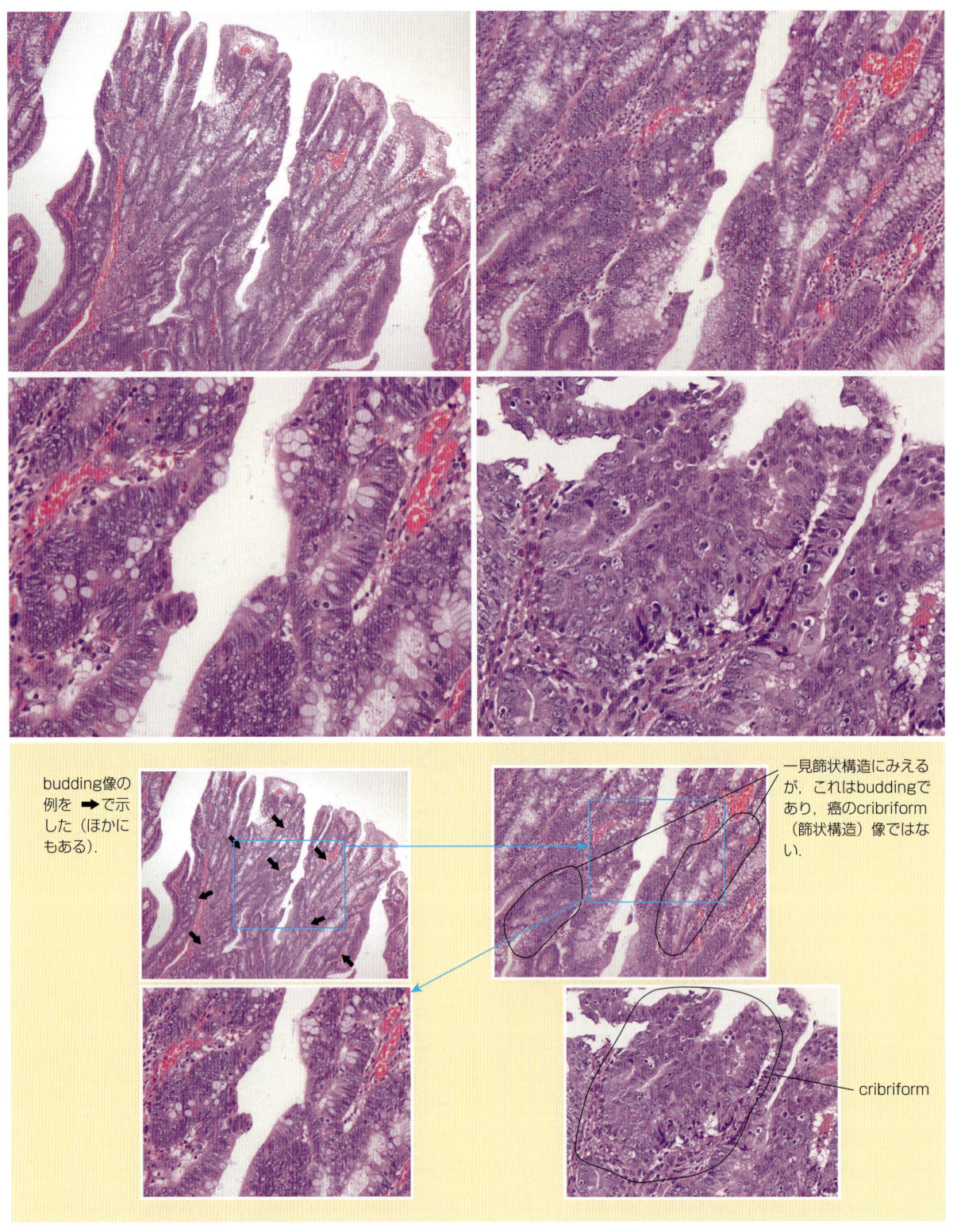

図 7-34　**Budding の目立つ腺腫（EMR 標本）**

- budding が目立つ腺腫（上段左右および下段左）．cribriform と間違わないことが必要．腺管上皮の極性はおおむね保持されており，核にも異型性は乏しい（下段左）．癌の cribriform（下段右，別症例）と比較せよ．

budding 像の例を ➡ で示した（ほかにもある）．

一見篩状構造にみえるが，これは budding であり，癌の cribriform（篩状構造）像ではない．

cribriform

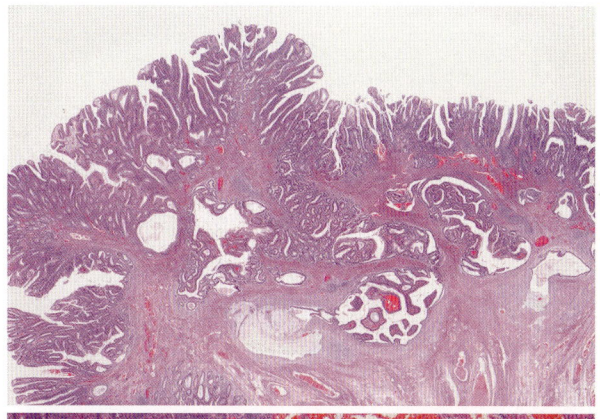

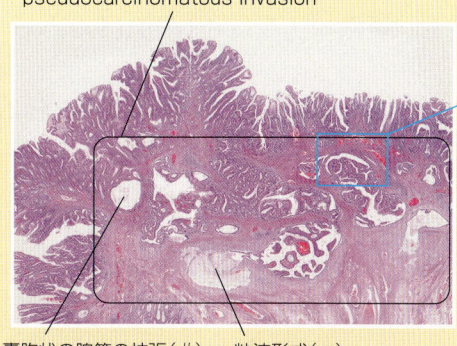

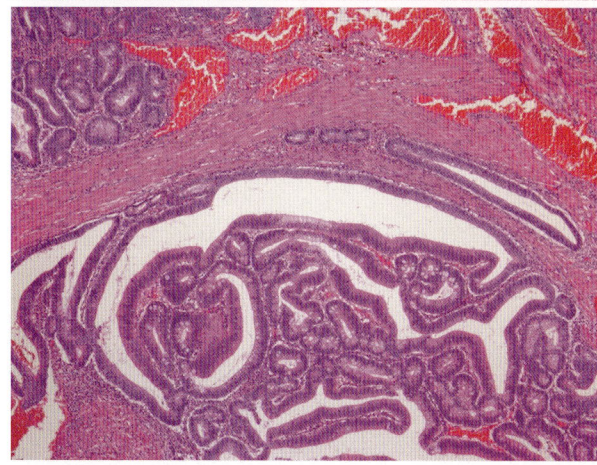

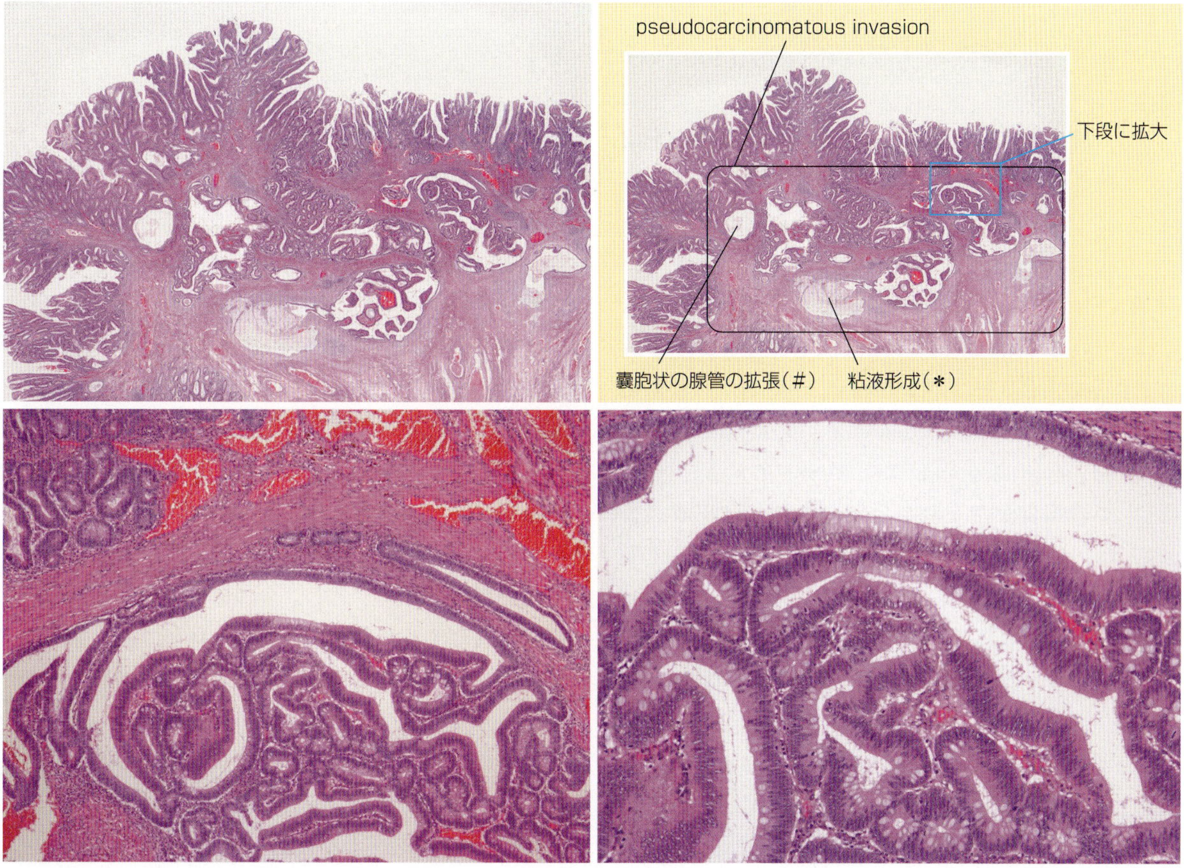

C) 腫瘍性病変 | 157

図 7-35 Pseudocarcinomatous invasion （手術標本）
- 粘膜下層に拡張した腺管や乳頭状腺管がみられる(上段).
- 粘液が貯留している部分もある(＊). 一般にヘモジデリンの沈着が目立つとされているが, この中にはない. 表層部分の異型腺管には癌の異型性はないことから, pseudocarcinomatous invasion という.

（図中ラベル: pseudocarcinomatous invasion／下段に拡大／囊胞状の腺管の拡張(#)／粘液形成(＊)）

2. pseudocarcinomatous invasion

異型腺管が粘膜下層にみられることがある（**図 7-35 上段**, 線で囲んだ部位が pseudocarcinomatous invasion である). 癌の粘膜下層への浸潤は desmoplastic reaction を伴うことが多いが, 腺腫の偽浸潤はそれがなく, 粘液形成（図 7-35 上段の＊）や出血やヘモジデリンの沈着（siderogenous desmoplasia）がみられる（これらはこの図にはみられない). しばしば囊胞様の腺管の拡張を認める（図 7-35 上段の#). pseudocarcinomatous invasion の発生機序は腺腫の茎がねじれに伴う粘膜の潰瘍化, herniation が原因と考えられている.

II. 鋸歯状病変(serrated lesion)

　最近鋸歯状を呈する病変が注目され，過形成性ポリープも含めて概念の混乱期にある．とくに，JassらによりMSI(microsatellite instability)陽性癌の前駆病変として注目されるようになってから，腫瘍発生の点からも重要性が増している．鋸歯状病変には，大きく分けて，①過形成性ポリープ(hyperplastic polyp)，②鋸歯状腺腫(serrated adenoma)，③sessile serrated polyp(adenoma，略してSSPとする)，の三つの病変が含まれている．これらは現時点では，いずれも生物学的性状が異なっていると考えられている．①は，従来から癌化をしないものと考えられており，無害な病変とされてきた．この考え方は，現在でも大枠で維持されている．②は図7-36に示すような，特徴的な組織像を示す病変である．図7-36に示したように，鋸歯状腺腫の特徴は，①乳頭状増殖(図7-36上段)，②鋸歯状腺腔を呈すること(図7-36中段)，③その鋸歯状腺腔は基底膜より腺腔側に鋸歯状所見を有すること(図7-36下段：直線より腺腔側に鋸歯状病変があることに注目)である．管状腺腫の亜型と考える説と生物学的にも異なる腫瘍と考える説がある．癌化率は他の管状腺腫と変わらないとされているが，正確な率は不明である．

　③のSSPは現在病理医間でもっとも診断が混乱している病変である．本邦では存在に否定的な研究者もいるが，少なくともその存在は認められつつあるのが現状であろう．問題は診断基準で，本邦ではコンセンサスの得られた診断基準は未だない．ここでは，現在われわれが用いている診断基準を示す(表7-1)．十分な組織学的診断基準のコンセンサスが得られるまで，①右側発生，②無茎性病変，③大きさが大きいこと(10mm以上が原則であろう)の三つの所見を加えておいたほうが，過剰診断をしないですむのではないかと考える．われわれが診断した症例を図7-37に示す．図7-37上段はルーペ像である．線で囲んだ部分には，鋸歯状腺腔が目立つ(上方に目立つことに注意，図7-37下段左)．図7-37下段右に拡大像を示す．異型性が乏しく，その点でSSPが腫瘍性かどうか議論になっている．最近は，腫瘍性の異型を有するタイプと，異型が軽度であるタイプに分けて記載することもある．今後，検討がなされるであろう．

　以前は，異型細胞が陰窩の下方に限局するときは過形成ポリープとし，全体に及ぶときは鋸歯状腺腫とする傾向があったが，現在では，あまりに単純で，診断には適していないと思われる．増殖関連抗原であるKi-67を染色して増殖細胞の陰窩内の分布をみる方法も参考にはなるが，鑑別の絶対的方法とは思われない．

　一つのポリープの中に管状腺腫と過形成ポリープの像がみられることがあるが，これはmixed adenomatous and hyperplastic polypとして鋸歯状腺腫とは分けて扱う必要がある．鋸歯状腺腫はあくまでポリープの多くの部分が鋸歯状パターンを呈する腺腫の場合をいう．

表7-1　SSPの診断基準

1. 陰窩の下部におけるもしくは全層性の誇張された鋸歯状形態
2. 陰窩の分枝の増加
3. 拡張した陰窩
4. 陰窩の底部の拡張(boot-shaped crypt)
5. 核の重層化を伴う核の異型化

C）腫瘍性病変

乳頭状増殖

鋸歯状腺腔
（指摘した箇所以外にもある）

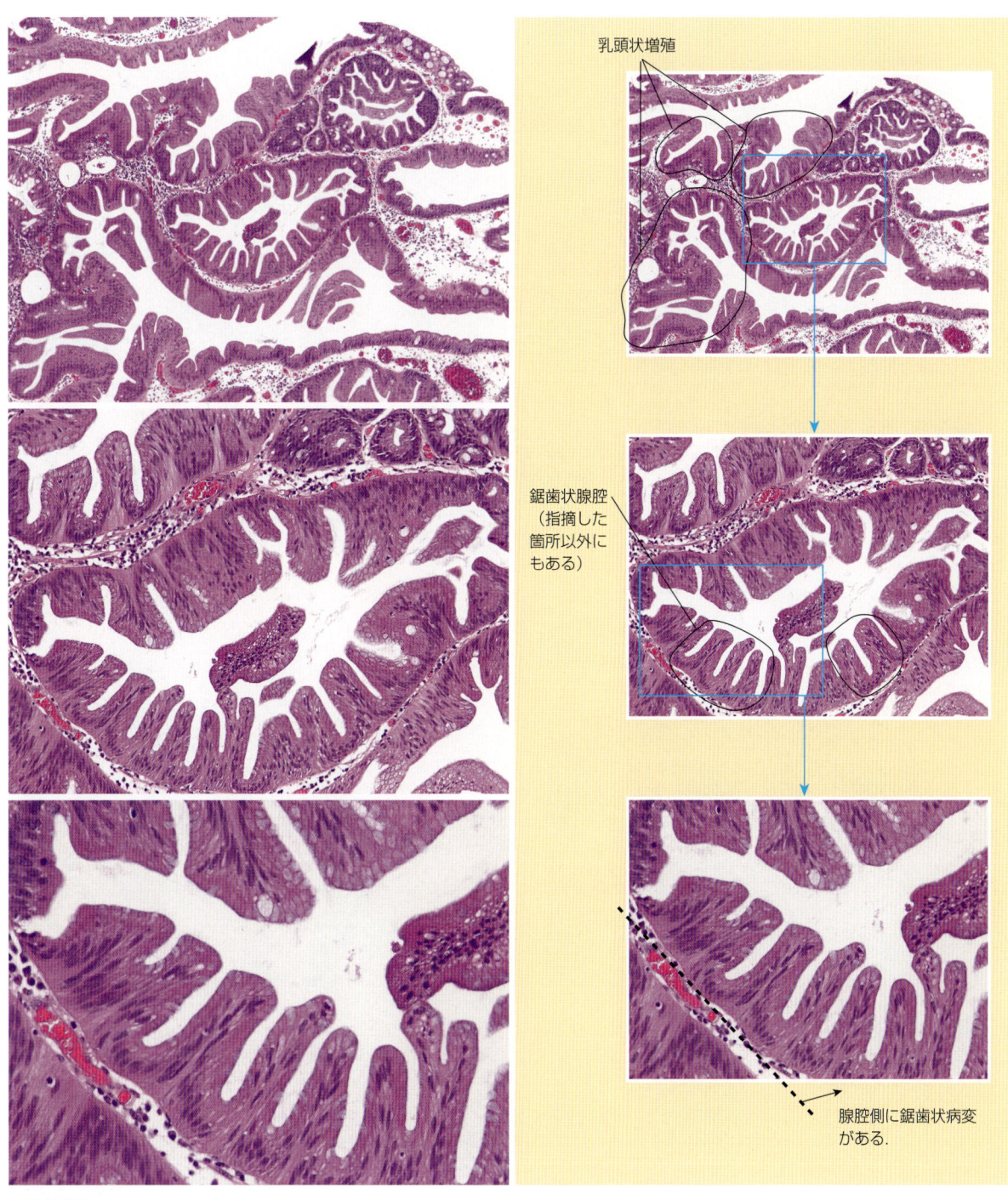

腺腔側に鋸歯状病変がある．

図 7-36　鋸歯状腺腫の組織像
　　　　　（ポリペクトミー標本）

● 鋸歯状構造が腺管全体にわたってみられる．核の極性はよく保持されている．明らかに通常型腺腫とは像が異なることに注目して欲しい．

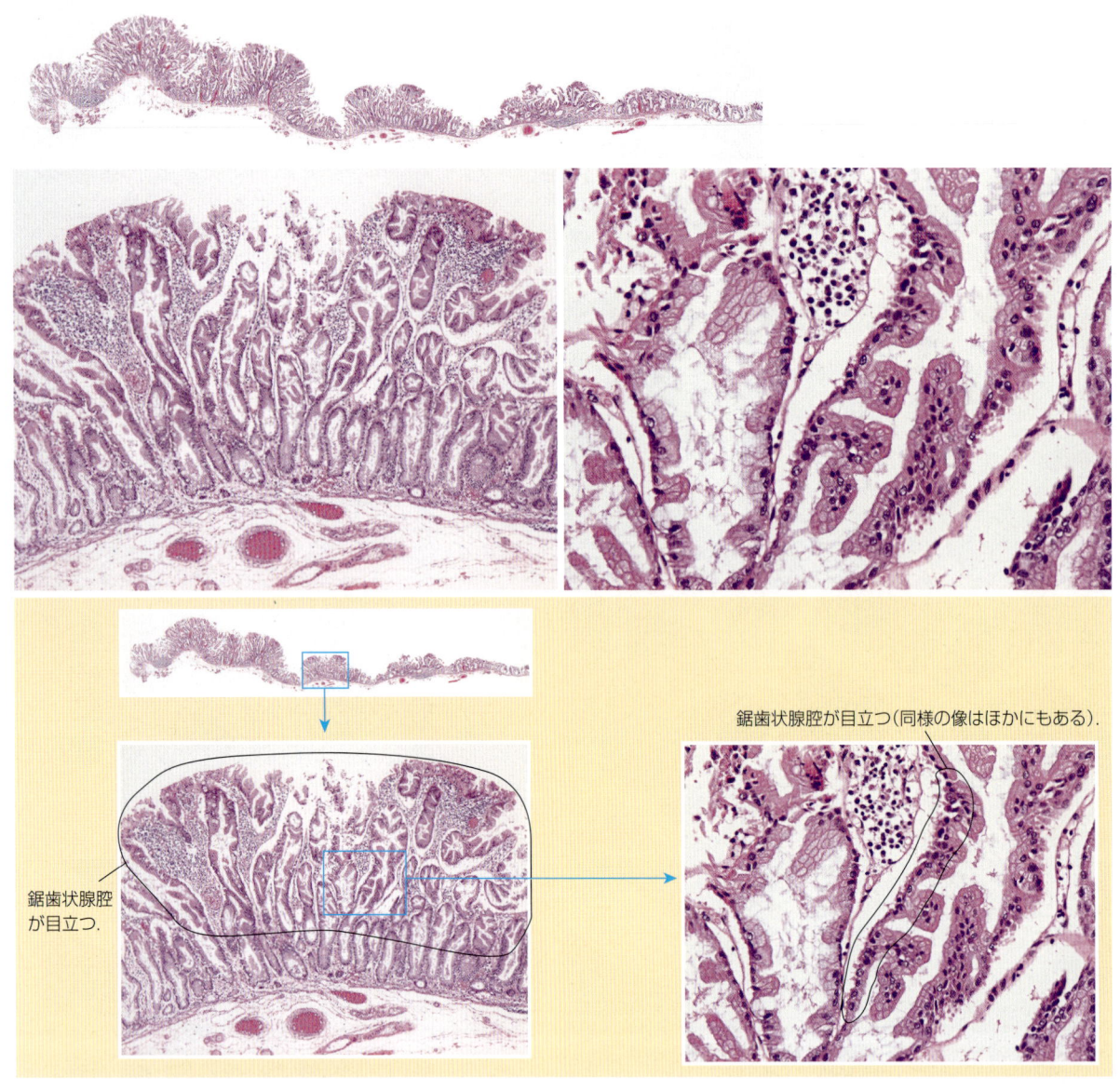

図 7-37 Sessile serrated polyp（EMR 標本）

● 一見すると通常の過形成性ポリープと区別がつかない．上段はルーペ像．下段はその拡大像．鋸歯状腺腔が上方におもにみられることに注意．

鋸歯状腺腔が目立つ．

鋸歯状腺腔が目立つ（同様の像はほかにもある）．

C）腫瘍性病変 | 161

III. 管状絨毛腺腫（tubulovillous adenoma）

　管状絨毛腺腫は，管状成分と絨毛成分が混在している腺腫をいうが，後述の絨毛成分が混在していると考えると，診断を間違うおそれがある．筆者は，このタイプの腺腫には，二つタイプがあると考えている．一つは，真に絨毛腺腫が混在しているタイプで，これは比較的まれである．日常われわれが遭遇するタイプは2番目のタイプで，**図7-38 上段**にそのルーペ像を示す．図中に絨毛状といわれる部分を指摘したが，乳頭状のほうが表現的には合っている．下段の拡大像に示した管状腺腫部分と比較して欲しい．

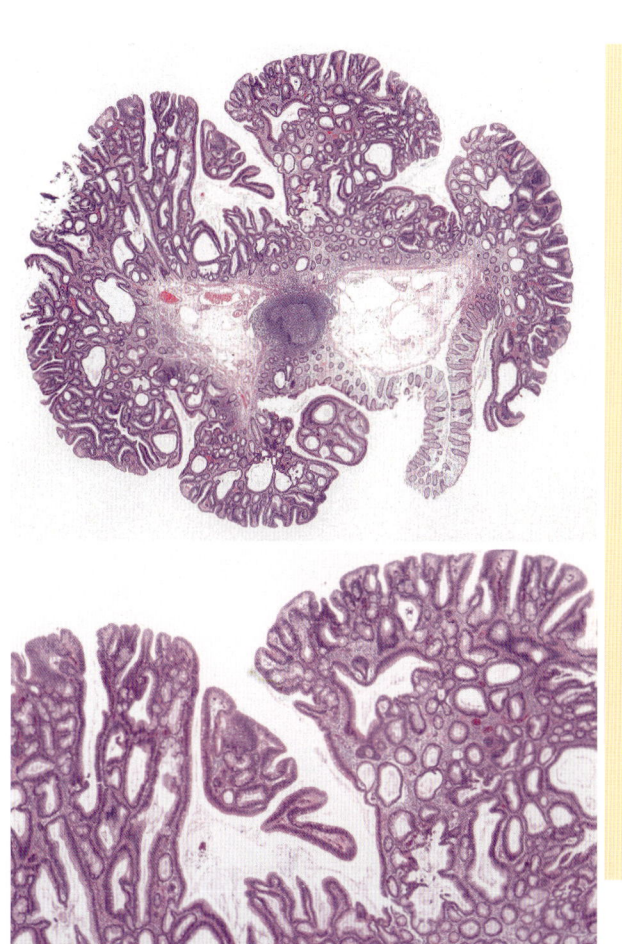

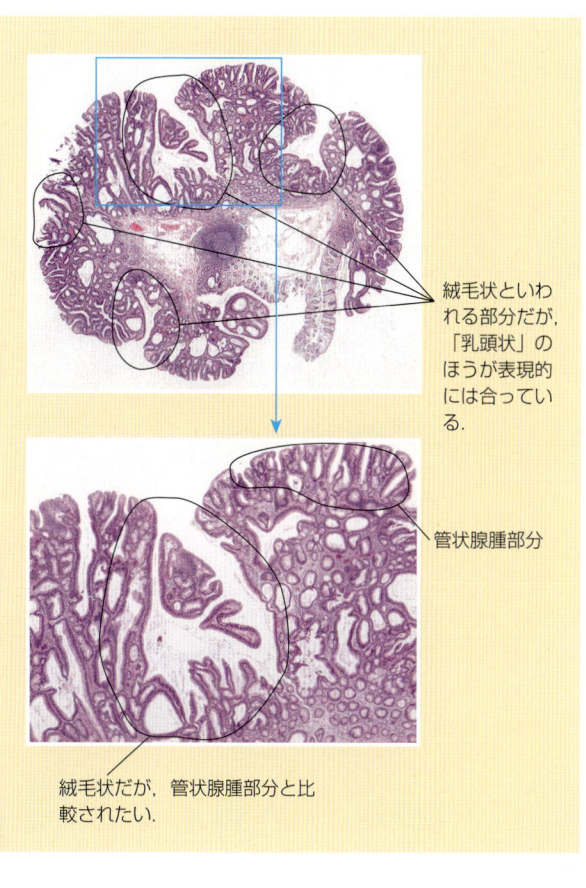

絨毛状といわれる部分だが，「乳頭状」のほうが表現的には合っている．

管状腺腫部分

絨毛状だが，管状腺腫部分と比較されたい．

● 管状絨毛腺腫には二つのタイプがある．日常遭遇するタイプは，このタイプである．

図7-38 管状絨毛腺腫（ポリペクトミー標本）

IV. 絨毛腫瘍(villous tumor)

　本邦ではまれで大腸腺腫の1%程度にすぎない．この差は人種的な要因もあろうが，絨毛腺腫の診断基準の差も大きいと思われる．絨毛構造が50%以上あれば絨毛腺腫とする立場と，90%以上ないと絨毛腺腫と診断しない立場などがある．

　図7-39に組織像を示す．管腔に向かって垂直に伸びた分岐に乏しい腫瘍腺管の増殖が特徴である（図7-39左の＊）．間質は非常に狭く，基底膜が互いに隣接しているようにみえる（図7-39右の矢印で挟んだ部分）．切れ方によっては管状にみえたり，乳頭状を呈することもある

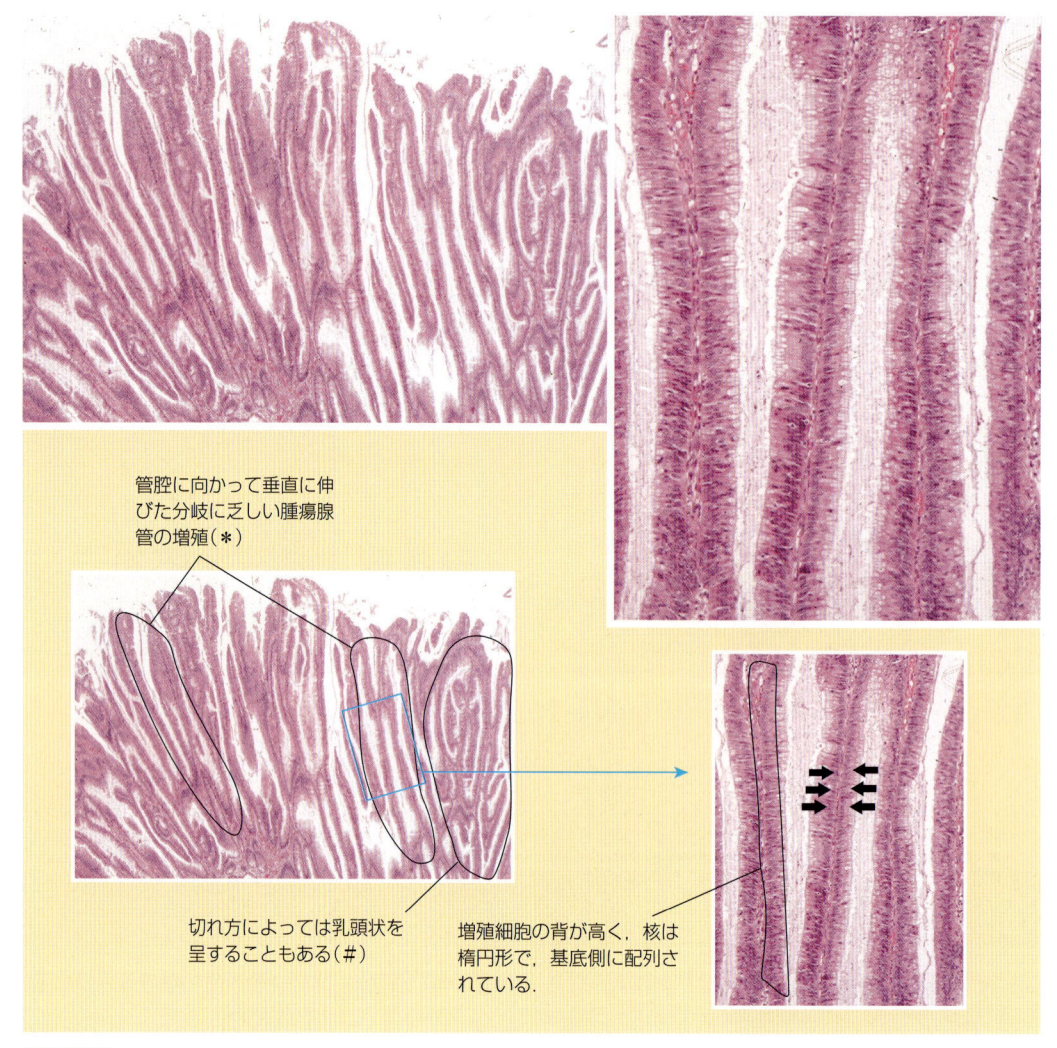

図 7-39　絨毛腫瘍の組織像（ポリペクトミー標本）

- 管腔に向かって垂直に伸びた分岐に乏しい腫瘍腺管の増殖（＊）
- 切れ方によっては乳頭状を呈することもある（#）
- 増殖細胞の背が高く，核は楕円形で，基底側に配列されている．

● まっすぐ伸びた腺管の増殖がみられる（＊）．部分的に乳頭状構造もみられる（#）．核の極性は保持されている（右図の囲んだ部分）．狭い間質も特徴的である（右図の矢印で挟んだ部分）．

(図7-39左の＃部分)．増殖細胞の背が高く，核は長楕円形で，基底側に配列されている(図7-39右の線で囲んだ部分)．パネート細胞や好銀細胞もみられる．

絨毛腺腫は malignant potential が高いことが指摘されている．概念的には絨毛腺腫と絨毛腺癌に分けることができるが，組織像のうえからは両者を明確に分けることは困難である．絨毛腫瘍とされるゆえんである．

V．表面陥凹型腫瘍の病理組織診断

1）表面陥凹型腺腫

図7-40にその典型例を示した．核密度が高く，通常の隆起型腺腫より混んでみえる(図7-40上段)．非腫瘍性の腺管(図7-40下段左)を圧迫している像もしばしばみられる．核も紡錘形より楕円形，類円形核で，N/C も高くみえる(図7-40下段右)．しかし核の極性は保持されており，重層化も目立たない．

2）表面陥凹型腺癌

図7-41には陥凹型腺癌の像を示す．上段は手術標本で，矢印の部分に病変がみられる．下段左はルーペ像で，管状構造を示す異型腺管が密に増殖している．↑の部分には粘膜下層浸潤がみられる．下段右にはその拡大像を示す．腺腫腺管と比較して腫瘍腺管に明らかに不規則性がみられる．

表面陥凹型の病理組織診断も上記の特徴を踏まえて，通常の隆起型と同様の診断基準で構わないと思われる．陥凹型を特別視して診断基準を変更する必要はないと考える．

おわりに

大腸の腫瘍性病変の生検診断は高度異型腺腫と高分化腺癌との鑑別の問題につきると思われる．本邦においては統一された見解はなく，専門家の間でも意見が分かれることがしばしばである．粘膜内癌は転移しないのであるから over diagnosis だけは厳に戒めるべきである．

7. 大 腸

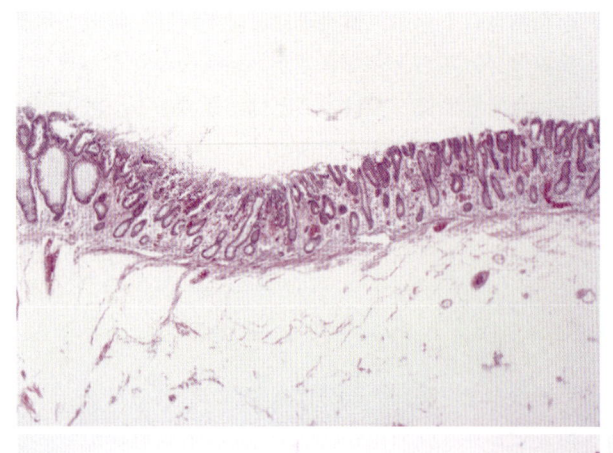

- 腺腫腺管と腺腫腺管の間に非腫瘍性腺管がみられる（下段左）．その両脇は腫瘍性腺管（腺腫腺管）．腺腫腺管が全層置換されていない部分が多いが，全層置換されることが癌の診断根拠にならない．

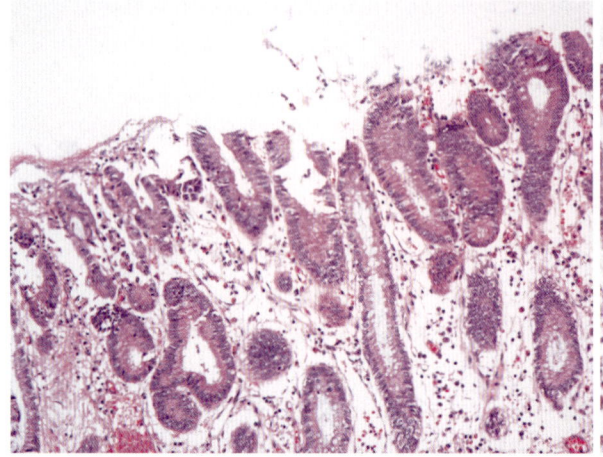

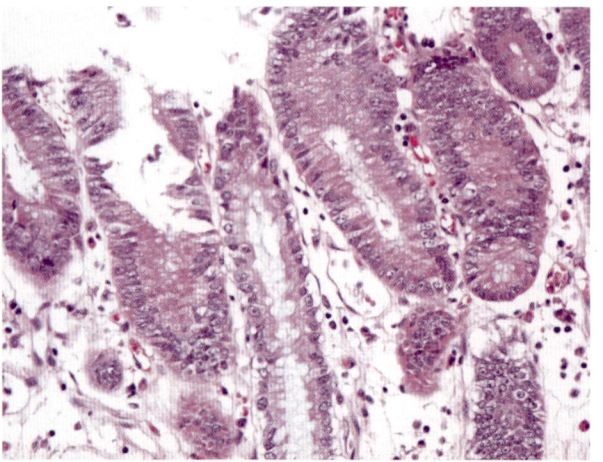

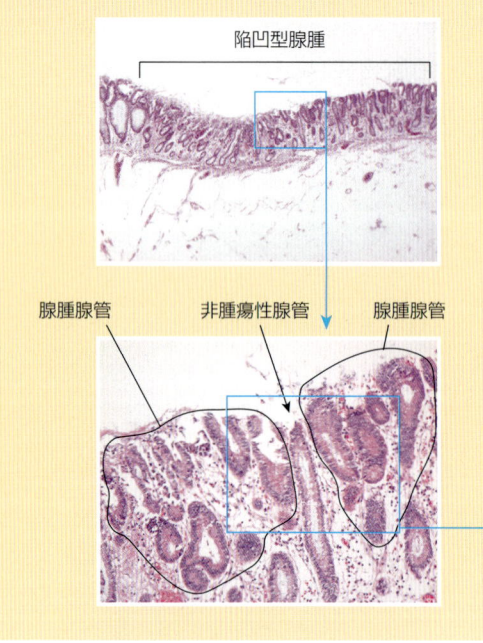

陥凹型腺腫

腺腫腺管　　非腫瘍性腺管　　腺腫腺管

核は紡錘形よりも楕円形，類円形核で，N/C比も高くみえるが，極性は保持されており，重層化も目立たない．

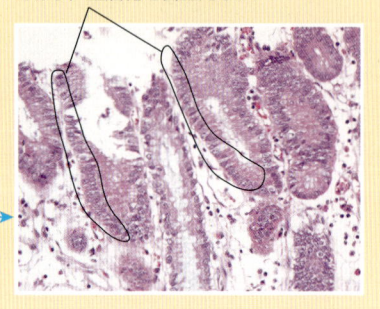

図 7-40 表面陥凹型腺腫の組織像（EMR 標本）

C）腫瘍性病変

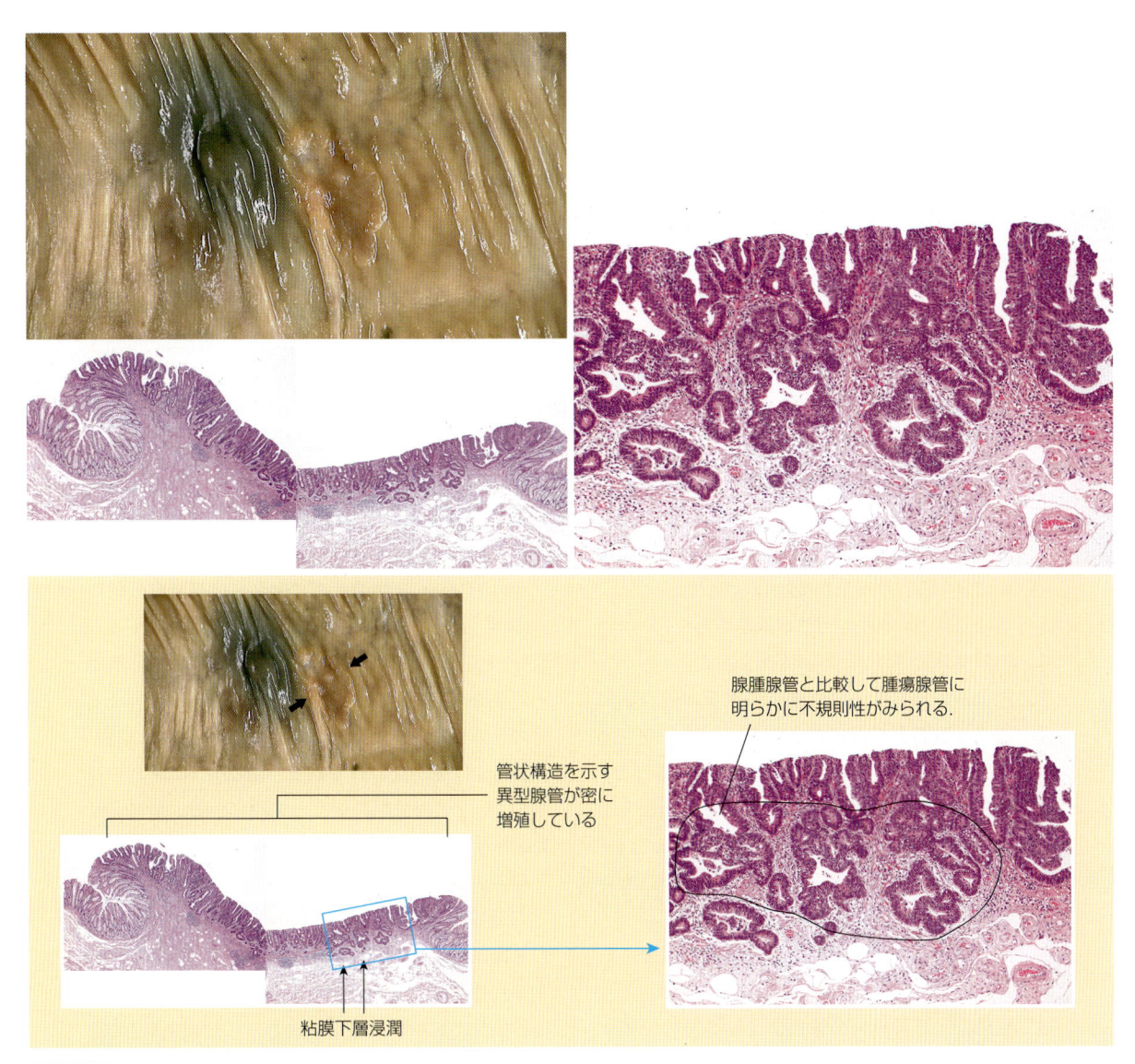

図 7-41 表面陥凹型腺癌の組織像
（手術標本）

腺腫腺管と比較して腫瘍腺管に明らかに不規則性がみられる．

管状構造を示す異型腺管が密に増殖している

粘膜下層浸潤

- 癌は粘膜下層に浸潤している（下段左）．腫瘍腺管には，不規則性がみられる（下段右）．

文献

1) 武藤徹一郎：大腸ポリープ・ポリポーシス．医学書院，東京，1993
2) Rosai J：Gastrointestinal tract-colon. Rosai (ed)：Rosai and Ackerman's Surgical Pathology. Mosby, New York, 2004；799-821
3) 菅井 有，幅野 渉，中村眞一，他：大腸腫瘍性ポリープの生検病理．臨牀消化器内科 1997；12：1517-1524
4) Day DW, Jass JR, Price AB, et al：Morson and Dawson's Gastrointestinal Pathology. Blackwell, USA, 2003；551-609

（菅井 有）

コラム

■ 大腸癌取扱い規約改訂について ■

2006年3月大腸癌取扱い規約第7版が発刊された．1998年に発刊された第6版と比較して病理関係で変わったことを以下に記す．

1. 占居部位でRSが独立した．
2. 肉眼型分類の1型：腫瘤型が隆起腫瘤型となり，表在型の亜分類のうちⅢ型：陥凹型が廃止された．
3. 粘膜下層浸潤癌での浸潤距離を測定することおよび測定の仕方および漿膜を有しない部位での固有筋層を越えて浸潤する癌の浸潤距離を測定する方法が新たに加わった．
4. 切除大腸の切り出し方法が図示された．
5. 肉眼型分類のカラー写真が加わった．
6. 組織型では良性上皮性腫瘍の腺腫の亜分類に鋸歯状腺腫が新たに加わった．悪性上皮性腫瘍は腺癌の組織亜型に乳頭腺癌が加わるなど，胃癌の組織型分類とよく似ている．また非上皮性腫瘍の亜分類にgastrointestinal stromal tumor (GIST) が加わり，リンパ腫の分類も詳細になった．
7. 間質量および浸潤増殖様式の記載が追加された．
8. 癌成分と腺腫成分の量比による3型の分類が廃止された．
9. 大腸生検組織診断分類(Group分類)が改訂された．
10. 腸管壁外の脂肪織内などのリンパ節構造のない癌巣に関する組織写真が新たに加わった．

全体としては，組織型分類や間質量・浸潤増殖様式の記載など，また切り出し方法図や肉眼型分類のカラー写真を加えるなど，胃癌取扱い規約に近くなったように思う．これは食道，胃，大腸の取扱い規約を最低限同じようにして使い勝手が良いようにしようという，利用者の声を反映した形になったと考える．

一方よく聞かれる疑問は，#8の癌成分と腺腫成分の量比による分類記載が廃止されたことである．Cancer in tubular adenoma, Cancer with villous adenomaなどは日常よく用いられる診断用語である．また大腸癌の組織発生を考えるうえでも重要な概念である．規約に記載がないからといって用いなくてもよい診断用語でなく，今までどおり用いて欲しい．

#9のGroup分類の改訂に関しては異型度分類から診断分類に傾いているように考えられる．Group Xが新設されたが，生検材料が診断可能か不可能かの吟味がなされることで，必要不可欠な項目である．Group 1, 2は非腫瘍性，Group 3は腺腫，Group 4は癌が疑われる病変，Group 5は癌とされていたが，この分類に従うと非腫瘍か腫瘍か判定困難な病変が入る所がない．

現在大腸癌研究会の規約委員会では#8の癌成分と腺腫成分の量比による分類の記載の復活や，#9のGroup分類の再吟味を行っている．異型度分類から疾患群分類への転換と，Group 2を，腫瘍性か非腫瘍性か判断の困難な病変とし，また図譜の改定も大幅に行う予定である．

#3の浸潤距離の測定に関しては，本来定性的な病理診断学に定量的手法が入ってくるわずらわしさが付きまとうことである．また具体的には粘膜筋板の同定の方法や測定の仕方，有茎型か亜有茎型かの判定方法など，現場で戸惑うことも多いと思う．

(中村眞一)

8 消化管全般にわたる疾患

A）悪性リンパ腫

2001年のWHOのリンパ腫の分類[1]に従うと，消化管原発のそれはmucosa-associated lymphoid tissue（粘膜関連リンパ組織；以下MALTと略す）リンパ腫，びまん性大細胞型B細胞リンパ腫が大半を占める．そのほかマントル細胞性リンパ腫は広い範囲の消化管を侵す傾向があり，十二指腸の下行脚では濾胞性リンパ腫が頻発する．小腸ではT細胞性リンパ腫が比較的多くみられる．増殖の速いBurkittリンパ腫は若年に多い傾向がある．消化管のなかでは胃に発生するものが7〜8割を占めてもっとも多く，治療的にも外科療法のほかの各種療法が近年脚光をあびているので，胃の（低悪性度）MALTリンパ腫にもっとも多くの紙数を割くことにする．

I．胃MALTリンパ腫の診断基準と診断の実際

MALTリンパ腫の組織学的特徴は成書[2]に詳しいが，簡略にまとめると以下の4点になる．①リンパ腫細胞はcentrocyte-like cells（CCL cells）の形態をとることが多く，時にmonocytoid B cellといわれる細胞形態も示す．②リンパ腫細胞が上皮腺管とともにlymphoepithelial lesion（LEL）を形成する．③しばしば形質細胞への分化がみられる．④マントル帯の外側にリンパ腫細胞の増殖がみられるのが基本形であるが，胚中心内にリンパ腫細胞が浸潤しfollicular colonizationを形成することがある．これを実際の症例でみていくことにする．

図8-1〜4の症例は胃体上部から中部に多発性潰瘍がみられたもので，**図8-1**は弱拡大像である．最初に気づくのは腺管密度の減少である．他項（たとえば第4章）の写真と比較するとその差が明らかである．中拡大（**図8-2**）では腺管の減少した部には正常リンパ球よりは大きい核を有する細胞が浸潤性に増生していることがわかる．また，注意深くみると，その中に不規則な形の淡好酸性の胞体を有する上皮細胞の集塊を認めることができる（**図8-3**）．強拡大（図8-3），最強拡大（**図8-4**）にすると，増生細胞は細長い核をもつが，なかには切れ込みをもつものがあり，"雑巾を絞ったような"形態を示していることがわかる．このような核の形状はリンパ節などにみられる胚中心内のcentrocyteに似ていることからCCL細胞と呼ばれている．

これらの細胞は破壊変形された上皮細胞と混在した形で増殖しており，これがLELと表現される．LELはリンパ腫細胞の浸潤による産物で，腺管の破壊があることはいうまでもないが，腺管はただ破壊されるだけではなくかなりの変形を示す．この症例では強拡大で上皮細胞の核分裂像があり，上皮がただ単に受身でないことを示唆している．

ここまでMALTリンパ腫の特徴の①と②を満たしたことになる．典型的な所見があ

8. 消化管全般にわたる疾患

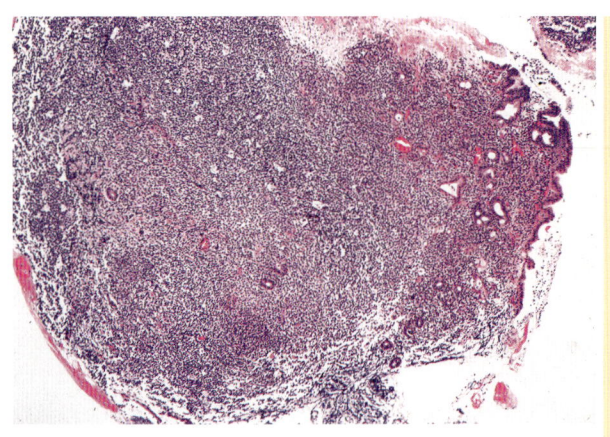

図 8-1 胃 MALT リンパ腫（生検標本，全体像）

生検材料 1 個のほぼ全体像が出ているが，採取材料の大部分では本来あるべき腺管が消失し，特別な構造を示さない腫瘍細胞が浸潤性に増殖している．とくにこの領域には腺管は認めない．

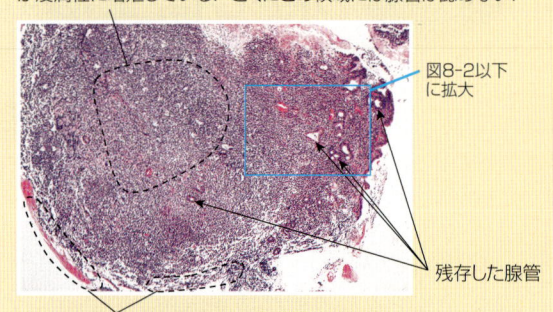

図8-2以下に拡大

残存した腺管

採取時の artifact を受けているが，全体としてはうまく採取されている．リンパ腫は artifact を受けやすいので，よく切れる鉗子で採取してもらいたい．

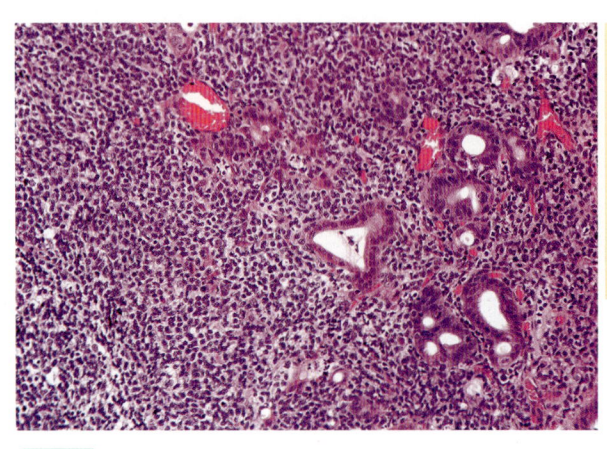

図 8-2 胃 MALT リンパ腫（中拡大像）

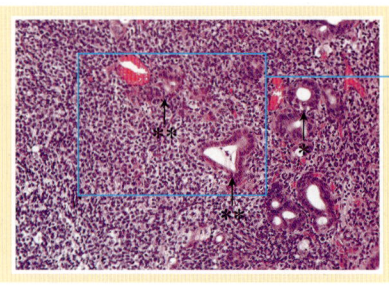

図8-3に拡大

- 図 8-1 囲みの拡大であるが，腺管が減少しているのがよくわかる．右上の腺管（＊）は比較的変化の少ない類円形の腺管の輪切りであるが，＊＊のものは変形し，あるいは腺管の一部が破壊消失している．

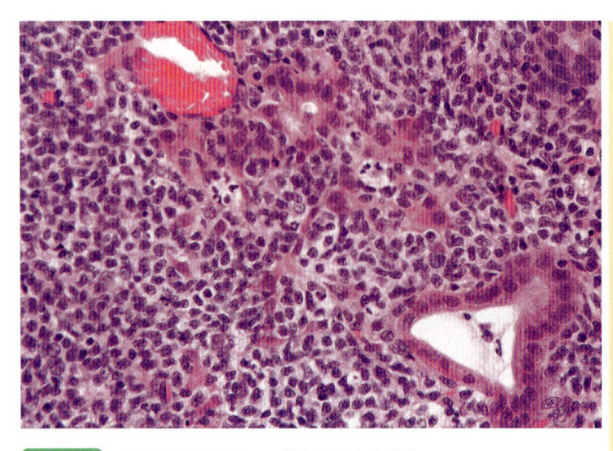

図 8-3 胃 MALT リンパ腫（強拡大像）

両者を併せて lymphoepithelial lesion (LEL) と呼ぶ

破壊された腺管で淡好酸性胞体を有する細胞は，消失を免れた上皮細胞である．

浸潤したリンパ腫細胞

リンパ腫細胞が腺管破壊性に浸潤している．

核分裂像はほとんどみられない．これも低悪性度リンパ腫に適合する所見である．

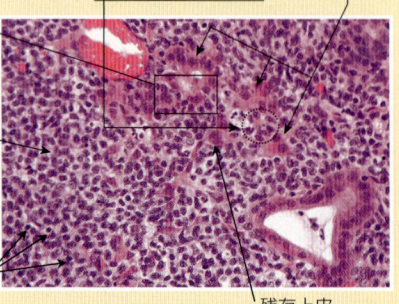

残存上皮

この切片での成熟（おそらく非腫瘍性）のリンパ球はこのくらいの大きさである．クロマチンに富んでおり，これと比較すると腺管破壊性のリンパ球は明らかに大きく，核小体がみえるものも数多くみられる．リンパ腫のなかには必ず非腫瘍性リンパ球があるので，これとの比較することが重要である．

A）悪性リンパ腫

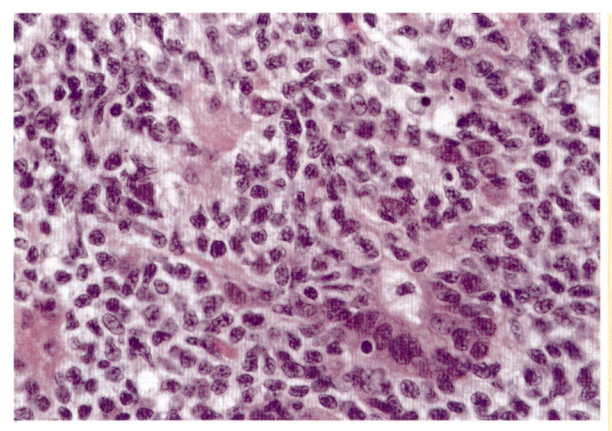

図 8-4 胃 MALT リンパ腫（最強拡大像）

リンパ腫細胞の核はいろいろな形をしているようであるが，基本的には楕円形あるいはこれらの矢印のように"雑巾を絞った"ような核が多い．しばしば切れ込みが線状にみられる．これは濾胞中心細胞；centrocyte に似ているので，centrocyte-like cell（CCL 細胞）と呼ばれる．

このくらいの核が大細胞型といわれる大きさである．反応性腫大した内皮細胞や，組織球の核がその目安とされている．これと比べるとリンパ腫細胞はやや小さく，成熟リンパ球よりは大きいので"中型"と表現できる．

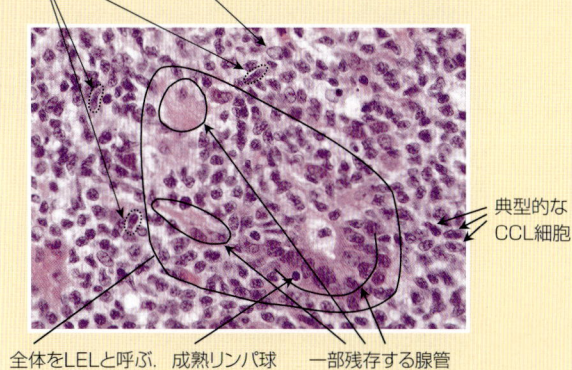

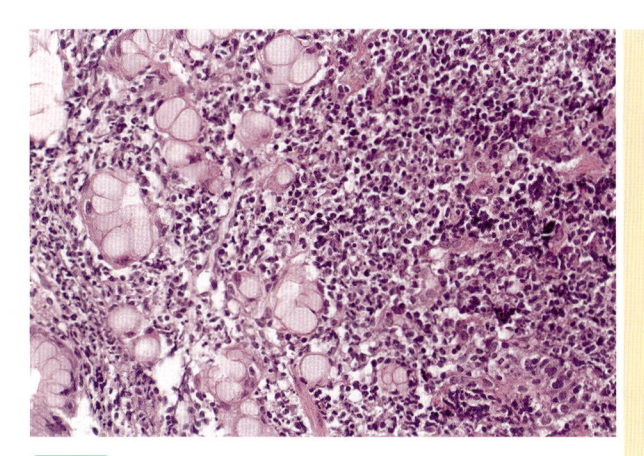

典型的な CCL 細胞

全体を LEL と呼ぶ．　成熟リンパ球　一部残存する腺管

図 8-5 胃 MALT リンパ腫；signet ring cell の形態を示す LEL（生検標本）

胞体内に多量の粘液を有し，核が偏在する signet ring cell が数個単位，あるいは単独で散在性に認められる．部分像としては signet ring cell carcinoma との鑑別を要するが，後者でまずみられる粘液含有量の乏しい低分化な細胞を欠いており，また lymphoid cell の浸潤するところに限って出現するので，LEL の一型と考えた．本例は生検材料の DNA 検索で B 細胞性腫瘍の証拠が得られ，その後手術がなされ，上記上皮細胞が多発病変に一致して認められた．

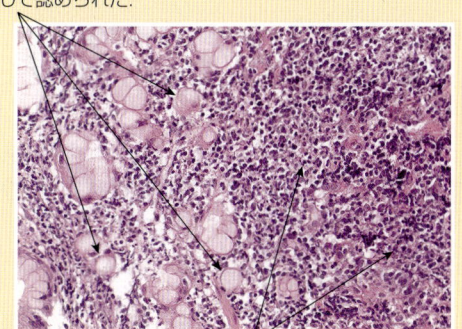

上皮の変化に目がいきがちになるが，lymphoid cell も混在する成熟リンパ球に比し大型で，"異型"を示すことに注目していただきたい．

ればこの二つで MALT リンパ腫の診断は十分である．LEL には signet ring cells といえる像をとることがあり（**図 8-5**），癌と誤られることがあるので注意を要する．つぎに組織所見の③，④に触れる．形質細胞への分化と follicular colonization は MALT リンパ腫として必須の所見ではないが，MALT リンパ腫の多彩さを示す所見として捉えることができる．形質細

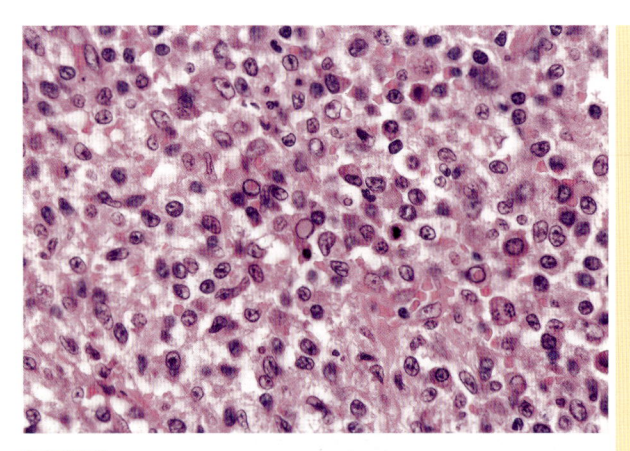

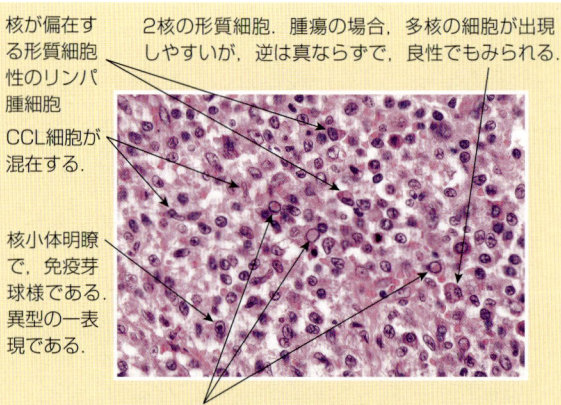

8. 消化管全般にわたる疾患

図 8-6 Dutcher 体を伴う形質細胞への分化著明な胃 MALT リンパ腫（生検標本）

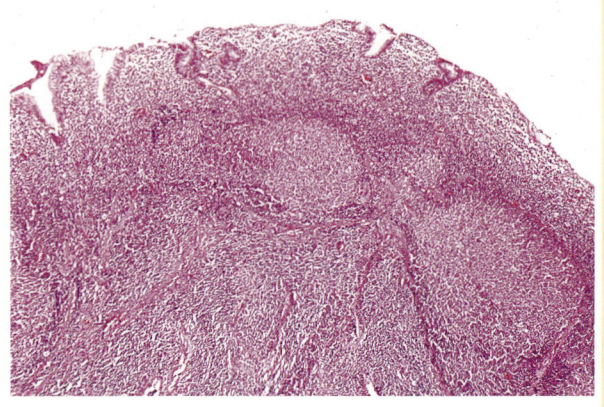

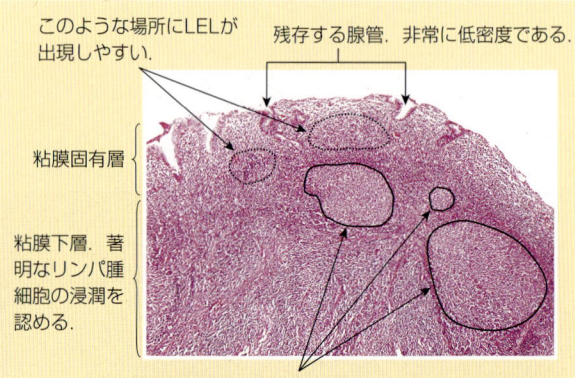

核が偏在する形質細胞性のリンパ腫細胞
CCL 細胞が混在する．

2核の形質細胞．腫瘍の場合，多核の細胞が出現しやすいが，逆は真ならずで，良性でもみられる．

核小体明瞭で，免疫芽球様である．異型の一表現である．

核内に無構造好酸性の封入体様構造がみられており，Dutcher 体である．このくらいの頻度で出現すればまず腫瘍である．免疫グロブリン染色をすると，これが陽性に染色される．

図 8-7 Follicular colonization の著明な胃 MALT リンパ腫（手術材料，弱拡大像）

このような場所に LEL が出現しやすい．
残存する腺管．非常に低密度である．
粘膜固有層
粘膜下層．著明なリンパ腫細胞の浸潤を認める．

リンパ腫細胞が結節状をしており，follicular colonization である．胚中心内にリンパ腫細胞が浸潤するため形成されるといわれている．しばしば細胞が大型化する．著明なものは濾胞性リンパ腫との鑑別が問題である．

表 8-1 胃 MALT リンパ腫の診断における組織学的診断基準

Grade	記載	組織学的特徴
0	正常	粘膜固有層内に散在する形質細胞．リンパ濾胞を認めない．
1	慢性活動性胃炎	粘膜固有層内のリンパ球小集簇．リンパ濾胞は認めず，LEL もみない．
2	リンパ濾胞を伴った慢性活動性胃炎	マントル帯と形質細胞に囲まれた明らかなリンパ濾胞の形成．LEL は認めない．
3	おそらく反応性と考えられる粘膜固有層のリンパ球浸潤	リンパ濾胞の形成と小型リンパ球の固有層内のびまん性浸潤．時に上皮内にも少数の浸潤を認める．
4	リンパ腫が疑われる固有層内のリンパ球浸潤	リンパ濾胞は centrocyte-like（CCL）細胞に囲まれており，後者の固有層内のびまん性浸潤と上皮細胞間への集簇性浸潤を認める．
5	低悪性度 MALT リンパ腫	粘膜固有層内への CCL 細胞の著しい浸潤がみられ，LEL の形成も明らかである．

〔文献 3）による〕

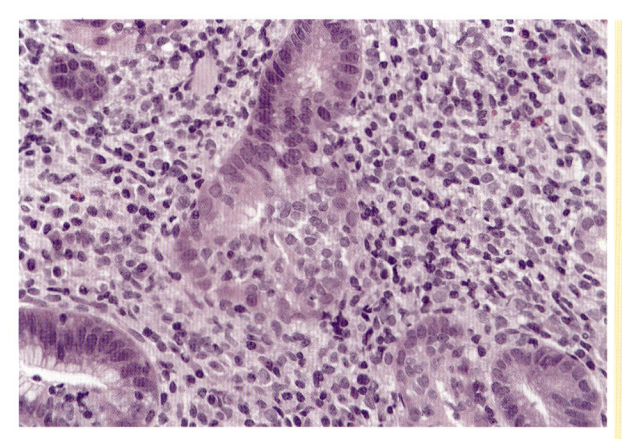

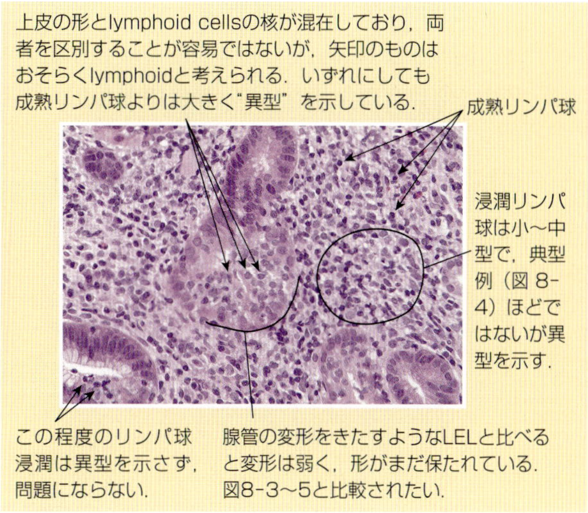

A）悪性リンパ腫　171

図 8-8　胃 MALT リンパ腫が強く疑われる生検材料（Grade 4）

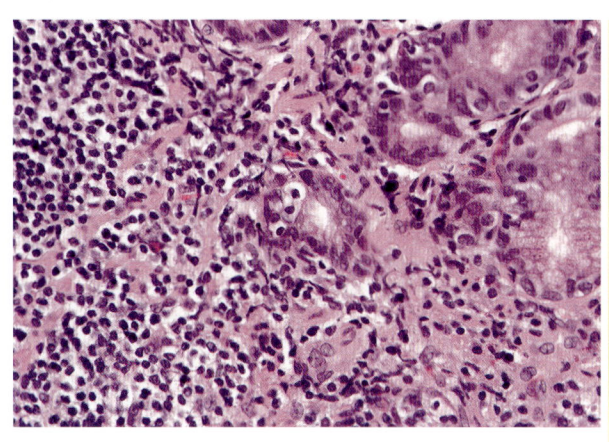

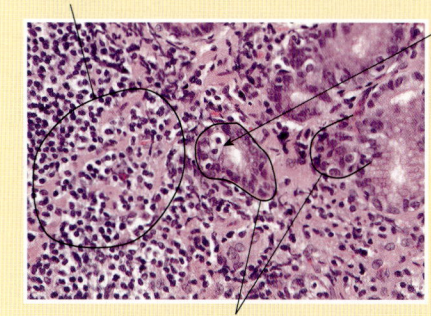

上皮の形と lymphoid cells の核が混在しており，両者を区別することが容易ではないが，矢印のものはおそらく lymphoid と考えられる．いずれにしても成熟リンパ球よりは大きく"異型"を示している．

成熟リンパ球

浸潤リンパ球は小〜中型で，典型例（図 8-4）ほどではないが異型を示す．

この程度のリンパ球浸潤は異型を示さず，問題にならない．

腺管の変形をきたすような LEL と比べると変形は弱く，形がまだ保たれている．図 8-3〜5 と比較されたい．

図 8-9　おそらく良性と判定される胃生検材料（Grade 3）

浸潤リンパ球はまったく成熟しているわけではないが，異型性はごく低い．図 8-4，8 と比較されたい．

このような数個単位でのリンパ球浸潤は LEL とはしない．また異型性も乏しい．

腺管の配列はやや乱れてはいるが，図 8-8 に比べても乱れは小さく，炎症で起こる範囲である．

胞への分化を示すときにはしばしば Dutcher 体という核内封入体的な構造をとる（**図 8-6**）．このような所見が強拡大視野ごとにみられるときは，腫瘍性であることはほぼ決定的である．follicular colonization は著しいときにはむしろ濾胞性リンパ腫との鑑別が問題になる（**図 8-7**）．濾胞性リンパ腫で発現する CD10 を MALT リンパ腫は通常欠くので，鑑別の助けになる．

　診断上もっとも問題になる部分は MALT リンパ腫と非腫瘍性慢性胃炎の間にグレーゾーンが存在することである．そのような症例をどのように処理するかは臨床・病理とも今後に残された問題の一つであるが，現実には Wotherspoon ら[3]により scoring（Grade）が記載され，広く使われている（**表 8-1**）．図 8-8 は Grade 4 と判定した症例である．増生リンパ球は成熟したものに比べるとやや大きく"異型"が認められるが，典型的 CCL 細胞と比べるとおとなしい．また典型的ではないが腺管内に浸潤する像もみられており，強く MALT リンパ腫を示唆している．内視鏡所見では多発性潰瘍がみられ

ておりMALTリンパ腫に適合している．一方，**図8-9**はGrade 3と判定したものである．胚中心を伴うかなりのリンパ球浸潤があり，拡大を上げると腺管内にばらばらにリンパ球が浸潤している．しかし，これは腺管の変形を伴っておらず，リンパ球に異型はみられない．この症例は内視鏡所見も小さいerosionがあるのみで，遺伝子検索でもリンパ腫の証拠は得られなかった．このscoringは除菌後判定時にも適用される．

II．除菌反応性と組織像

MALTリンパ腫がREAL分類に記載されてから10年余り経過した．この間に，*Helicobacter pylori*(*H. pylori*)の除菌により胃MALTリンパ腫の大半は寛解に至るが，少数は除菌抵抗性であることが判明した[4]．自験例では，約8割が除菌反応性であり，残り2割が抵抗性である．後者のだいたい半数(すなわち全体の1割)はt(11;18)(q21;q21)が存在すること，逆にこの異常をもつものは，すべて除菌抵抗性であることが判明してきた(例外はごくごくまれである)．なお，t(11;18)(q21;q21)のだいたい半数程度は*H. pylori*陰性であり，*H. pylori*陰性例はまずt(11;18)(q21;q21)陽性である．t(11;18)(q21;q21)例の組織像は**図8-10**に示す．*H. pylori*陰性例では炎症所見を欠いており，むしろ粘膜下に主座があり，固有胃腺を削り取るように増生することが特徴である．また，t(11;18)(q21;q21)例は大型細胞をほとんど認めず，異型性に乏しく揃った細胞という印象を与える．LELは種々の程度であるが，前項に示したような典型的なものは少ない．

除菌抵抗例の残り半数はt(11;18)(q21;q21)を有しないが，そのような例では壁内伸展が深かったり，大型細胞が多い傾向がみられる．ただし，大細胞型リンパ腫と診断される例でも除菌に反応する症例があり，現在のところ大型細胞の出現の仕方で除菌反応性を予想することは容易ではない．

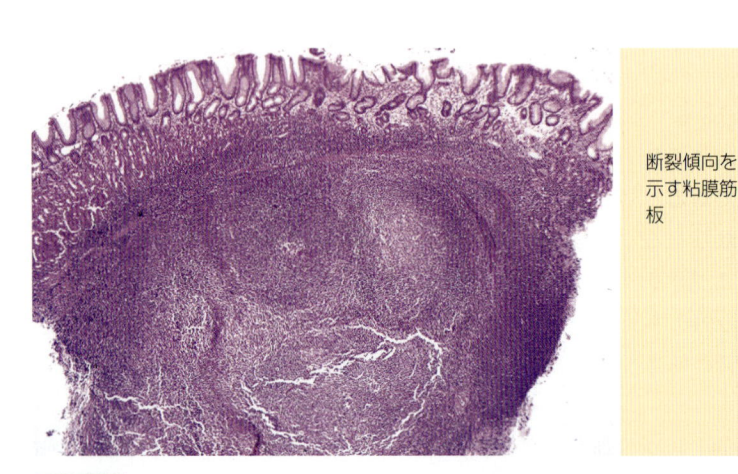

図8-10 t(11;18)(q21;q21)を有する除菌抵抗性の胃MALTリンパ腫(EMR標本)

*H. pylori*の感染がなく，炎症所見に乏しい．
断裂傾向を示す粘膜筋板
異型に乏しいリンパ腫細胞が粘膜下から粘膜固有層の固有胃腺をかじり取るように増殖している．

III. 胃びまん性大細胞型 B 細胞リンパ腫

MALT リンパ腫の概念が席巻する以前から診断されていたリンパ腫の大半は，びまん性大細胞型 B 細胞リンパ腫（diffuse large B-cell lymphoma）であった．現在ではこれが MALT リンパ腫の高悪性度化したものであるか，あるいは *de novo* のものもあると考えるか結論が出ていないが，低悪性度 MALT リンパ腫より明らかに進行が早く，より intensive な治療を要

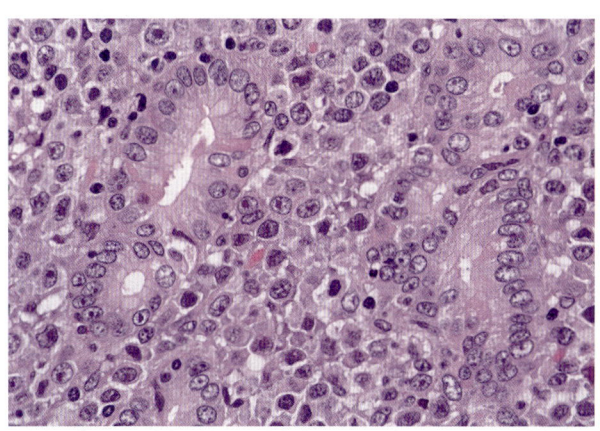

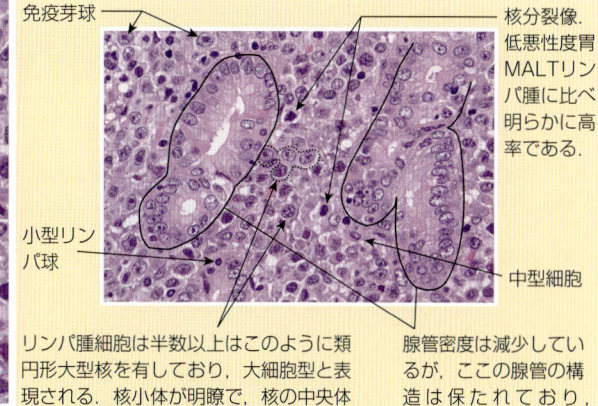

図 8-11　胃びまん性大細胞型 B 細胞リンパ腫の 1 例（手術標本）

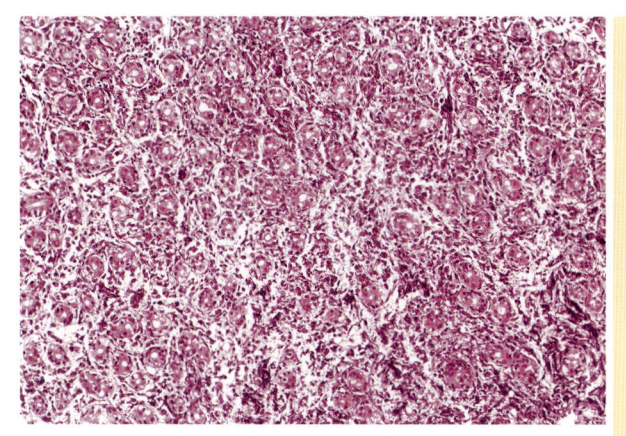

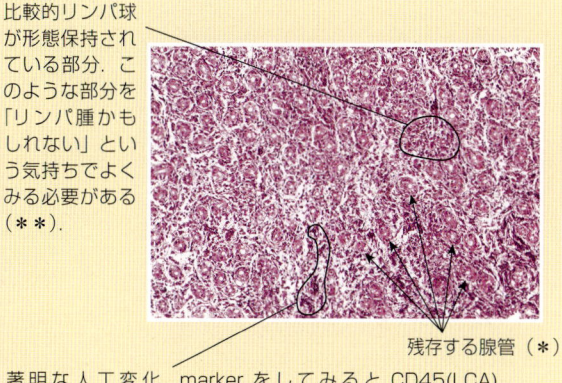

免疫芽球

核分裂像．低悪性度胃 MALT リンパ腫に比べ明らかに高率である．

小型リンパ球

中型細胞

リンパ腫細胞は半数以上はこのように類円形大型核を有しており，大細胞型と表現される．核小体が明瞭で，核の中央体にあるものは免疫芽球（immunoblast）と呼ばれる．

腺管密度は減少しているが，ここの腺管の構造は保たれており，LEL はみられない．

図 8-12　人工変化が強い胃びまん性大細胞型 B 細胞リンパ腫（生検標本）

比較的リンパ球が形態保持されている部分．このような部分を「リンパ腫かもしれない」という気持ちでよくみる必要がある（＊＊）．

残存する腺管（＊）

著明な人工変化．marker をしてみると CD45(LCA)，CD26(L26)，CD79a などが陽性で B 細胞が変形したものであることがわかる（＊3）．

- 生検材料中拡大像で，一見して "汚い材料" である．しかし目が慣れてくると，＊のように残存腺管は比較的よく保たれており，artifact が強いのはその間であることがわかる．同じ力が加わっても変形しやすいのはリンパ球の特徴であり，この場合＊＊のように残った細胞を注意深くみる必要がある．「artifact が強い」という所見だけでは見逃してしまうことが多い．また全体にやや小さくみえることがあり，より注意を要する．疑った場合は，＊3 のごとく marker 検索をすることも有用である．増殖能をみるため Ki67 も有用である．陽性率は，おおむね 10％以上では agressive lymphoma を示唆する．

8. 消化管全般にわたる疾患

求される症例が多いことは確かである.

1例をみてみよう. **図 8-11** のように明らかな異型がみられ, 腺管密度が減少しているときは, 診断は容易である. 注意点としては, 生検材料では固定の関係かしばしば細胞がより小型にみえ, under diagnosis されがちである. また, **図 8-12** のようにリンパ球はしばしば artifact を受けやすく, 注意しないと腫瘍細胞を見逃してしまうおそれがある. このような artifact を見た場合はむしろリンパ腫の可能性を考慮する必要があり, 可能性があればよく切れる鉗子で再検査を依頼すべきである. 大細胞型リンパ腫は進行癌とりわけ Borrmann 2 型類似の肉眼型をとることが多い.

IV. 十二指腸の濾胞性リンパ腫(follicular lymphoma)

われわれの経験では, 十二指腸の下行脚に濾胞性リンパ腫が頻発しており, このことを報告した[5]. 多くの症例では下行脚に小豆大までの多発性の白色小ポリープ病変を形成している. 生検されると, 反応性の濾胞(胚中心)と鑑別を要する結節性の病変がみられる(**図 8-13**). 反応性のものと比べると細胞が中型で揃っている傾向があり, 分裂像は少ない. 免疫組織学的に

十二指腸の絨毛構造

マントル帯があり, これも非腫瘍性でよくみる所見であり, 注意を要する.

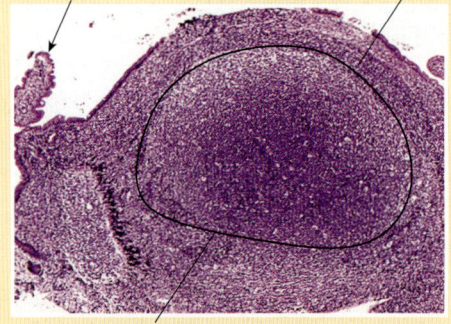

胚中心的な構造を認める. 反応性のそれと比べると核分裂像も少なく, 細胞も小型のものが多い.

〈bcl-2免疫染色〉

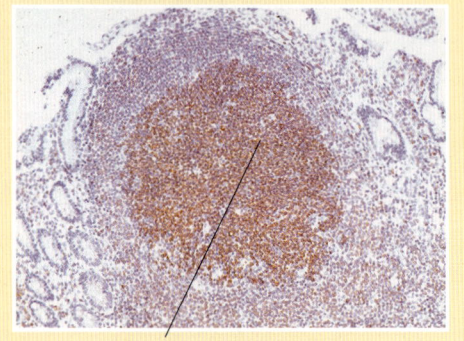

濾胞状構造の細胞はbcl-2蛋白を高発現している.

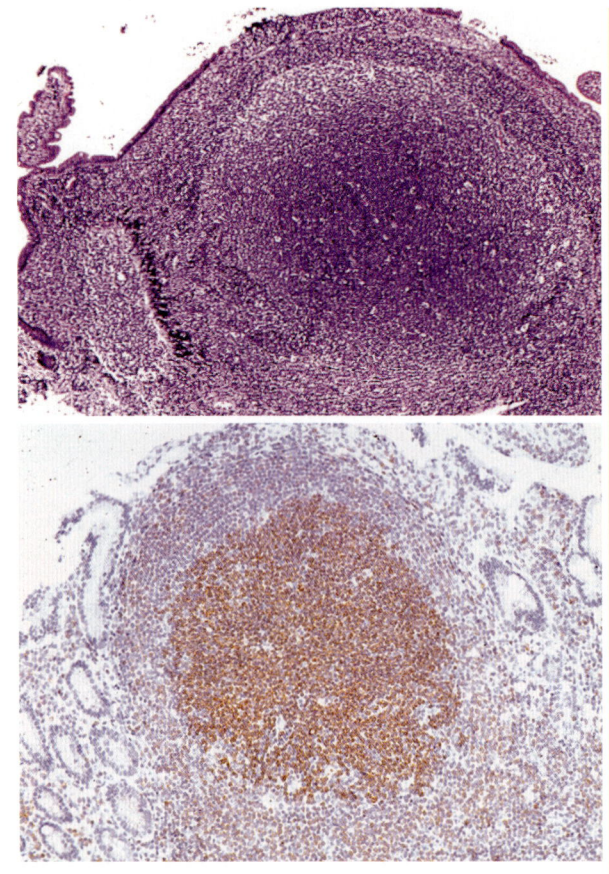

図 8-13 十二指腸の濾胞性リンパ腫(生検標本)

ほとんど CD10 陽性であり，bcl-2 蛋白陽性であることから確定診断に至る．

V．小腸のＴ細胞性リンパ腫（T-cell lymphoma）

　WHO 分類での enteropathy-type の T 細胞リンパ腫に近似した像を示す．ただし，本邦では enteropathy を伴う症例はほとんどない．特徴としては，図 8-14 に示すように腺管の上皮細胞間にリンパ腫細胞が浸潤し，腺管破壊しやすいことである．実際，本症例では腸管に多発性の病変を形成することと穿孔による腹膜炎で顕在化することが多い．このほか NK 細胞に由来するリンパ腫も腸管に出現するが，その場合は EBER-1 *in situ* 陽性で EB ウイルスの関与が証明される．

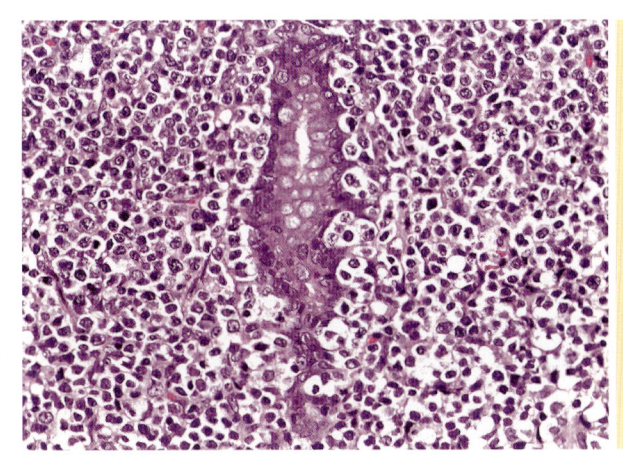

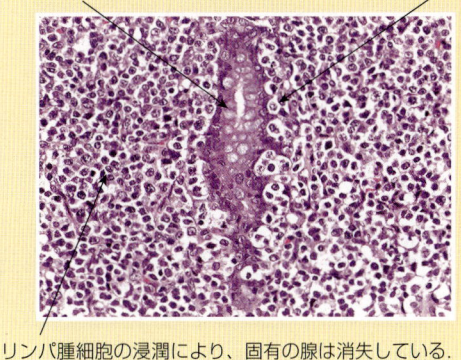

図 8-14　小腸のＴ細胞性リンパ腫（手術標本）

小腸の腺構造．周囲よりリンパ腫細胞が浸潤してきて虫くい状になっている．

リンパ腫細胞は正常リンパ球よりは明らかに大型である．

リンパ腫細胞の浸潤により、固有の腺は消失している．

VI. 大腸のリンパ腫

　大腸ではびまん性大細胞型 B 細胞リンパ腫と MALT リンパ腫が大体半数ずつとなっている．大細胞型リンパ腫の像は胃のそれと近似するので，割愛する．大腸の MALT リンパ腫は肉眼的には胃のそれと異なり隆起性病変をとることが多い．組織学的にも，粘膜下に主座をもつことがしばしばである．図 8-15 に示すように，胚中心を伴って濾胞間に中型主体のリンパ腫細胞が増殖している．このような像は以前腸の扁桃などといわれていたこともあるが，その大半は MALT リンパ腫である．腸の MALT リンパ腫は LEL の形成性が低く，典型的なものはみられない．これに関する臨床病理学的特徴は文献 6)を参照されたい．

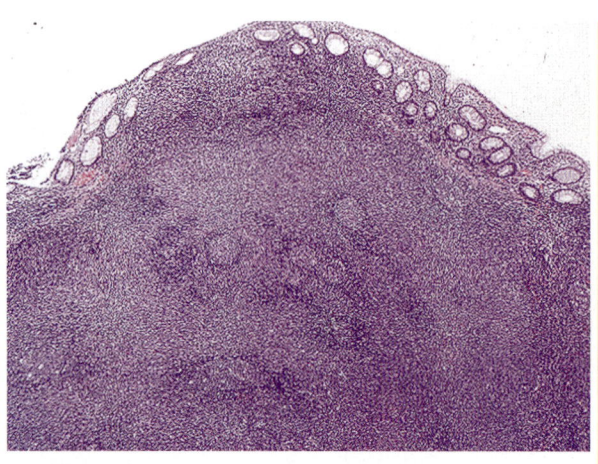

図 8-15　大腸の MALT リンパ腫（生検標本）

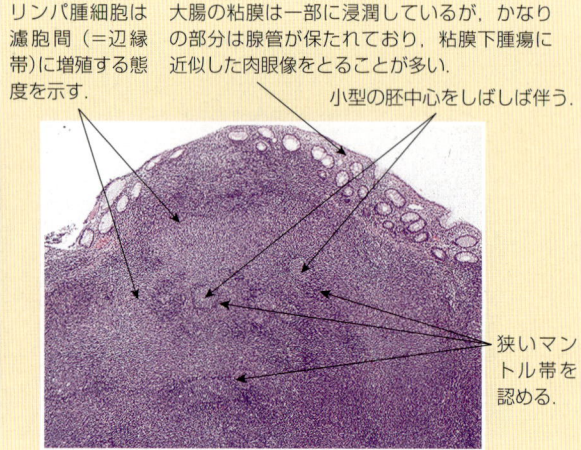

リンパ腫細胞は濾胞間（＝辺縁帯）に増殖する態度を示す．

大腸の粘膜は一部に浸潤しているが，かなりの部分は腺管が保たれており，粘膜下腫瘍に近似した肉眼像をとることが多い．

小型の胚中心をしばしば伴う．

狭いマントル帯を認める．

文　献

1) Jaffe ES, Harris NL, Stein H, et al (eds)：World Health Organization Classification of Tumours：Pathology and Genetics of Tumours of Haematopoietic and Lymphoid Tissues. IARC Press, Lyon, 2001
2) Isaacson P, Norton A：Extranodal Lymphomas. Churchill Livingstone, New York, 1994
3) Wotherspoon AC, Doglioni C, Diss TC, et al：Regression of primary low-grade B-cell gastric lymphoma of mucosa-associated lymphoid tissue type after eradication of Helicobacter pylori. Lancet　1993；342：575-577
4) 吉野　正，市村浩一，佐藤康晴，他：病理からみた Helicobacter pylori 除菌後の胃 MALT リンパ腫の治療効果の判定．消化器内視鏡 2004；16：1446-1451
5) Yoshino T, Miyake K, Ichimura K, et al：Increased incidence of follicular lymphoma in the duodenum. Am J Surg Pathol　2000；24：688-693
6) Sakugawa-Takase S, Yoshino T, Nakamura S, et al：API2-MALT1 fusion gene in colorectal lymphoma. Mod Pathol　2003；16：1232-1241

〈吉野　正〉

8 消化管全般にわたる疾患

B）消化管カルチノイド腫瘍

消化管カルチノイド腫瘍（carcinoid tumor）は腺底部に存在する内分泌細胞起源で，癌とは異なり，異型度が弱く発育も遅い低悪性度の腫瘍とされている．カルチノイド腫瘍の発生は比較的まれであるが，近年，内視鏡技術の発達と腫瘍に対する認識の向上に伴い増加傾向にある．この腫瘍は消化管のいたるところで発生し[1),2)]，わが国では大腸（おもに直腸），胃，空腸・

表 8-2　消化管カルチノイドの構成細胞による分類とその臨床病理学的特徴[*]

亜分類	関連する臨床的事項	検出されるおもなホルモン	組織学的特徴
食道			
まれ			
胃			
ECL-cell carcinoid　Type Ⅰ　Type Ⅱ　Type Ⅲ EC-cell carcinoid G-cell carcinoid Others	萎縮性胃炎 MEN Ⅰ, Zollinger-Ellison 症候群 散発性	Gastrin Gastrin Serotonin Gastrin	ECM が周囲に散在 Solid pattern 優位 Trabecular-gyriform or solid pattern
上部小腸（十二指腸・口側空腸）			
G-cell carcinoid S-cell carcinoid EC-cell carcinoid L-cell carcinoid		Gastrin Somatostatin Serotonin Glucagon-like peptide, PP/PYY	Gyriform trabecular pattern Tubuloglandular pattern, 砂粒体 Solid pattern 優位 Ribbon pattern 優位
下部小腸（肛門側空腸・回腸），虫垂[**]，大腸[**]			
EC-cell carcinoid L-cell carcinoid		Serotonin Glucagon-like peptide, PP/PYY	Solid pattern 優位 Ribbon pattern 優位

ECL；enterochromaffin-like, EC；enterochromaffin, G；gastrin, S；somatostatin, ECM；endocrine cell micronest, PP；pancreatic peptide, PYY；peptide tyrosine tyrosine
[*]WHO 分類を参考にして作成[4)]．Adenocarcinoid, glandular carcinoid, goblet cell carcinoid は通常のカルチノイドと異なるので含まない．
[**]虫垂カルチノイドは 80％が serotonin 分泌性，20％が PYY 分泌性である．また，直腸カルチノイドは 90％が PP/PYY 分泌性，10％が serotonin 分泌性である．

回腸，十二指腸，虫垂の順にみられる[3]．カルチノイドは内分泌細胞腫瘍の一つであるが，内分泌腫瘍の概念・分類は新しい知見により変わりつつある（表 8-2）．

2000 年の WHO 分類ではカルチノイドは高分化内分泌細胞腫瘍（well differentiated endocrine neoplasm）とされ，atypical carcinoid（あるいは malignant carcinoid, endocrine cell carcinoma），small cell carcinoma はより悪性度・異型度の高い内分泌細胞腫瘍と分類された[4]．また，goblet cell carcinoid や adenocarcinoid のように粘液産生や腺管形成の顕著なカルチノイドは mixed endocrine-exocrine tumor の範疇に分類された．本稿ではまず，定型的なカルチノイド腫瘍についての診断に関して述べた後，他の内分泌細胞腫瘍について述べる．

カルチノイドが生検材料として提出される臓器は，おもに大腸，胃，十二指腸である．虫垂，小腸のカルチノイド腫瘍は切除標本で初めて病理診断がつくことが多い．一般的に，カルチノイド腫瘍は局所切除で治療が完了するので，生検時に確実に診断することが重要である．

I．カルチノイド腫瘍の基本構造

カルチノイド腫瘍は，表面は健常粘膜に覆われ，主として粘膜下層に向かって浸潤性，膨張

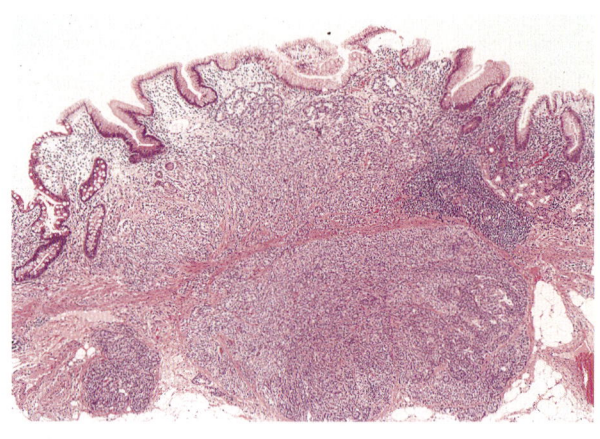

図 8-16 胃カルチノイド腫瘍（手術標本）

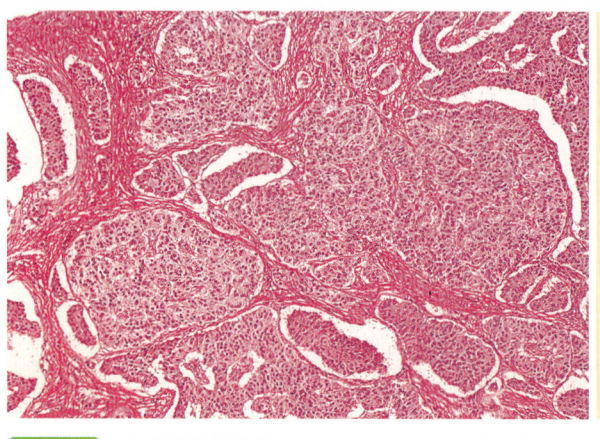

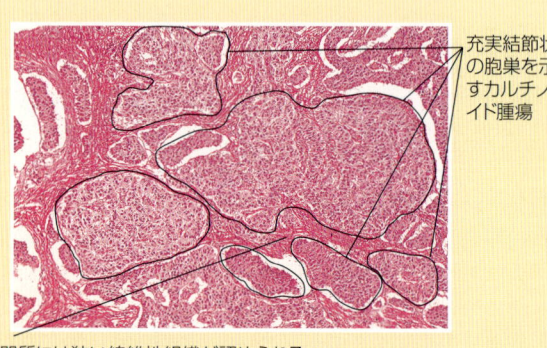

図 8-17 充実結節状胞巣を示すカルチノイド腫瘍（手術標本）

性に発育する（図 8-16）．肉眼的には一般的に無茎性隆起を示す粘膜下腫瘍として認められる．しかし，まれに有茎性ポリープとして発見されることもある．

カルチノイド腫瘍は，組織学的に大きく二つに分類される[5]．一つは充実結節状（Soga 分類 type A）の胞巣（図 8-17）を形成するもので，他は索状，リボン状（Soga 分類 type B）の胞巣（図

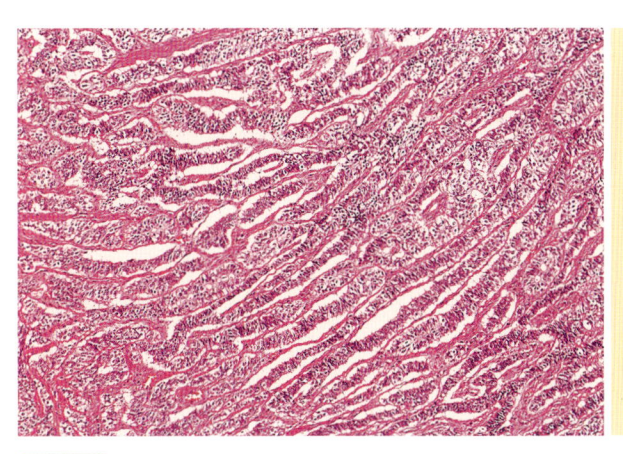

同一方向の流れを示す索状配列が認められる．索状のカルチノイド腫瘍の間には，狭い線維性組織が介在する．

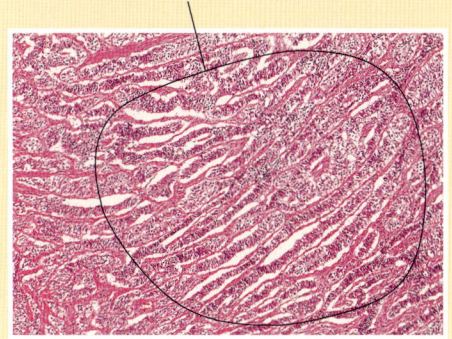

図 8-18 索状配列を示すカルチノイド腫瘍（手術標本）

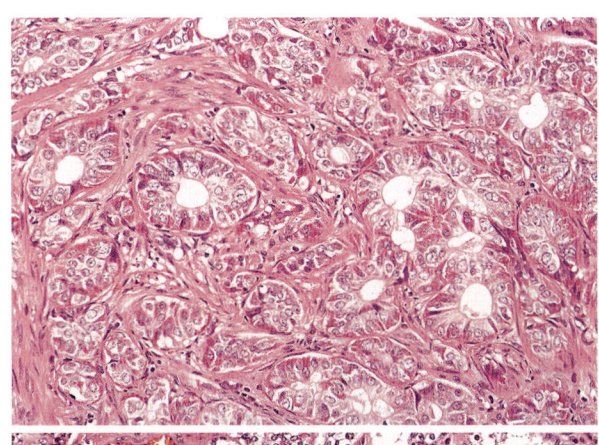

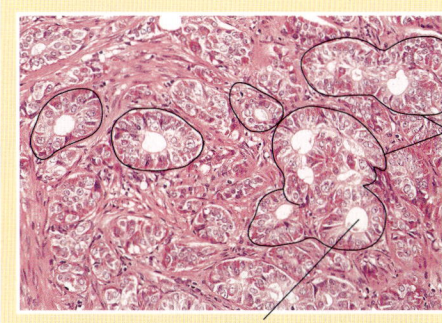

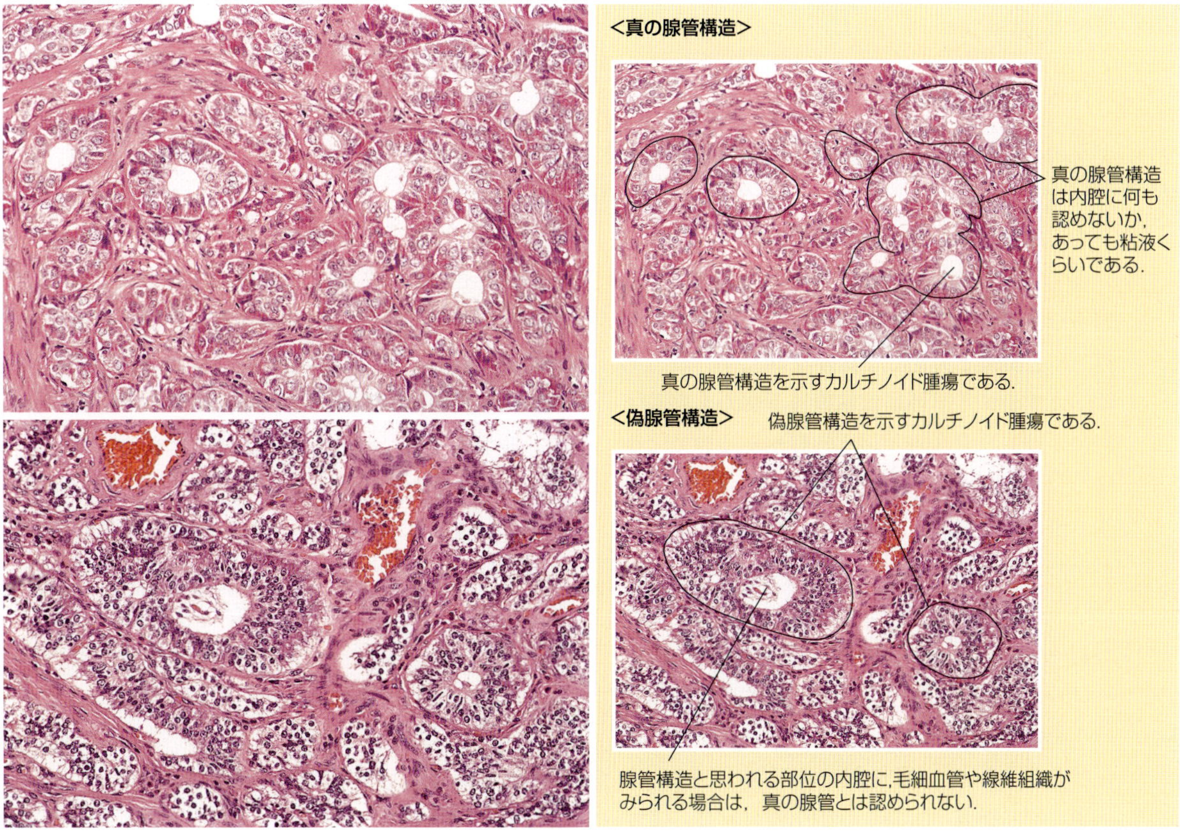

＜真の腺管構造＞

真の腺管構造は内腔に何も認めないか，あっても粘液くらいである．

真の腺管構造を示すカルチノイド腫瘍である．

＜偽腺管構造＞ 偽腺管構造を示すカルチノイド腫瘍である．

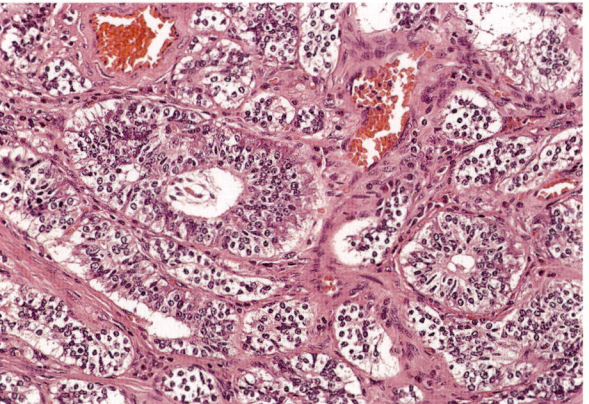

腺管構造と思われる部位の内腔に，毛細血管や線維組織がみられる場合は，真の腺管とは認められない．

図 8-19 腺管様構造を示すカルチノイド腫瘍（手術標本）

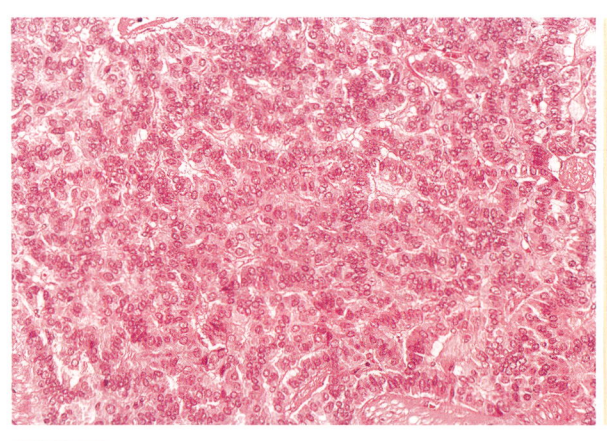

図 8-20 定型的カルチノイド腫瘍（直腸，EMR 標本）

このように部分的に索状・リボン状構造を示すことが多い．

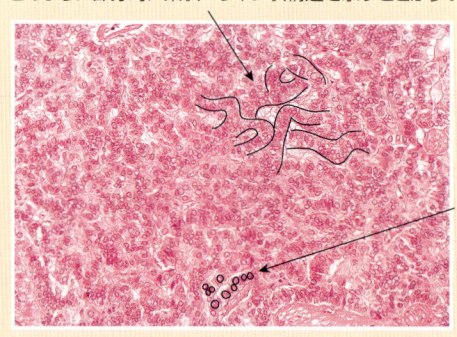

核は類円形で細胞の中心に位置している．大きさはほぼ一様で，単調な印象を受ける．

8-18）を示すものである．そのほか，管腔状，腺房状，ロゼット状構造（Soga 分類 type C）を形成することもある（図 8-19）．

一般に腫瘍細胞は小型円形〜類円形で，核は円形でクロマチンに富み，細胞の中心に位置している（図 8-20）．また，これらの大きさ，形は一様で単調な印象を受ける．核分裂像は定型的カルチノイド腫瘍（typical carcinoid）ではきわめてまれである．HE 標本では，腫瘍細胞の胞体は比較的淡明であるが，内分泌顆粒が豊富にみられる場合，好酸性微細顆粒として認められる．

II．カルチノイド腫瘍の組織診断

1．生検材料における診断の実際

まず，無茎性の小隆起性病変から生検された標本を手にしたときは，頻度は低いが常にカルチノイド腫瘍を考慮して標本を観察すべきである．カルチノイド腫瘍は粘膜層下部から粘膜下層にかけて発育するという特徴があるので，生検では腫瘍組織が十分採取されないことがあり，時として診断に苦慮する．組織量の多寡にかかわらず，カルチノイド腫瘍を疑った時点で，グリメリウス法，Fontana-Masson 法，chromogranin A，synaptophysin，neuron-specific enolase（NSE），CD56（NCAM）などの抗体を用いた免疫染色を追加し，内分泌細胞マーカーの確認をするとよい（図 8-21）．

胃，十二指腸，大腸からの生検材料は，まず組織学的に採取部位の同定を行い，次に腫瘍の診断を行う．既述した特徴をもつカルチノイド腫瘍が存在するか否かを，腫瘍の増殖様式を意識しながら粘膜層下部，粘膜筋板，粘膜下層を注意して観察する．腫瘍細胞の小胞巣が粘膜筋板の平滑筋組織間を浸潤性に増殖することもある．腫瘍細胞巣は時として粘膜固有層組織に類似し，目立たないこともある．

すでに示したカルチノイド腫瘍の組織構築（充実結節状，索状，リボン状などの構造）を確認し，倍率を上げ腫瘍細胞の核などを観察し，カルチノイドの範疇に入る腫瘍なのか，より悪性度の高い内分泌細胞腫瘍かの鑑別を行う．この点については後で述べる．

次に腫瘍の広がりについての検索を試みる．生検のみで掻き取ってしまうほど小さな腫瘍もあるが，一般的には粘膜下層を含めた切除が必

B）消化管カルチノイド腫瘍 | 181

粘膜表面　　粘膜筋板　　　　　粘膜表面

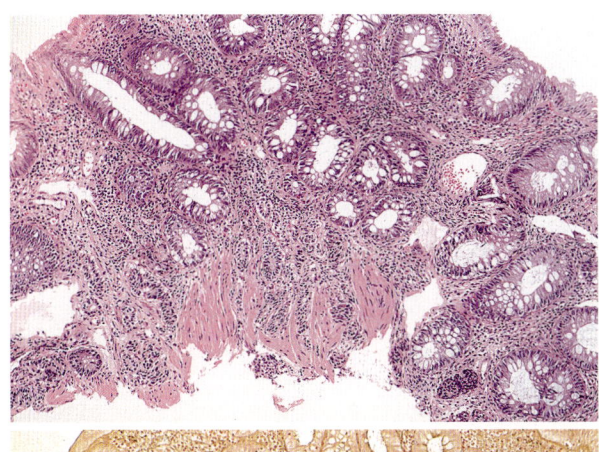

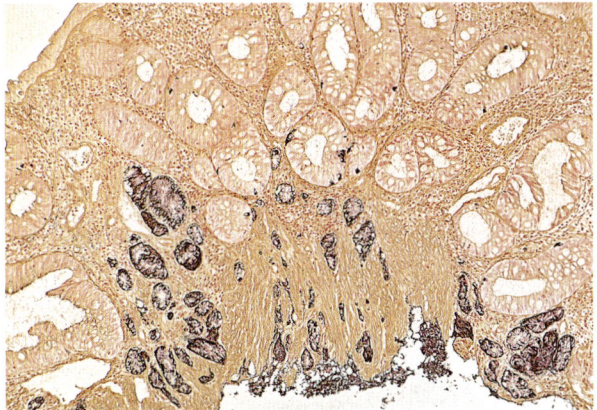

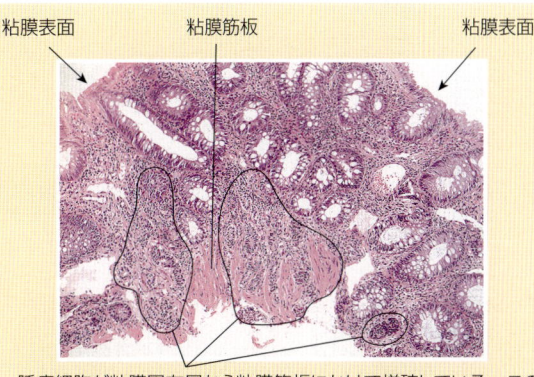

腫瘍細胞が粘膜固有層から粘膜筋板にかけて増殖している．このように少量だと，索状配列やリボン状配列を読み取ることは困難である．増殖パターンと腫瘍細胞の均一性からカルチノイド腫瘍を疑うことが重要である．腫瘍の多くは粘膜表面には露出していない．

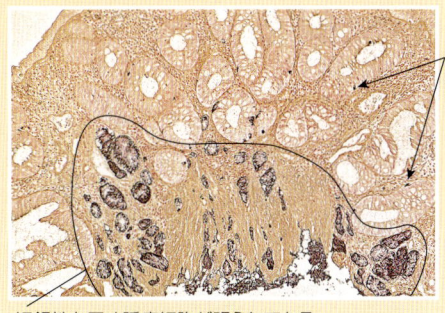

正常腺管にも好銀性を示すenteroen-docrine cellが散在する．

好銀性を示す腫瘍細胞が明らかである．

図8-21　**直腸カルチノイド腫瘍（生検標本）**
- 上段：直腸粘膜層全層がみられる標本で，粘膜固有層から粘膜筋板にかけて腫瘍細胞が浸潤性に増殖している．HE標本を弱拡大で観察すると，カルチノイド腫瘍と炎症細胞とが類似してみえることがある．（HE染色）
- 下段：グリメリウス染色標本で観察すると，カルチノイド腫瘍は黒色顆粒を有する細胞として認識できる．（グリメリウス染色）

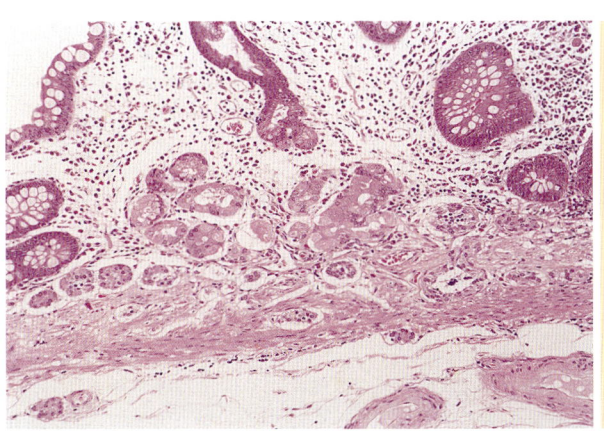

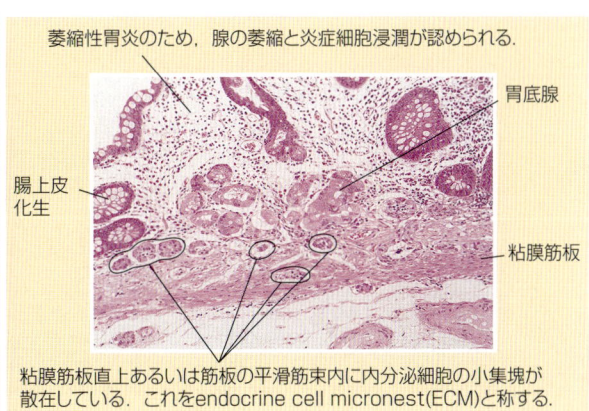

萎縮性胃炎のため，腺の萎縮と炎症細胞浸潤が認められる．

胃底腺

腸上皮化生

粘膜筋板

粘膜筋板直上あるいは筋板の平滑筋束内に内分泌細胞の小集塊が散在している．これをendocrine cell micronest（ECM）と称する．

図8-22　Endocrine cell micronest（ECM）（胃，手術標本）

8. 消化管全般にわたる疾患

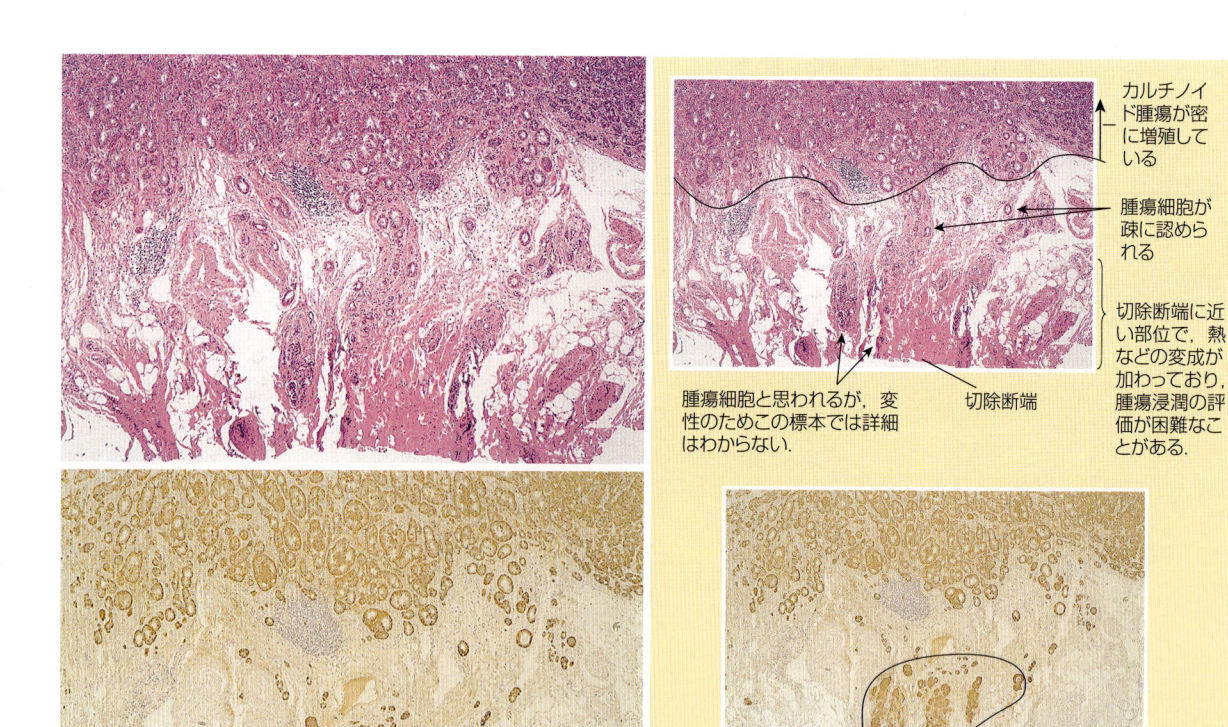

図 8-23 カルチノイド腫瘍の粘膜切除標本断端の評価（結腸）

注釈（右上図）：
- カルチノイド腫瘍が密に増殖している
- 腫瘍細胞が疎に認められる
- 切除断端に近い部位で、熱などの変成が加わっており、腫瘍浸潤の評価が困難なことがある．
- 腫瘍細胞と思われるが、変性のためこの標本では詳細はわからない．
- 切除断端
- chromogranin A陽性の腫瘍細胞が断端近くまで浸潤している．HE標本では不明瞭であったが、特殊染色を行うことにより、より明瞭になった．

- 上段：粘膜下層に浸潤したカルチノイド腫瘍のポリペクトミー標本である．上方には腫瘍細胞がみられる．断端は熱変成のため組織が凝固壊死している．（HE染色）
- 下段：抗chromogranin A抗体による免疫染色では、腫瘍成分が褐色に染まり、その分布が明瞭である．変性が加わった腫瘍細胞も陽性を示す．

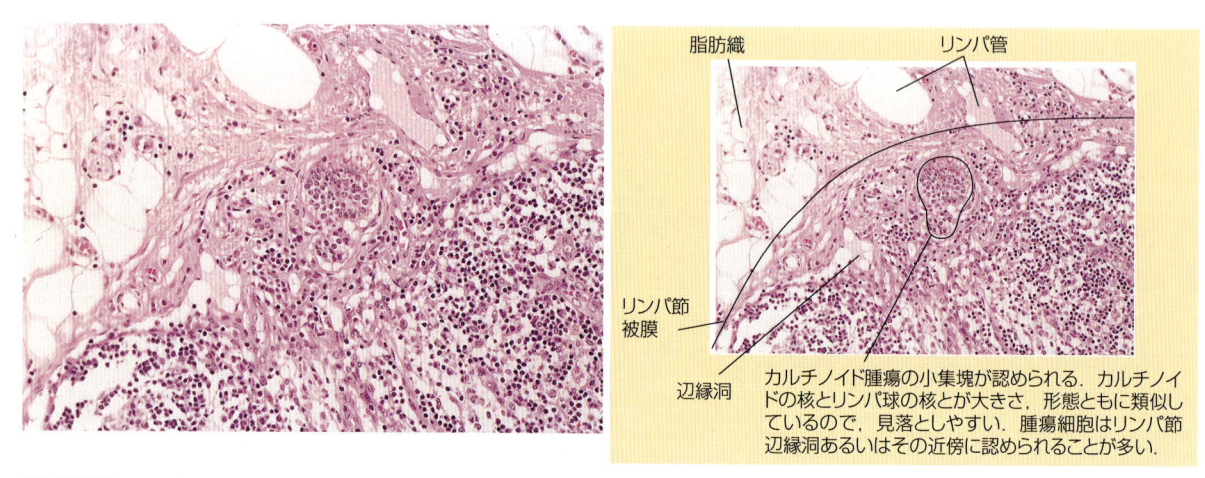

図 8-24 カルチノイド腫瘍のリンパ節転移（直腸，手術標本）

注釈：
- 脂肪織
- リンパ管
- リンパ節被膜
- 辺縁洞
- カルチノイド腫瘍の小集塊が認められる．カルチノイドの核とリンパ球の核とが大きさ、形態ともに類似しているので、見落としやすい．腫瘍細胞はリンパ節辺縁洞あるいはその近傍に認められることが多い．

要である．断端の評価は治療的切除標本で行うべきである．静脈侵襲の判定は弾性線維染色で判定可能であり，リンパ管侵襲は抗 D2-40 抗体による免疫染色標本で認識することができる．

ところで，萎縮性胃炎に伴い，カルチノイド腫瘍とするほどの大きさをもたない内分泌細胞の微小細胞集簇巣（endocrine cell micronest；ECM）といわれる腫瘍細胞塊が粘膜筋板付近に出現することがある（図 8-22）．生検組織のみでは，カルチノイド腫瘍のごく一部を見ているのか，ECM を見ているのか判断が困難な場合があるが，再度生検すれば大部分は診断可能である．この場合，内視鏡所見が参考になる．

2．切除材料における断端の取り扱い

ポリペクトミーや粘膜切除標本では，断端における腫瘍細胞の有無を評価する必要がある．熱などによる変性が加わり，通常の HE 標本では断端の評価が困難なことがある．このような場合，内分泌細胞マーカーである抗 chromogranin A 抗体，抗 synaptophysin 抗体による免疫染色やグリメリウス法が有用である（図 8-23）．断端あるいは断端近くまで腫瘍細胞の浸潤がみられた場合や脈管侵襲が明らかな場合は，追加切除を考慮すべきである．

3．手術材料における診断

虫垂や小腸では手術材料で初めてカルチノイドの診断がつく場合が多い．とくに虫垂では，虫垂炎として切除された検体や右半結腸切除標本に付随する虫垂に，約 0.5～2％の割合でカルチノイドが偶然発見される．カルチノイド腫瘍は虫垂先端に発生することが多く，切り出し時にそのことを十分承知のうえで標本にする必要がある．肉眼的には見出せないこともしばしば経験する．手術検体での診断は通常の悪性腫瘍に準じて，大きさ，深達度，脈管侵襲，リンパ節転移を検索する．リンパ節転移を示す腫瘍細胞巣はリンパ球集塊に類似しており，慣れないと見落とすことがある（図 8-24）．

III．カルチノイド腫瘍の取り扱い──悪性度の評価を含めて

カルチノイド腫瘍は一般的に粘膜下層への進展傾向があるので，切除断端に腫瘍が残存するか否か，少量残存した場合，追加切除が必要か否かは，常に問題となる．腫瘍が粘膜内や粘膜下層に限局する場合，追加切除しても腫瘍の残存が認められた例は少なく，内視鏡で経過観察した例においても局所再発はかなり少ない[6]．したがって，粘膜下層までに限局するカルチノイド腫瘍は，内視鏡的切除あるいは局所切除して断端が陰性の場合，経過観察のみで治癒が望める．

しかし，カルチノイド腫瘍は一般に低悪性度とはいうものの転移能を有する．臨床的にもっとも高頻度に遭遇する直腸カルチノイドに関して，転移能があるか，追加切除が必要かといった点が問題となる．腫瘍径が 10 mm 以下の腫瘍は転移する可能性は低い．しかし，20 mm 以上ではリンパ節転移率約 75％であり肝転移の可能性も生じるので，リンパ節郭清を含めた腸管追加切除が必要となる．大きさ 11～20 mm の場合，Ki-67 陽性細胞の比率が 4％以上だと悪性度を予測する指標になるという報告もある[7]．以上をまとめると，腫瘍径 11 mm 以上あるいは脈管侵襲陽性の場合，リンパ節転移の可能性があるので（リンパ節転移率 20％），リンパ節郭清を伴う腸管切除術を考慮すべきである[8]．

IV. 内分泌細胞腫瘍の概念

カルチノイド腫瘍と類似の組織像を示しながら，核異型が強く，核の大小不同，核分裂像の目立つ腫瘍が存在する(図 8-25)．これらは非定型的カルチノイド腫瘍(atypical carcinoid tumor)と称されたが，最近の概念では高分化内分泌細胞癌の範疇に入る腫瘍である[4),9)]．

さらに異型が強く，組織構築が不明瞭になり(分化傾向が乏しくなり)，裸核に近い細胞形態を示す内分泌細胞腫瘍は，小細胞癌(small cell carcinoma)と称される(図 8-26)．小細胞癌は早期から脈管侵襲と遠隔転移をきたし，発育も速く，生物学的にも悪性度が高いのが特徴である．

カルチノイド腫瘍，非定型的(悪性)カルチノイド腫瘍(または内分泌細胞癌)，小細胞癌を総称して，内分泌細胞腫瘍とする概念がある．これらは悪性度，肉眼所見，組織所見，生物学的態度において異なるが，内分泌細胞腫瘍として広いスペクトラムを有し，その境界は必ずしも明瞭ではない(図 8-27)[9)]．

腺管形成や粘液産生の目立つ腫瘍は adenocarcinoid (図 8-28)，mixed carcinoid-adenocarcinoma と診断される．しかし，定型的カルチノイド腫瘍と診断される腫瘍においても腺管形成や粘液産生がきわめて少量認められることがある[10)]．このような腫瘍は臨床病理学的には

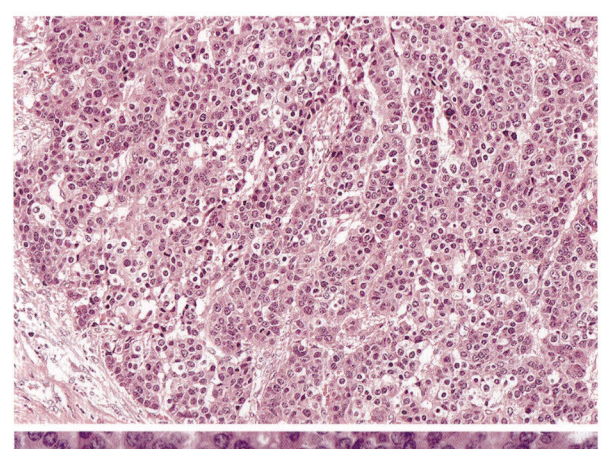

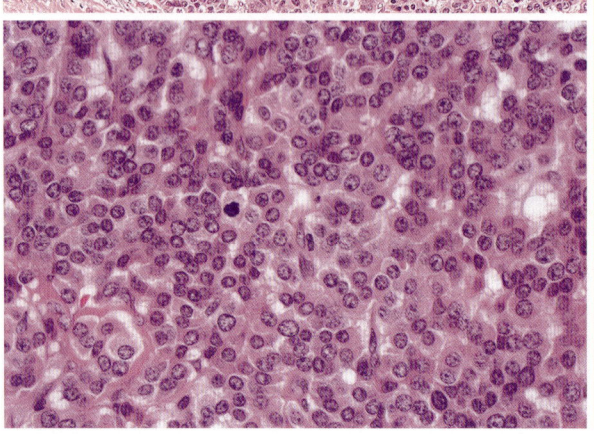

核分裂像が多数散在する．

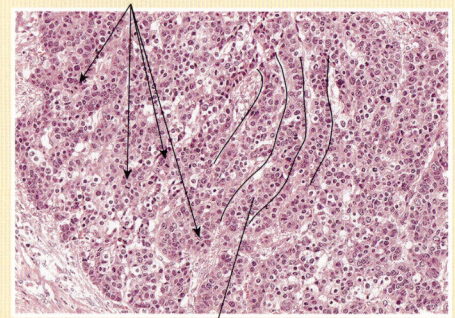

非定型的カルチノイド腫瘍でも不明瞭ながら索状配列が認められる．

核分裂像

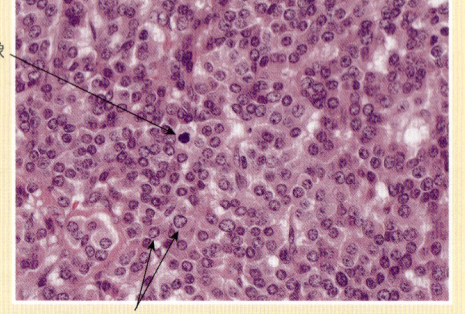

核の大小不同がみられ，核間距離もまちまちである．核クロマチンも非定型的カルチノイド腫瘍のほうが粗糙である．

図 8-25 非定型的カルチノイド腫瘍(十二指腸，切除標本)
● 上段：弱拡大
● 下段：強拡大

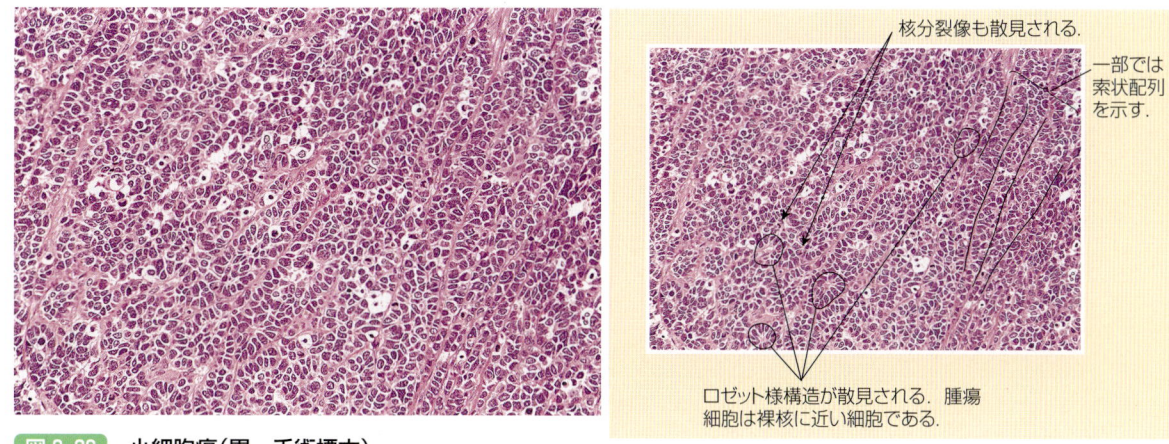

図 8-26　小細胞癌（胃，手術標本）

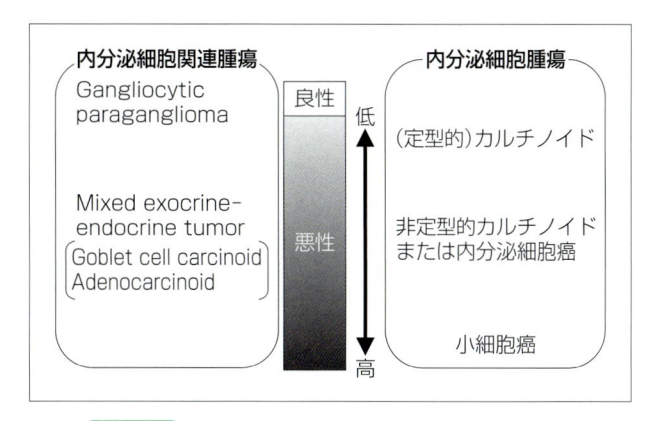

核分裂像も散見される．
一部では索状配列を示す．
ロゼット様構造が散見される．腫瘍細胞は裸核に近い細胞である．

図 8-27　消化管内分泌細胞腫瘍のスペクトラム

内分泌細胞関連腫瘍
- Gangliocytic paraganglioma
- Mixed exocrine-endocrine tumor
- Goblet cell carcinoid
- Adenocarcinoid

良性／悪性　低／高

内分泌細胞腫瘍
- （定型的）カルチノイド
- 非定型的カルチノイドまたは内分泌細胞癌
- 小細胞癌

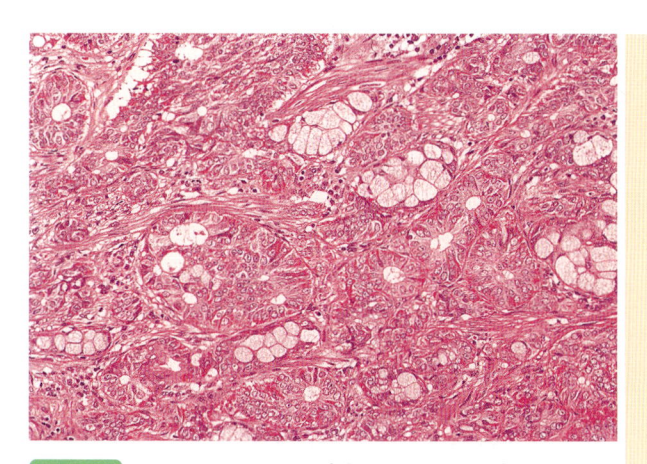

図 8-28　Adenocarcinoid（結腸，EMR 標本）

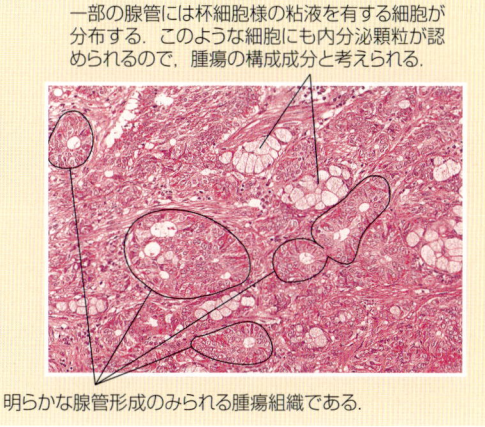

一部の腺管には杯細胞様の粘液を有する細胞が分布する．このような細胞にも内分泌顆粒が認められるので，腫瘍の構成成分と考えられる．
明らかな腺管形成のみられる腫瘍組織である．

8. 消化管全般にわたる疾患

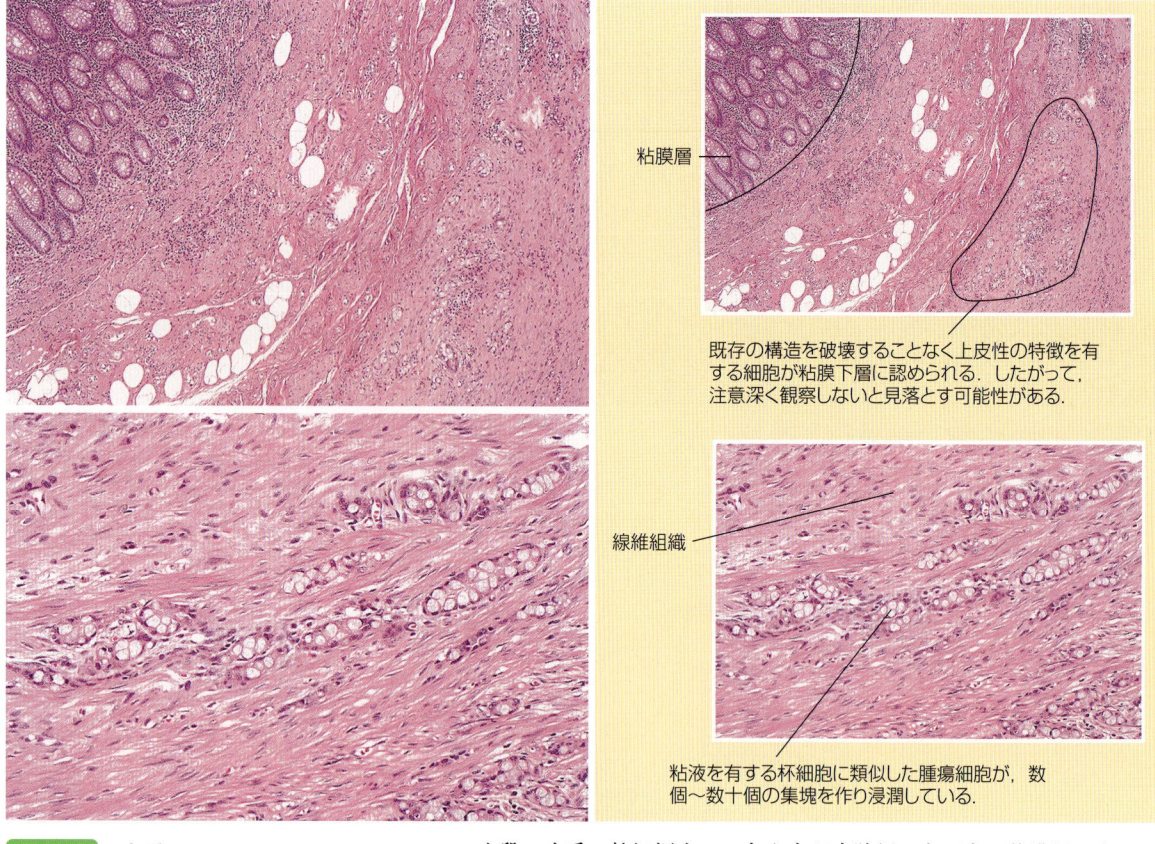

図 8-29 虫垂の goblet cell carcinoid（手術標本）
- 上段：虫垂の輪切標本で，左上方が内腔側，右下方が漿膜側である．（弱拡大）
- 下段：粘膜下層の線維組織中に腫瘍細胞が散在する．（強拡大）

（画像内注釈）
- 粘膜層
- 既存の構造を破壊することなく上皮性の特徴を有する細胞が粘膜下層に認められる．したがって，注意深く観察しないと見落とす可能性がある．
- 線維組織
- 粘液を有する杯細胞に類似した腫瘍細胞が，数個〜数十個の集塊を作り浸潤している．

定型的カルチノイド腫瘍とするのが適切である．

また，印環細胞状に粘液を有する腫瘍細胞が目立つ goblet cell carcinoid は虫垂に好発する（**図 8-29**）[2,4]．goblet cell carcinoid は「carcinoid」の言葉がついているが，通常のカルチノイドより悪性度が高く，細胞学的にも腺癌に近い腫瘍と考えられている．

文献

1) Modlin IM, Sandor A : An analysis of 8305 cases of carcinoid tumors. Cancer 1997 ; 79 : 813-829
2) Fenoglio-Preiser CM : Gastrointestinal neuroendocrine/neuroectodermal tumors. Am J Clin Pathol 2001 ; 115(Suppl 1) ; S79-S93
3) Soga J : Carcinoid tumors : a statistical analysis of a Japanese series of 3,126 reported and 1,180 autopsy cases. Acta Med Biol 1994 ; 42 : 87-102
4) World Health Organization Classification of Tumours. Pathology & Genetics, Tumours of the Digestive system. IARC Press, Lyon, 2000
5) Soga J, Tazawa K : Pathologic analysis of carcinoid : histologic re-evaluation of 62 cases. Cancer 1971 ; 28 : 990-998
6) Ishikawa H, Imanishi K, Otani T, et al : Effectiveness of endoscopic treatment of carcinoid tumors of the rectum. Endoscopy 1989 ; 21 : 133-135

7) Hotta K, Shimoda T, Nakanisi Y, et al : Usefulness of Ki-67 for predicting the metastatic potential of rectal carcinoids. Pathol Int 2006 ; 56 : 591-596
8) 樋口哲郎, 榎本雅之, 杉原健一：大腸カルチノイドのリンパ節転移危険因子（アンケート結果). 大腸疾患 NOW 2007. 121-128, 日本メディカルセンター, 東京, 2007
9) DeLellis RA : The neuroendocrine system and its tumors. An overview. Am J Clin Pathol 2001 ; 115(Suppl 1) ; S5-S16
10) Arai T, Kino I : Histochemical and ultrastructural analyses of glandular differentiation in typical carcinoid tumor of the hindgut. Pathol Int 1994 ; 44 : 49-56

（新井冨生）

8 消化管全般にわたる疾患

C）Gastrointestinal stromal tumor（GIST）

　以前消化管に発生する平滑筋腫瘍とされていた腫瘍は，現在では gastrointestinal stromal tumor（GIST）と呼ばれている[1]．GIST は Cajal の介在細胞が腫瘍化したもので，c-kit 遺伝子に突然変異が起こり発生することが明らかになった[1]．消化管に発生する紡錘形腫瘍の多くは GIST と考えてほぼ間違いない[1,2]．

　GIST のみに特異的な組織所見はないが，見慣れると GIST と消化管に発生する他の紡錘形腫瘍との鑑別も比較的容易になる．実際，一部の病理医のなかには HE 染色のみで GIST の診断は可能と考える者もいる．しかしながら GIST の診断は c-kit か CD34 のどちらか一方が免疫組織化学で陽性に染色されることによって確定する[2]．このことは GIST の診断に上記の免疫染色が必須であることを示唆しており，通常の HE 染色の段階で GIST と診断することは論理的背理ともいえよう．

　GIMT（gastrointestinal mesenchymal tumor）は平滑筋系や神経系由来の紡錘形腫瘍をも含む包括的な診断概念である．上記のように HE のみで GIST の診断が可能とする立場の病理医からは死語に近い概念かもしれないが，われわれは上記の立場から GIMT の診断概念を用いている．そのほうが，論理的には正しいと考えているからである．ここでは GIMT の概念に従って，われわれの消化管に発生する紡錘形腫瘍の診断の手順について解説をする．

I．GIMT の分類

1）GIMT, c-kit（+）and/or CD34（+）, gastrointestinal stromal tumor（GIST）
　　low, intermediate, high risk
2）GIMT, smooth muscle type, benign（leiomyoma）
　　GIMT, smooth muscle type, malignant（leiomyosarcoma）
3）GIMT, neural type（schwannoma）
　　GIMT, neural type, malignant
4）GIMT, combined smooth muscle-neural type, dual differentiation（potentially malignant）
5）GIMT, undifferentiated
　　low, intermediate, high risk

　実際に遭遇する GIMT のほとんどは GIST（80〜90％）である．5）はきわめてまれであろう．

II. GISTのリスク分類

GISTの病理組織像を観察する前に実際の病理診断ではGISTのリスク分類を知っておくことが必要である．表8-3にそれを示す．現在では，GISTはすべての例で，潜在的悪性とされており，良性のGISTという診断はしないことになっている．

腫瘍の大きさと腫瘍細胞の分裂像が重要因子である．これが正確に決定できるのは，術後の手術材料に限定される．リスク分類の問題点として，術前診断にための針生検におけるリスク分類の判定がある．術前にエコーやCTなどで腫瘍の大きさを知ることはできるが，針生検材料で分裂像の数を正確に算出することは困難である．分裂像の分布は同一腫瘍内において一様ではなく，不均質性（heterogeneity）がある．そのため，分裂像がその針生検で少ないと判断されても，その腫瘍全体で少ないということにはならない．

もう一つの問題点として，筋系腫瘍と神経系腫瘍におけるリスク分類の使用の是非の問題がある．とくに術前においては，針生検で必ずしもGISTとの鑑別が容易でない例もあり，注意が必要である．リスク分類をGIST以外に使用するのは，妥当ではない．術後材料の診断では，一般的な軟部腫瘍の診断に従って，良悪性の診断をすることになる（この場合はリスク分類を用いない）．

表8-3 GISTのリスク分類

	Tumor size	Mitotic activity
Very low	<2 cm	<5/50 HPF
Low	2 cm ≦ < 5 cm	<5/50 HPF
Intermediate	<5 cm 5 cm ≦ <10 cm	5/50 HPF ≦ <10/50 HPF <5/50 HPF
High	5 cm ≦ <10 cm ≧10 cm	5/50 HPF ≦ <10/50 HPF ≧10/50 HPF

HPF：high power field
〔Fletcher CDM, et al：Hum Pathol 2002；33：459-465〕

III. GIMTの各タイプの病理組織像

1. GISTの病理組織像

GIST診断の手順を実際の標本で説明する．

1）まず腫瘍の大きさを確認する．もちろん肉眼像として潰瘍の有無も重要であるが，リスクの判定には必要ではない．本腫瘍の大きさは3.8 cmであった．

2）次にルーペ像の観察を行う．腫瘍の位置する部位（粘膜下層，筋層，それ以深）を確認する．図8-30に本腫瘍のルーペ像を示す．粘膜下を中心に境界比較的明瞭な結節性病変をみる（まったく「くりっと」しているわけではなく，周囲に対して凹凸がある．GISTは周囲に対して凹凸があることが多い．）．周囲への浸潤性の増殖はないことをこの拡大で確認する．病変の

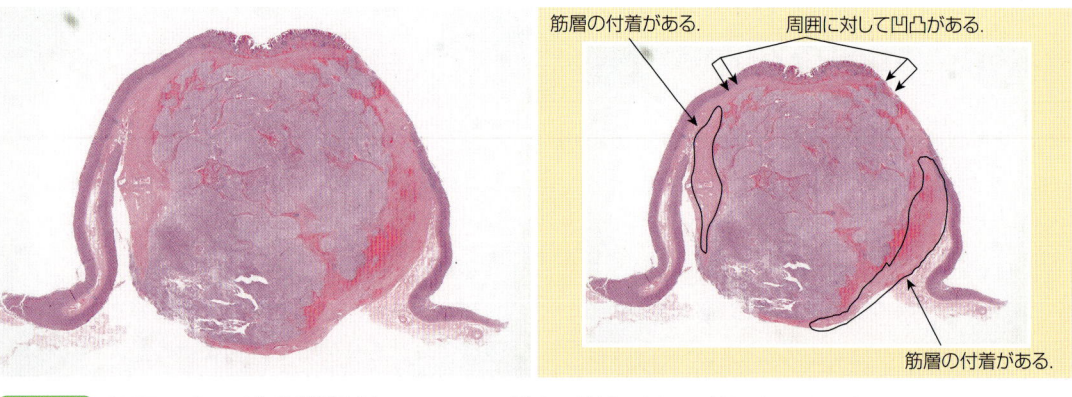

190　8. 消化管全般にわたる疾患

図 8-30 GIST のルーペ像（手術標本）

筋層の付着がある．　周囲に対して凹凸がある．
筋層の付着がある．

● 腫瘍は粘膜下層から筋層を中心に境界比較的明瞭である．

紡錘形細胞が束を形成して増殖している．

核の紡錘形形態が明瞭になる．
楕円形細胞もみられる．

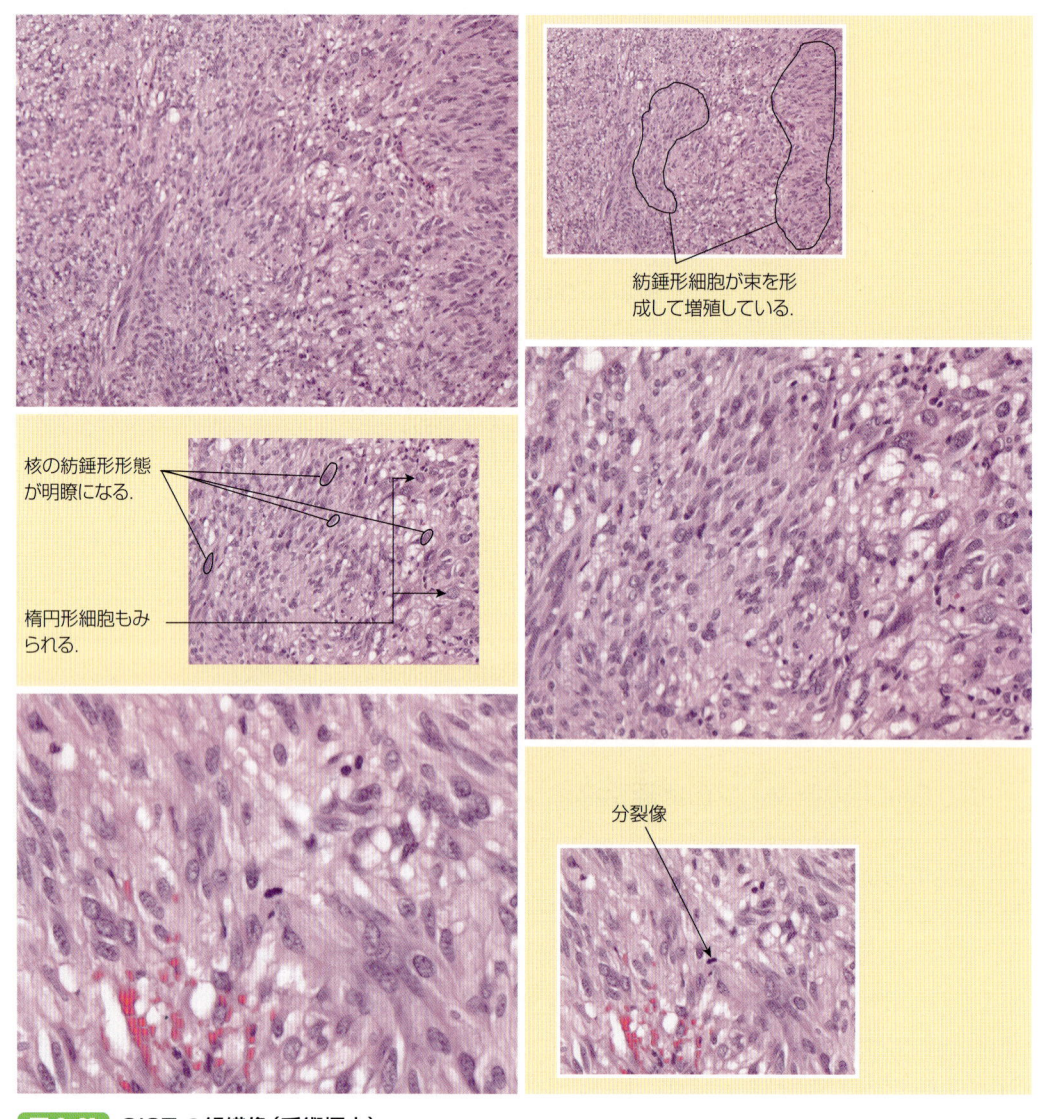

分裂像

図 8-31 GIST の組織像（手術標本）

位置は，この腫瘍は粘膜下層にあるようにみえるが，線で囲んだ部位に筋層の付着がある．

3）次に腫瘍の弱拡大像を観察する（**図8-31上段**）．この拡大で紡錘形細胞が束を形成して増殖していることがわかる．束状といっても，その方向性は一定でない（図8-31上段の線で囲んだ部位を参照．中央の部分と右側の部分の腫瘍細胞の向きは異なっている）．さらに拡大を上げると，核の紡錘形形態が明瞭になる（**図8-31中段**の線で囲んだ細胞）が，楕円形細胞もみられる（矢印）．慣れると，この段階で，ほぼ消化管においてはGISTを推測することが可能である．このような組織像を呈する紡錘形細胞腫瘍は消化管ではGIST以外はまれだからである．しかし，後で述べるようにGIST以外はまったくないといえるかについては，著者は懐疑的である．ゆえに著者はGIMTの概念を診断上用いている．

4）次に本腫瘍細胞の分裂像を探す．**図8-31下段**に本腫瘍の分裂像を示す．分裂像は大きさ同様GISTの悪性度を決める最重要因子である．本腫瘍では，分裂像は50視野で6個であり，リスク分類はintermediate riskと決定できる．本腫瘍が漿膜に露出していないかを観察する（図8-30で確認のこと）．GISTは腹膜播種することが知られているので，臨床的には重要な情報になる．臨床への初期の情報としては，これで十分である．ここでわれわれの施設では臨床側にGIMT, intermediate riskと最初の報告をしている．所見の欄にGISTがもっとも考えられる旨のことを記載しておく．

5）免疫染色でc-kitとCD34を染色する．**図8-32**に示すように本腫瘍は両者とも陽性であった．ここで本腫瘍がGISTであることが決定できる．実際にはすでにGISTの診断が臨床でされていることが多い．切り出し時に免疫染色のオーダーをしておけば，多くの施設で自動免疫染色装置があるので，ここまでの過程をさらに短縮可能である．この段階でGIST, intermediate riskと最終診断して報告する（HE標本ができたときに，すでに免疫染色標本もできていれば，この症例の場合，上位概念であるGIMTの診断は不要になる）．

GISTの組織像は多様である．**図8-33**にpalisadingを示す（図8-33上段左で楕円で囲んだ部分．ほかにもあるので，探して欲しい）．図8-33上段右はその拡大で，核が横に配列する像がみえる（線で囲んだ部位）．palisadingはGISTに比較的よくみられる組織像であるが，子宮筋腫や神経鞘腫でもしばしばみられる．核

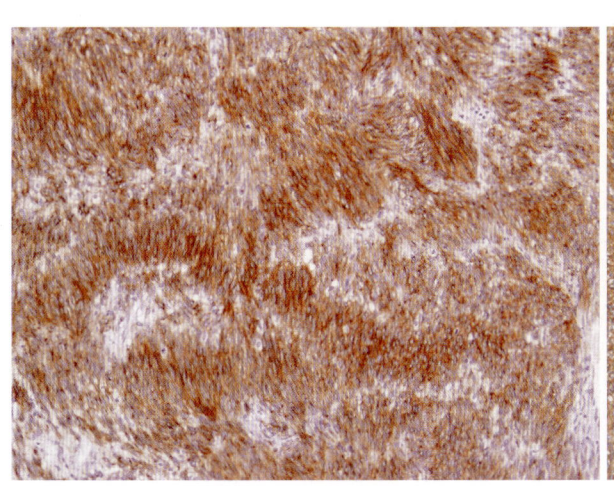

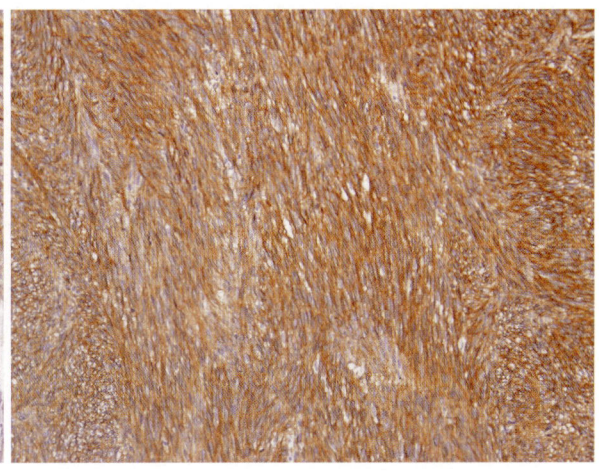

図8-32 GISTの免疫染色（手術標本） ●左がc-kit，右がCD34を示す．両者ともびまん性に強陽性である．

192 | 8. 消化管全般にわたる疾患

palisading（核が平行に配列している．楕円で示した部分以外にも存在している）

腫瘍間に粘液がみられる（粘液変成像）．

時に出血もみられる．

壊死はリスクの高い例にしばしばみられる（リスク分類の指標には入っていないことに注意）．

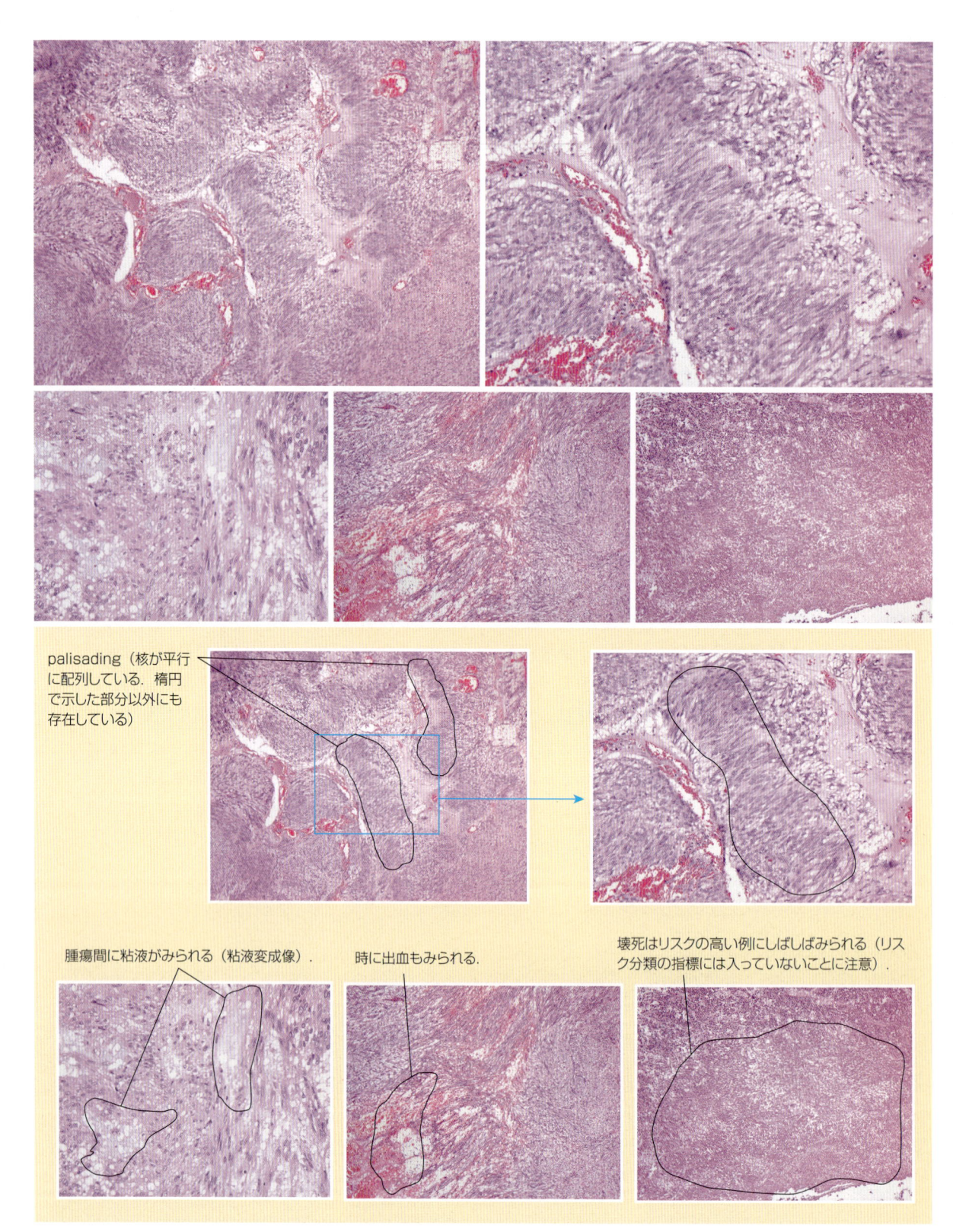

図 8-33 GIST にみられるその他の組織像（手術標本）

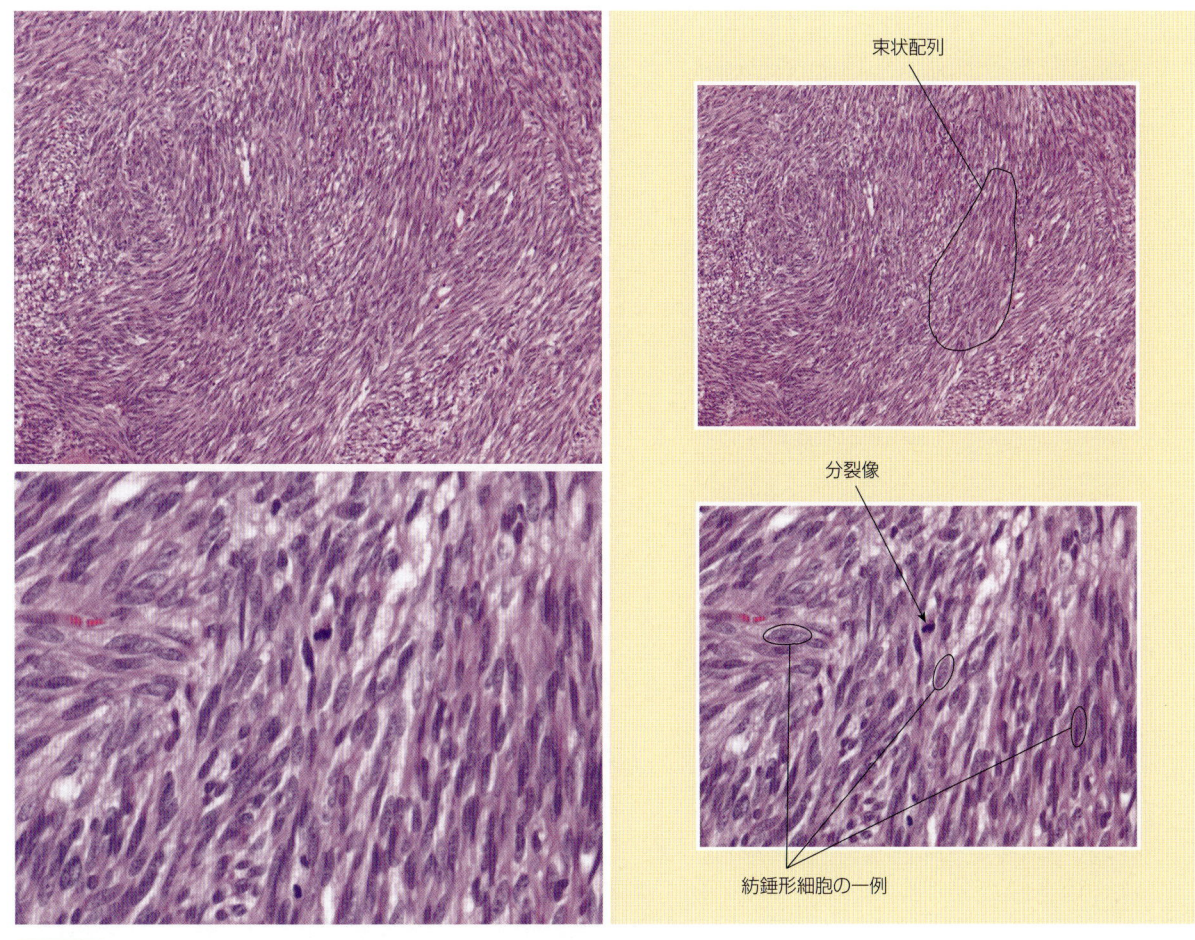

C）Gastrointestinal stromal tumor（GIST）

図 8-34　GIST における典型的な紡錘形タイプの組織像（手術標本）

が平行に配列する像のことを指している．粘液変性像もよくみられる．腫瘍間に粘液がみられる像である（図 8-33 下段左で，同様に楕円で囲んだ部分）．出血も時々みられる（図 8-33 下段中央の線で囲んだ部位）．出血はリスクを高める指標にならない．壊死はリスクの高い例にしばしばみられるが，リスク分類の指標には入っていないことに注意が必要である[3]（図 8-33 下段右の線で囲んだ部位．核などの細胞構造がまったくみえず，好酸性にべたっと染まっている）．

GIST は基本的には，紡錘形型（図 8-31 および図 8-34），上皮様型（図 8-35），混合型の三つに分類される[2]．上皮様配列を示す GIST は，診断には注意が必要で，初心者は GIST の診断を下すことが困難なときもある（図 8-35 上段で，線で囲んだ部位などを，上皮様配列を示していると表現する．標本全体が同様の像である）．胃発生の GIST に多くみられることが報告されている．混合型は，紡錘形型と上皮様型が混在しているタイプである．

《核異型について》

GIST の場合，核異型は腫瘍の良悪性の鑑別に役立たない（図 8-35 下段の矢印の細胞）．低リスク例でもしばしばこの程度の核異型は散見されるので，核異型をあまり過大評価しないほうがよい[2]．

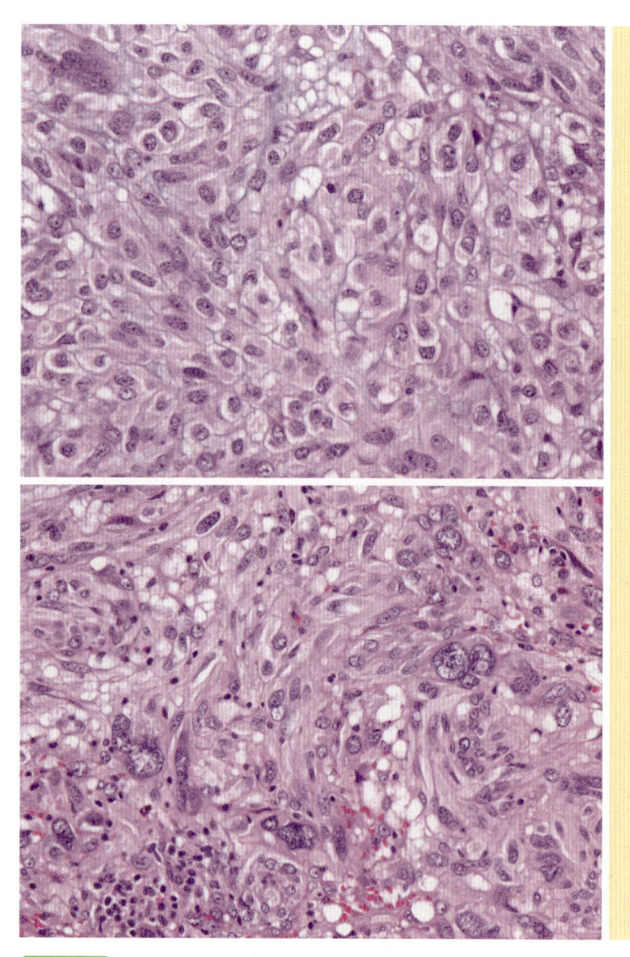

図 8-35 GIST の上皮様亜型と核異型（手術標本）

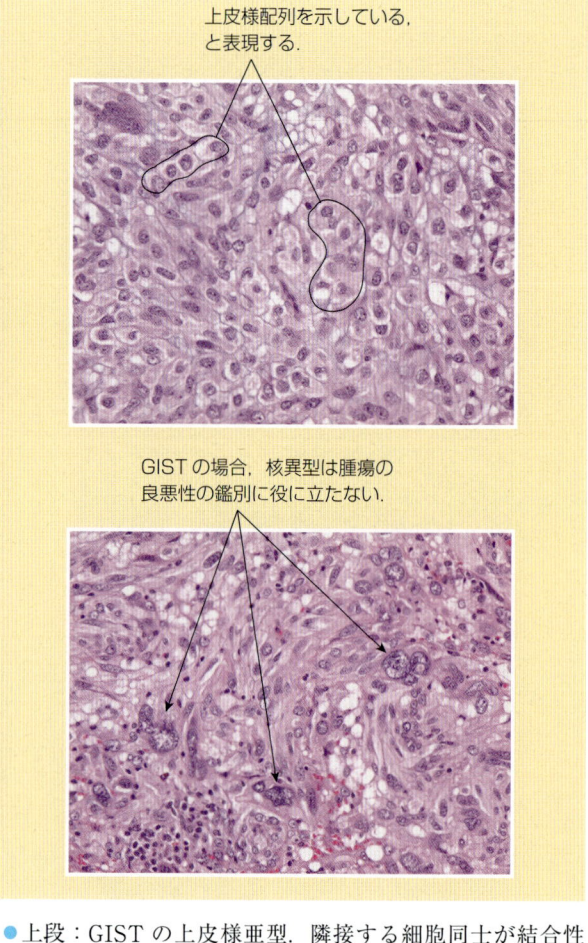

- 上段：GIST の上皮様亜型．隣接する細胞同士が結合性を示しているようにみえる腫瘍細胞を確認．
- 下段：核異型を示す細胞であるが，悪性の指標ではない．

（画像内注記）
- 上皮様配列を示している，と表現する．
- GIST の場合，核異型は腫瘍の良悪性の鑑別に役に立たない．

2．平滑筋腫の病理組織像

筋系由来の GIMT（so called leiomyoma）の観察手順は GIST の場合と同様である．

1）大きさを確認する．本腫瘍は 4 cm であった．潰瘍はみられなかった．

2）図 8-36 は腫瘍のルーペ像である．粘膜下層から筋層にかけて境界明瞭な腫瘍性病変がみられる．GIST より境界は明瞭であることが多い．

3）図 8-37 上段はその拡大像で，まず最初に核密度が低いことがわかる．紡錘形細胞腫瘍というが，核は短紡錘形か楕円形に近い（矢印参照）．細胞質が特徴的である．好酸性で，myofibril に富んでいることが推測できる（図 8-37 下段の線で囲んだ部位など）．消化管に発生する平滑筋腫は，子宮筋腫と違い，このような好酸性細胞質で myofibril が目立つことが特徴的である．この所見で，本腫瘍は平滑筋腫であると診断できる．壊死，出血がないことも確認する．平滑筋腫に壊死がみられた場合は，悪性の可能性があり，要注意である．

4）拡大を上げて，分裂像がないか確認する（図 8-37 下段）．このような好酸性細胞質が目立つ腫瘍には肉腫例はないが，念のため分裂像の有無について観察する．本腫瘍の中には分裂像はみられなかった．

C) Gastrointestinal stromal tumor (GIST)

図 8-36　GIMT, smooth muscle differentiation
(leiomyoma：平滑筋腫)のルーペ像(手術標本)

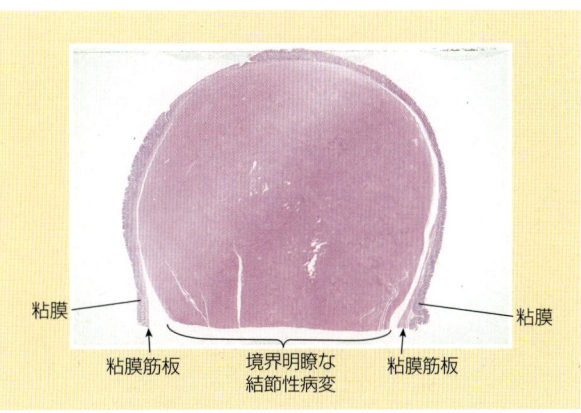

粘膜
粘膜
粘膜筋板
境界明瞭な結節性病変
粘膜筋板

● 境界がきわめて明瞭であることに注意する．

核は紡錘形か楕円形に近い．

好酸性で，myofibril に富んでいることが推測できる．

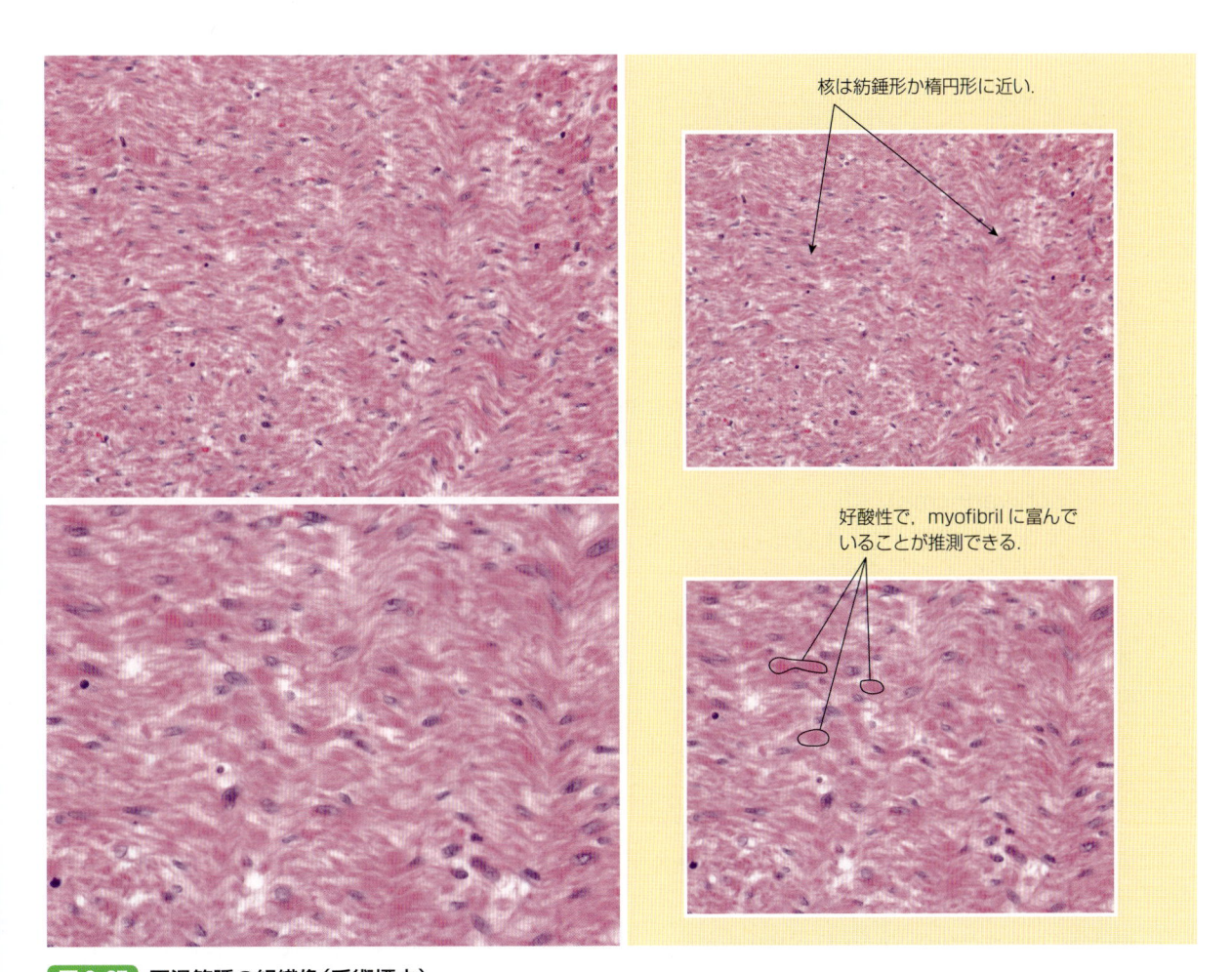

図 8-37　平滑筋腫の組織像(手術標本)

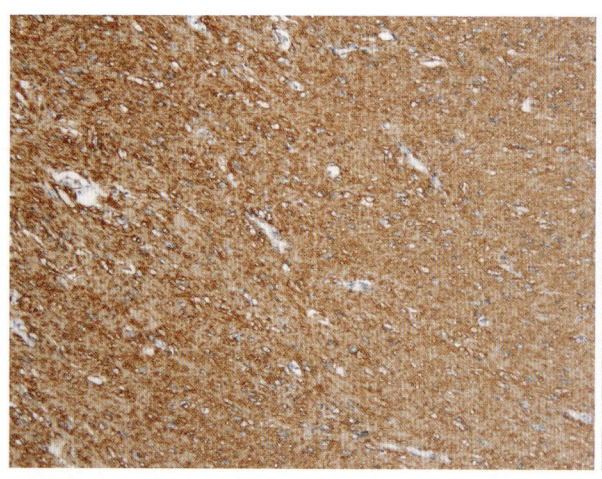

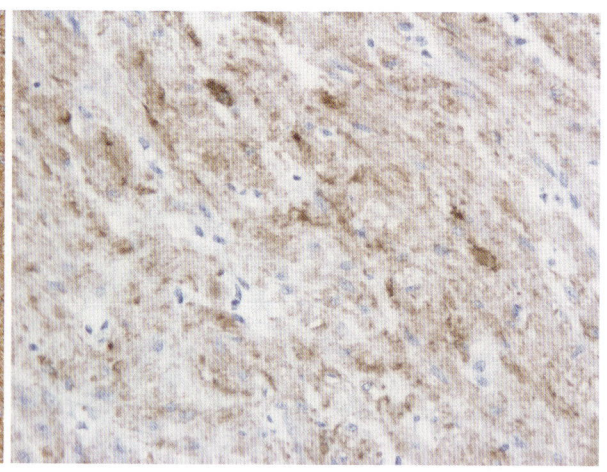

図 8-38 平滑筋腫の免疫染色（手術標本）　●左：アクチン，右：デスミン．両者がびまん性に陽性に染色される．

5）本腫瘍は HE 染色のみでも診断可能であるが，アクチン，デスミンを免疫染色して，最終確認を行う．**図 8-38** に示すようにアクチン，デスミンが陽性に染色された．

本腫瘍を直接的に平滑筋腫と診断するか，GIMT, smooth muscle differentiation とするかであるが，著者は，両者の診断を併記している．前者のみを最終的に使用しても構わない．

3．神経系由来の GIMT（so called schwannoma）

1）大きさを確認する．本腫瘍は 5 cm であった．

2）**図 8-39** は腫瘍のルーペ像である．境界明瞭な結節性病変がみられる．よく観察すると結節の周囲にリンパ球の集合巣がみられることがわかる（線で囲んだ部位）．これを lymphoid cuffing という．

3）**図 8-40** はその拡大像である．紡錘形細胞が束状に増殖している．細胞質はやや好酸性であるが，細胞密度は平滑筋腫ほど低くない．図 8-40 上段で矢印で示したものが腫瘍細胞の核である．核異型がないことは，この拡大でもわかる．図 8-40 中段で示した矢印の細胞はや や大型であるが，この程度で核異型が強いとはいわない．この程度の大きさの細胞は，しばしばみられる．

4）別の部位をみると，GIST の項でも述べた palisading が明瞭に観察できる（図 8-40 下段の線で囲んだ部分）．この標本には分裂像はない．以上から本腫瘍は良性腫瘍であると考える．ここまでの観察から神経鞘腫であることは推測できるが，GIST を完全に除外できない．最終的な腫瘍の由来については免疫組織化学の結果を待たねばならない．

5）**図 8-41** に示すように，S-100 が陽性であった．c-kit，CD34 は陰性であった．以上から本腫瘍は神経鞘腫と診断される．

診断として神経鞘腫と GIMT, neural differentiation のどちらから用いるかであるが，筆者は併記している．筋系腫瘍と同様に，最終的に神経鞘腫と診断しても問題はない．

上記の三つが消化管に発生する消化管の間葉系由来の腫瘍である．この三つの基本像を理解していれば，日常診療で困ることはほとんどない．

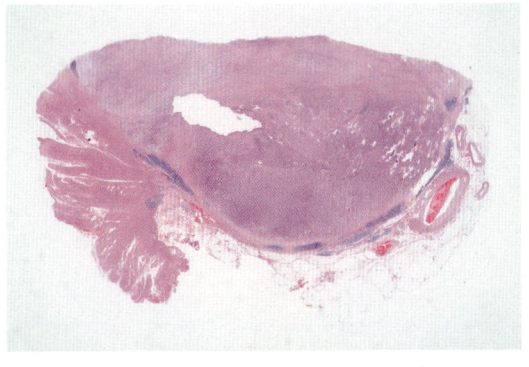

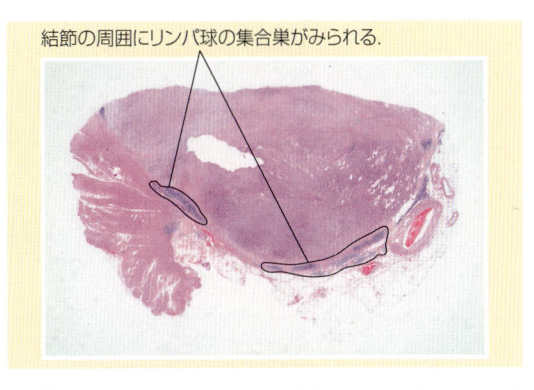

C）Gastrointestinal stromal tumor（GIST）

図 8-39　Neural type の GIMT（so called schwannoma）のルーペ像（手術標本）

結節の周囲にリンパ球の集合巣がみられる.

● 周囲に lymphoid cuffing がみられる. 粘膜下層を中心に境界明瞭な結節性病変をみる.

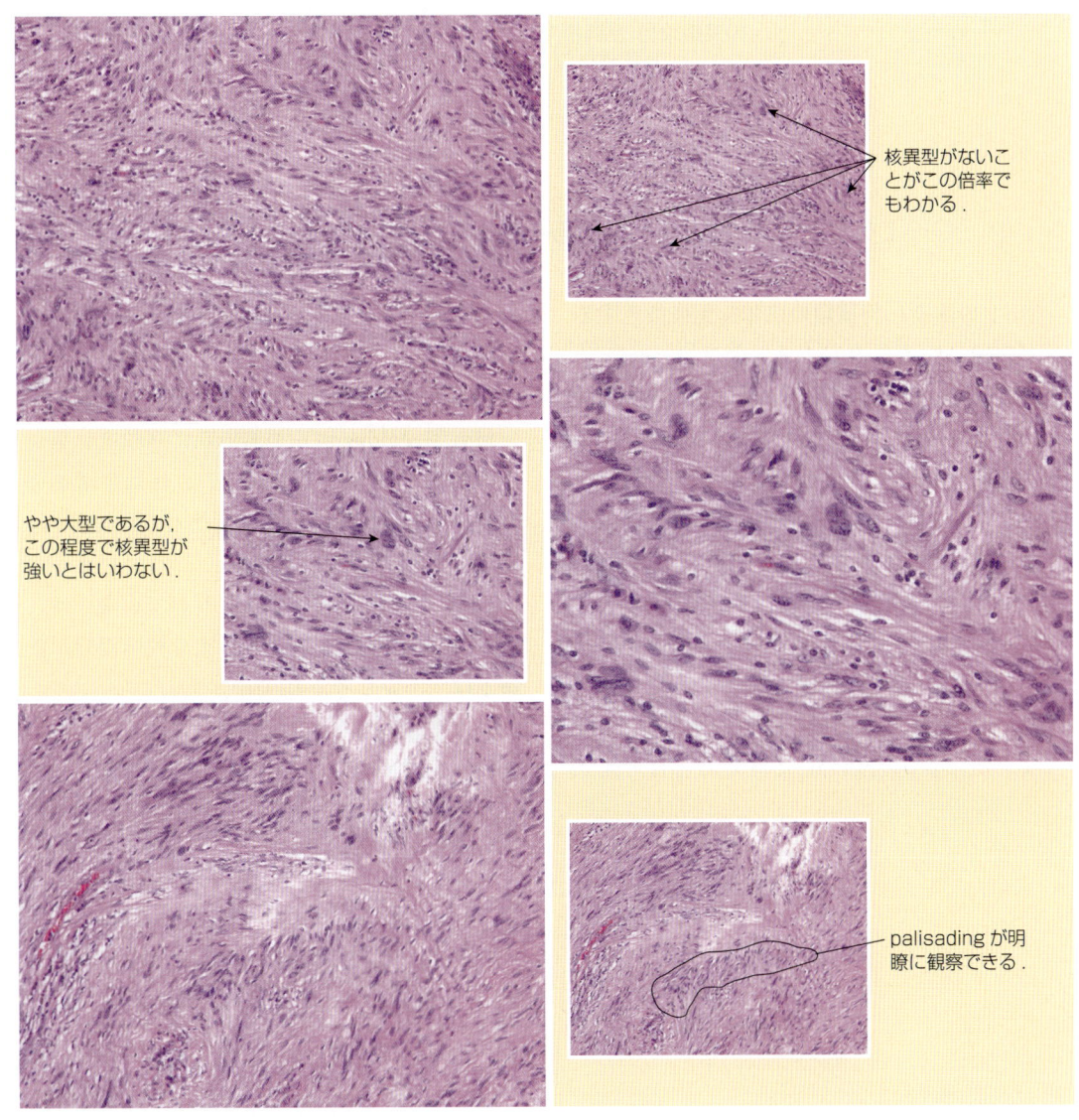

核異型がないことがこの倍率でもわかる.

やや大型であるが, この程度で核異型が強いとはいわない.

palisading が明瞭に観察できる.

図 8-40　Neural type の GIMT（so called schwannoma）の組織像（手術標本）

● 紡錘形細胞が束状に増殖している.

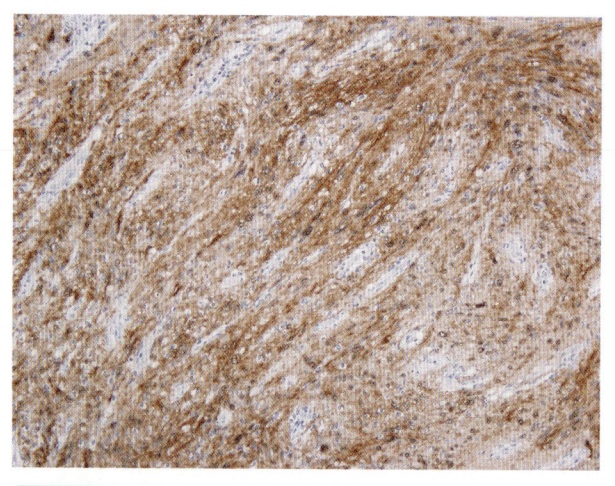

図 8-41 Neural type の GIMT(so called schwannoma)の免疫染色（手術標本）
- 免疫染色で，S-100 が陽性に染色される．

IV. GIST の診断に抗体は何を用いるか？

　GIST の診断に何種類の抗体を免疫染色するかが問題になることがある．著者は，c-kit, CD34, actin（α-smooth muscle actin），desmin, S-100, vimentin, Ki-67 の 7 種類の抗体が必要と考えているが，vimentin は不要かもしれない．GIST の 10〜20％に actin が陽性に染色される．部分的であることが多い．S-100 が GIST で陽性に染色されることはきわめてまれである．まれであるが，筋系マーカーと神経系マーカーが同一腫瘍に染色されることもある．両者が互いに面積的にある程度を占めている場合は，dual differentiation とすることも可能である〔GIMT 分類の 4)〕．病理医のなかには，このような分類を好まない者もいるので，それぞれの施設の病理医の考え方に従ってほしい．

　最近 H-caldesmon が GIST に高頻度に染色されることがわかってきた．これは平滑筋のマーカーとして用いられてきたので，当然平滑筋腫にも陽性に染色される．このマーカーの GIST における意義ははっきりしていないが，GIST の組織発生を考えるうえで興味深い．診断上は，不要と考える．

　GIST，平滑筋腫，神経鞘腫における各抗体の染色性を**図 8-42** にあげる．

	GIST	GIMT, smooth muscle differentiation	GIMT, neural differentiation	GIMT, undifferentiated
c-kit	■			
CD34	■			
Vimentin	■		■	■
H-caldesmon	■	■		■
α-SM actin	□	■		□
Desmin		■		
S-100			■	

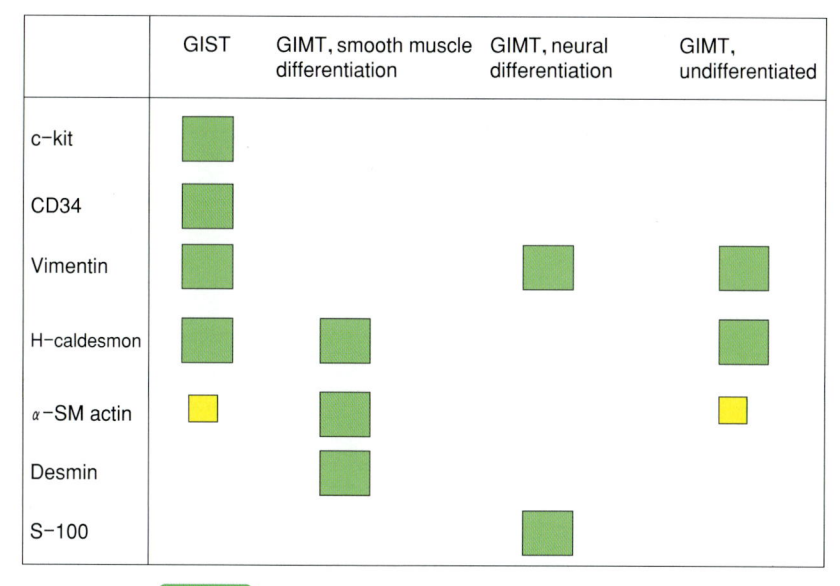

図 8-42 各抗体を用いた各 GIMT の亜型の染色態度
■ は，ほぼ必発の所見，□ は，時に陽性の所見を指す．四角がない抗体がまったく染色されないわけではない．

V．消化管の GIST の問題症例の解説

1．c-kit 陰性 GIST

GIST の診断を行うためには，c-kit もしくは CD34 のいずれかが陽性に染色されることが必要である．したがって組織像は GIST に類似しているが，免疫染色で両者が陰性である場合 GIST とは診断できないことになる．最近，組織像は類似しているが，c-kit が陰性の紡錘形腫瘍に対して c-kit 陰性 GIST という概念が報告された[4]．このなかには，免疫染色では c-kit が陰性であったが，遺伝子解析では c-kit 遺伝子（exon 11, 9, 13 など）や PDGFRα 遺伝子（platlet derived growth factor receptor α, exon 18）の変異がみられた例が含まれている．すなわち，c-kit 陰性 GIST には，① c-kit 遺伝子変異のある例，② PDGFRα 遺伝子変異のある例，③ 遺伝子変異のみられない例，の 3 型があることになる．①，② の例に関しては最終的に GIST と診断して差し支えないが，問題は ③ の例の扱いである．現場においては，このような例で CD34（−）の場合は c-kit 陰性 GIST と積極的に診断することには躊躇する病理医が多いであろう．治療の問題もあるので，c-kit 陰性 GIST には少なくとも c-kit 遺伝子の遺伝子解析が必要と考える．

2．小腸の GIST

病理組織学的には胃の GIST と小腸の GIST とは大きな差はないと思われるが，その生物学的性格は大きく異なる．したがって胃と小腸では診断基準が異なり，小腸のほうが厳しい基準になっている[5]．これは小腸の GIMT の生物学的性格を加味したものである．小腸では ① size：≧5 cm，② fresh tumor necrosis，③ extensive hemorrhage unrelated to surgery，④ extreme cellularity，⑤ marked atypia，⑥ high mitotic activity（5/10HPF 以上）のうち，一つで

8. 消化管全般にわたる疾患

細胞密度は高くない．　　　　　　　　　　　　　核異型は軽度である．

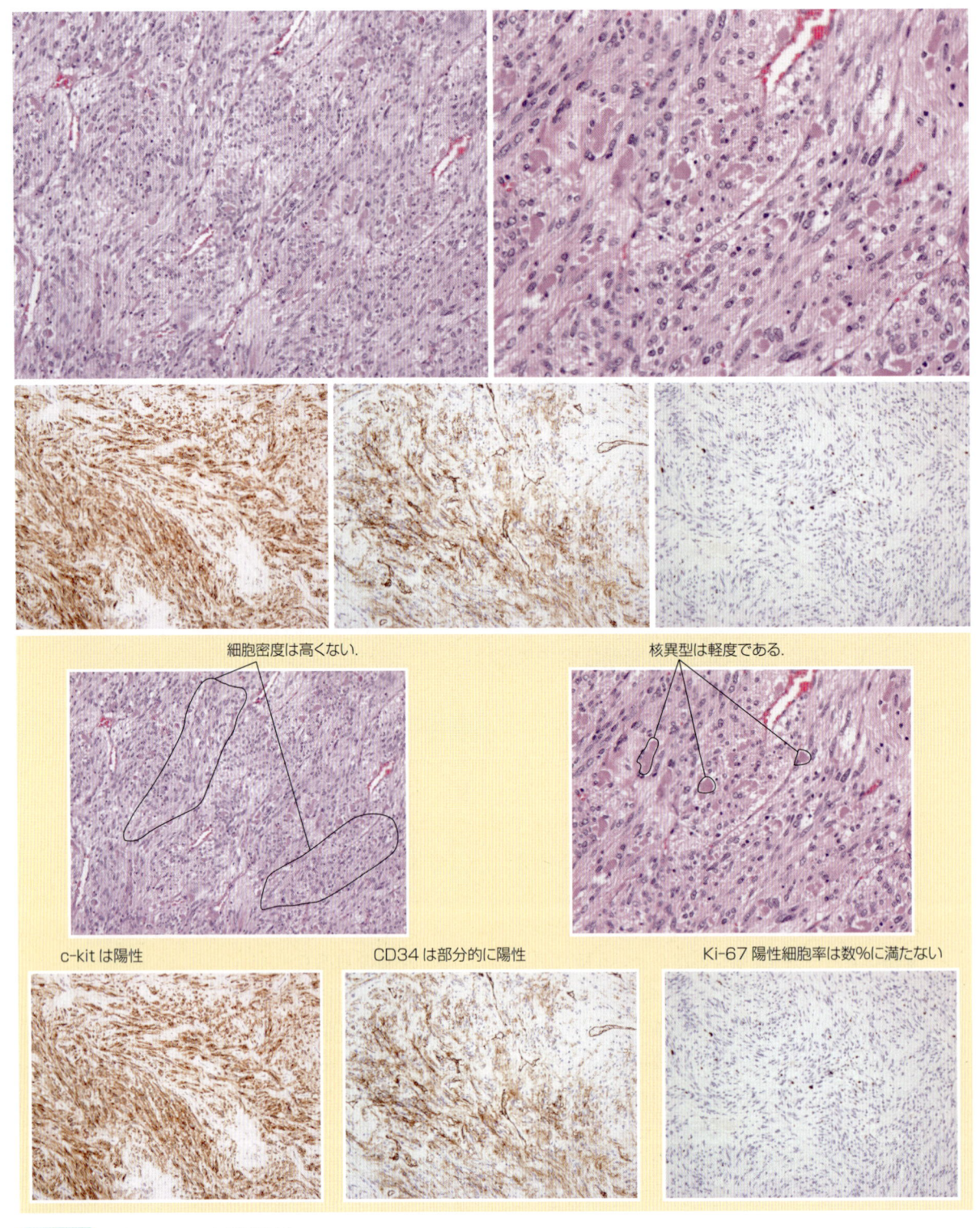

c-kit は陽性　　　　CD34 は部分的に陽性　　　　Ki-67 陽性細胞率は数％に満たない

図 8-43 小腸の GIST（手術標本）

も認められた場合は悪性の可能性が高いとされる．**図 8-43** に小腸の GIST を示す．大きさ 3.5 cm で，細胞密度も高くない(図 8-43 上段左)．核異型は軽度で(図 8-43 上段右)，分裂像もほとんどない．c-kit が陽性で(図 8-43 下段左)，CD34 も部分的に陽性である(図 8-43 下段中)．Ki-67 の陽性細胞率は数％にも満たないと思われる(図 8-43 下段右)．以上から本腫瘍の診断は低リスク GIST になる．上記の①〜⑥の所見のいずれも満足しておらず，この点からも low risk の評価は支持できる．しかし，実際小腸に発生する GIST は原則悪性として処理するべきとする報告もあり，臨床側には今後の厳密な経過観察が必要であると報告している．

VI. GIMT 診断の診断工程

図 8-44 に GIMT の診断工程を示す．問題点は二つである．一つは，actin のみが陽性である例の扱いである．組織像が GIST に類似している場合は，c-kit 陰性 GIST を念頭におく必要があろう．とくに actin の染色性が部分的である場合は，その可能性を念頭に置く．もう一つの問題点は，GIMT, undifferentiated の扱いである．これも組織像が GIST に類似している場合は，c-kit 陰性 GIST の可能性がある．積極的に遺伝子解析を行うべきであろう．最終的に異常所見が何もみられない場合は，安易に c-kit 陰性 GIST とするのではなく，GIMT, undifferentiated として，将来の新しい疾患概念の可能性を残しておくべきと考える(前述したが，実際にはきわめてまれである)．

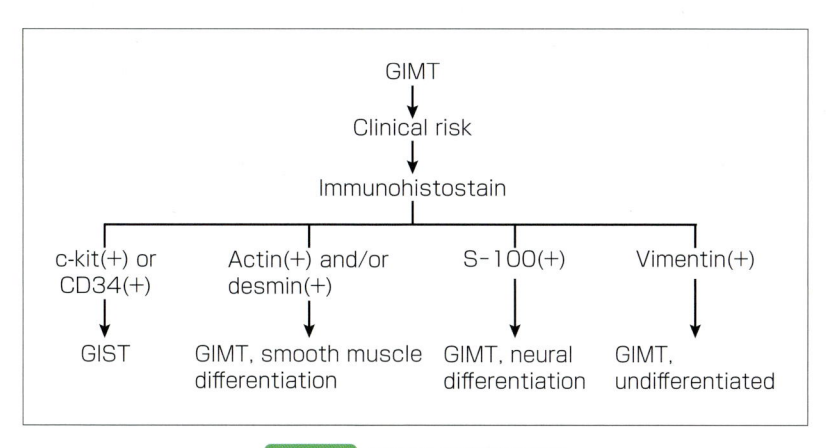

図 8-44 GIMT の診断工程図

おわりに

　GIMTの概念は問題点も多いが，消化管の間葉系腫瘍を包括的に理解できる利点はあると思われる．GISTの上位概念として利用したほうがよいと思われる(診断時にHE標本と免疫染色標本が揃っている場合は，GIMTの診断は不要なことが多いが，実際の現場では，このような場面は少ないと思われる)．

文　献

1) Hirota S, Isozaki K, Moriyama Y, et al：Gains-of-function mutations of c-kit in human gastrointestinal stromal tumors. Science 1998；279：577-580
2) 菅井　有，中村眞一：消化管粘膜下腫瘍の病理―組織分類．臨牀消化器内科　2001；16；273-282
3) 秋浜　玄，菅井　有，上杉憲幸，他：Gastrointestinal stromal tumorの組織発生及び悪性度の解析．岩手医誌　1999；51：381-390
4) Medeiros F, Corless CL, Duensing A, et al：KIT-negative gastrointestinal stromal tumors：proof of concept and therapeutic implications. Am J Surg Pathol　2004；28：889-894
5) Rosai J：Gastrointestinal tract-small intestine. Juan R(ed)：Ackermans Surgical Pathology. 667-710, Mosby, New York, 1996

〈菅井　有〉

8 消化管全般にわたる疾患

D）消化管ポリポーシス

　消化管ポリポーシスの代表的疾患として，腫瘍性ポリポーシスの代表である家族性大腸腺腫症（familial adenomatous polyposis）以外に，過誤腫性ポリープが全消化管に多発するPeutz-Jeghers症候群，若年性ポリポーシス，Cronkheit-Canada症候群，Cowden病がある．これらは消化管のポリープそのものの特徴のみならず，他の臓器における合併病変を含めた全身性疾患として捉えておく必要がある．

　大腸非腫瘍性ポリープの項に含まれているもののなかで，過形成性ポリープや炎症性ポリープ，腸管嚢胞性気腫症，cap polyposisもポリポーシスの形態をとることもあるが，これらは腸管のみに限局した疾患であるので本稿には含めなかった．また，家族性大腸腺腫症に発生する腺腫や癌は散発性のものと組織学的には違いはないので，本稿では典型的肉眼像と家族性大腸腺腫症でしばしばみられるsingle gland adenomaを提示するにとどめた．

I. 家族性大腸腺腫症(familial adenomatous polyposis)

家族性大腸腺腫症は，大腸に100個以上腺腫が存在し，主として家族性に，時に非家族性にも発生する（**図 8-45 上段**）．常染色体 5q21 に存在する APC 癌抑制遺伝子の変異による．家族性大腸ポリポーシスや Gardner 症候群（胃腸管ポリポーシスと骨腫および軟部腫瘍）などがこの範疇に含まれる．青年期以降になるとほぼ100%の患者に大腸癌が発生する．胃や小腸にも腺腫が高率に発生し，癌もしばしば発生する．また，肉眼的にポリープとして認識できない平坦な粘膜にも1〜数腺管からなる微小腺腫をしばしば認める（**図 8-45 下段**）．

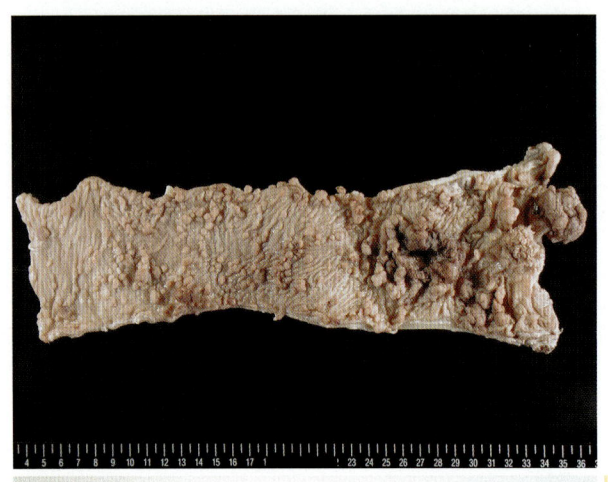

● 肉眼で多数（100個以上）のポリープを認める．

平坦な粘膜にも肉眼で確認できない腺腫腺管（single gland adenoma）をしばしば認める．

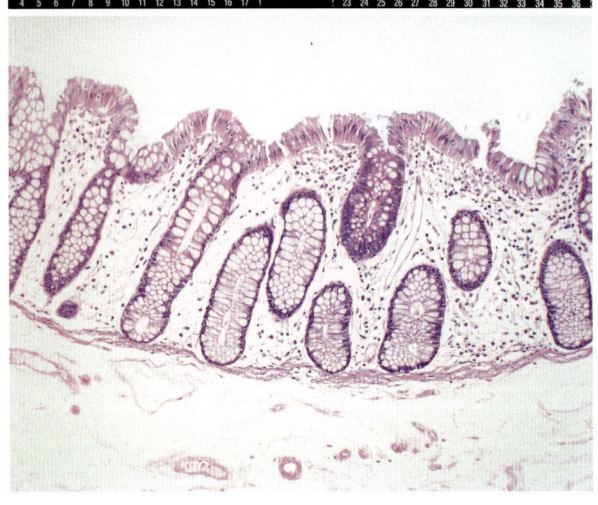

図 8-45 家族性大腸腺腫症（手術標本）

II. Peutz-Jeghers 症候群（Peutz-Jeghers syndrome）

消化管ポリポーシスと皮膚および粘膜に色素沈着症を合併する常染色体優性遺伝性疾患で，性差なく発生する．ポリープは胃，小腸，大腸に散在性に出現する．しばしば癌化する．

ポリープは無茎〜有茎性で，大きさはさまざまである．表面は褐色調で脳回状・結節状・分葉状の構造を呈する．組織学的特徴は，樹枝状に分岐する粘膜筋板を軸として上皮細胞が増生する．上皮成分の構成細胞および構築は正常粘膜と同じであり，過形成を呈することはあるが異型はない（図 8-46〜48）．しばしば粘膜下層，固有筋層，漿膜下層への上皮の misplacement があり，この像をもって浸潤癌と診断しないように注意する必要がある[1]．misplacement では上皮の異型や線維性間質反応を認めない．

図 8-46　Peutz-Jeghers 症候群：大腸ポリープ（ポリペクトミー標本）

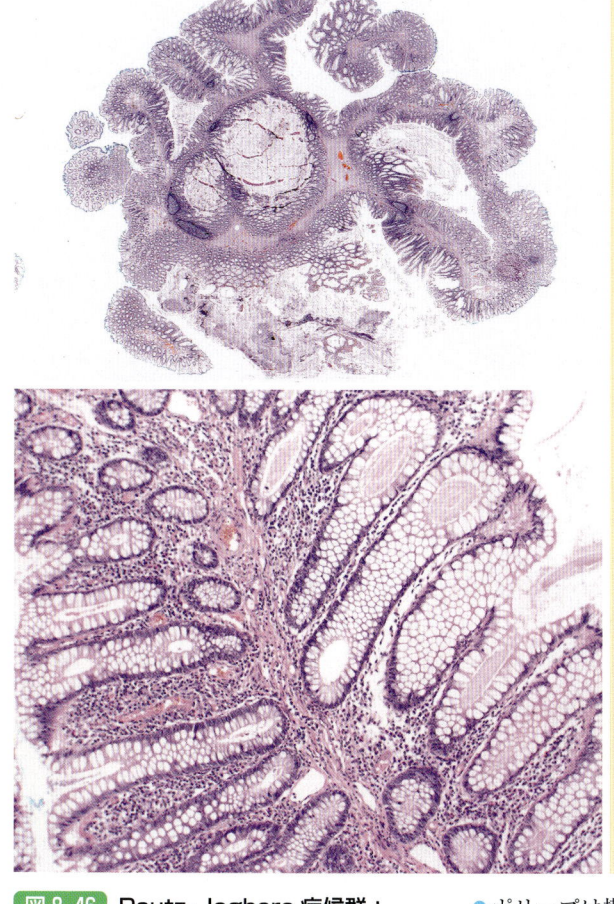

粘膜が粘膜下層方向へ陥入

樹枝状の平滑筋束が特徴的

筋線維束を覆う上皮は正常あるいは過形成性大腸粘膜

● ポリープは樹枝状に分岐する粘膜筋板を軸として上皮細胞が増生する像がみられる．粘膜が粘膜下層へ陥入するため，結果としてそれらの間に粘膜筋板が介在するので樹枝状の平滑筋束として認められる．上皮成分の構成細胞および構築は正常粘膜と同じであり，過形成を呈することはあるが異型はない．

8. 消化管全般にわたる疾患

樹枝状の平滑筋束が特徴的

筋線維束の覆う上皮は正常あるいは過形成小腸粘膜

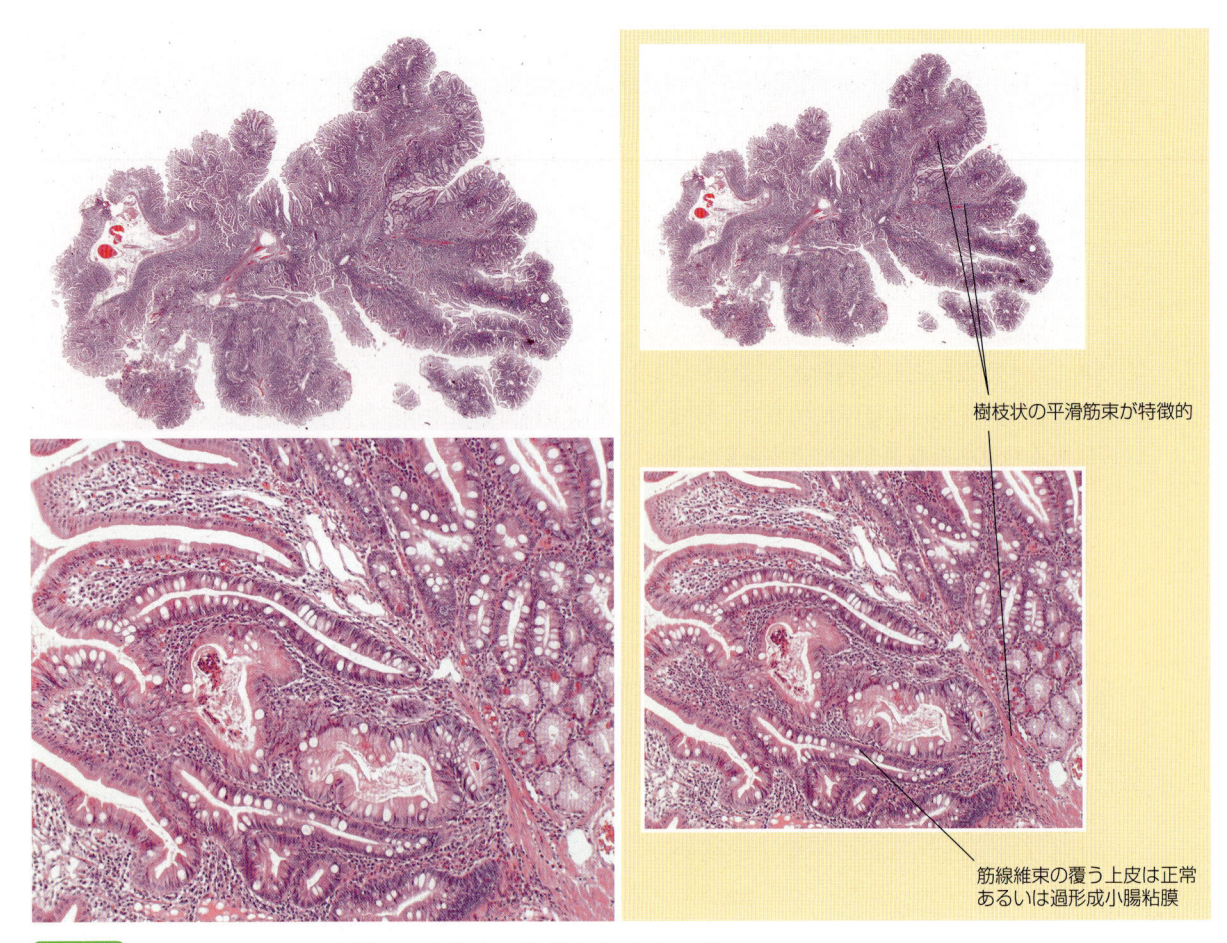

図 8-47 Peutz-Jeghers 症候群：小腸ポリープ（ポリペクトミー標本）

D）消化管ポリポーシス

樹枝状の
平滑筋束
が特徴的

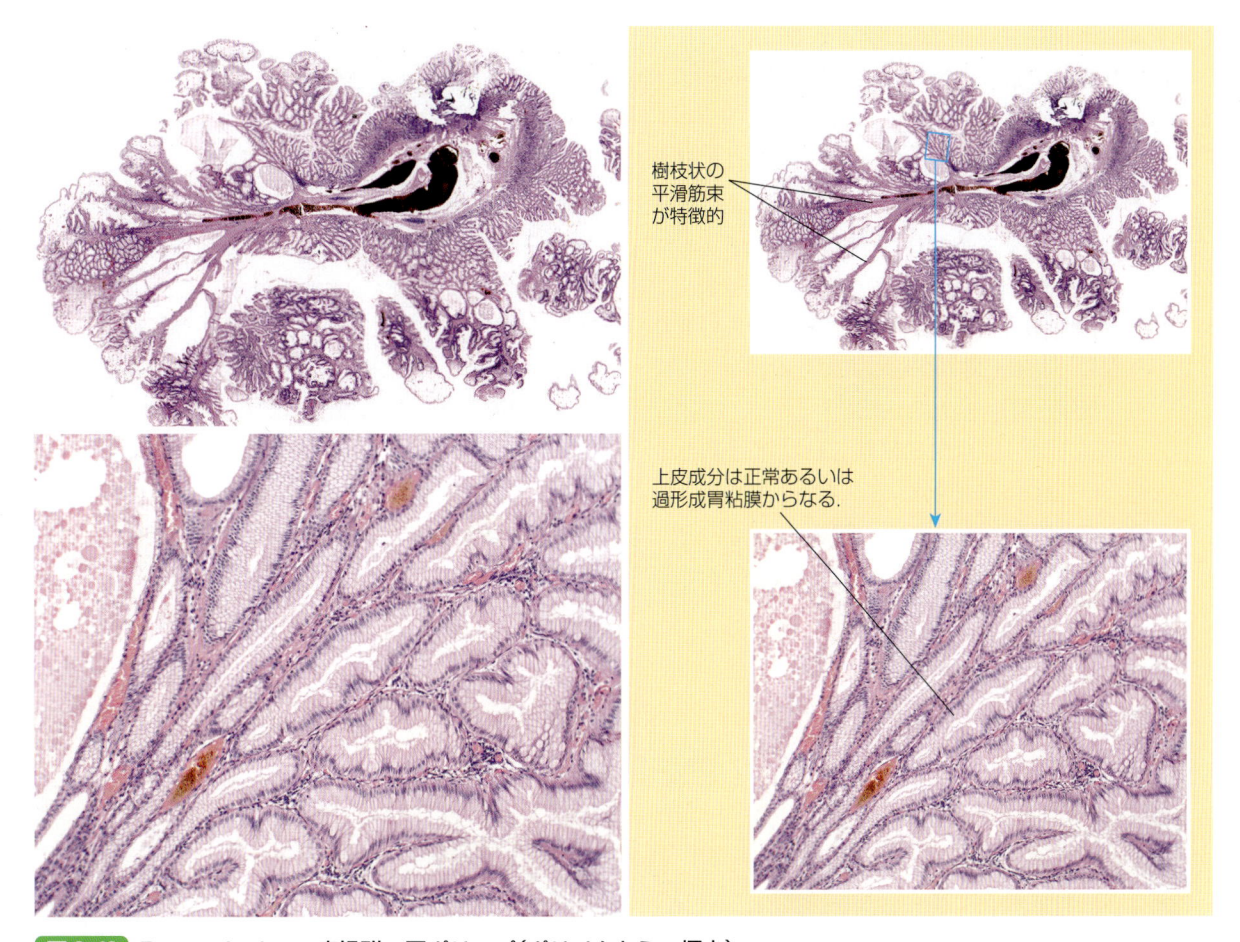

上皮成分は正常あるいは
過形成胃粘膜からなる．

図 8-48 Peutz-Jeghers 症候群：胃ポリープ（ポリペクトミー標本）

III. 若年性ポリープ/ポリポーシス（juvenile polyp/polyposis）

おもに小児に発生するが，時に成人にも発生する過誤腫性ポリープで，時に多発する．肉眼的には表面平滑な発赤の強い有茎性ポリープで，出血やびらんを伴う．小囊胞状に拡張した異型を伴わない腺管と著明に浮腫性の広い間質を有し，表層上皮のびらんにより毛細血管の増生・拡張，好中球浸潤，線維化を伴い，上皮は幼若化する．囊胞状拡張腺管は粘液で満たされ，中に好中球浸潤がみられることもある．間質に平滑筋束の増生がない（図 8-49）．

若年性ポリープが多発する例があり，① 数が 5 個以上，② 全消化管に分布，③ 家族歴がある（ポリープ数に無関係），のいずれかを満たすものを若年性ポリポーシス（juvenile polyposis；JP）と呼ぶ[2]．おもに大腸にポリープが多発するもの以外に，胃に限局した JP もまれにみられる（図 8-50）[3]．家族歴があるものは 20～50％程度であり，時にポリープ内に腫瘍の発生をみるが，とくに JP の患者では癌化の危険性があることが知られている．

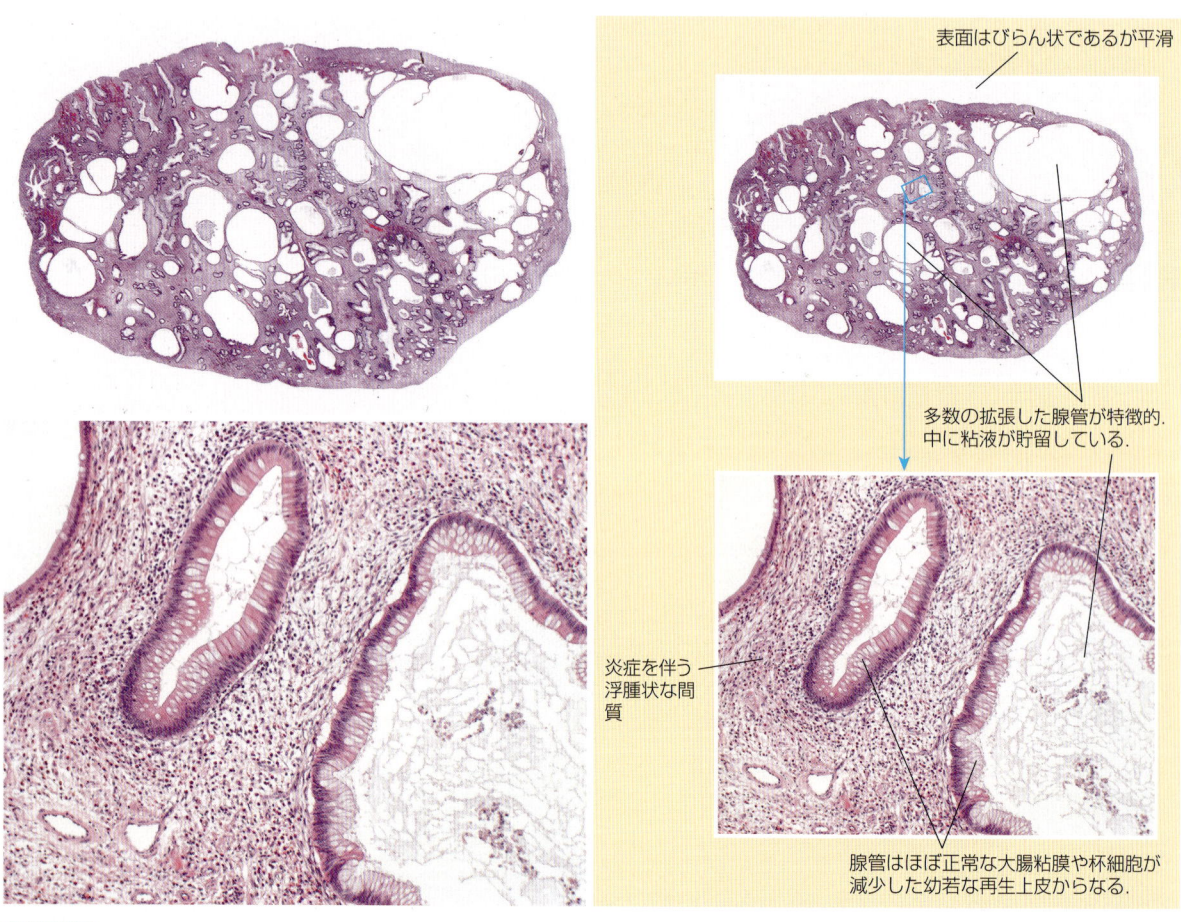

図 8-49 若年性ポリープ（ポリペクトミー標本）

● 間質は浮腫状で中等度の炎症細胞浸潤を認める．

表面はびらん状であるが平滑

多数の拡張した腺管が特徴的．中に粘液が貯留している．

炎症を伴う浮腫状な間質

腺管はほぼ正常な大腸粘膜や杯細胞が減少した幼若な再生上皮からなる．

D）消化管ポリポーシス

表面はびらん状であるが平滑

小さい隆起

隆起基部の粘膜には浮腫など著変を認めない．

間質は浮腫状で軽度〜中等度の炎症細胞浸潤を認める．

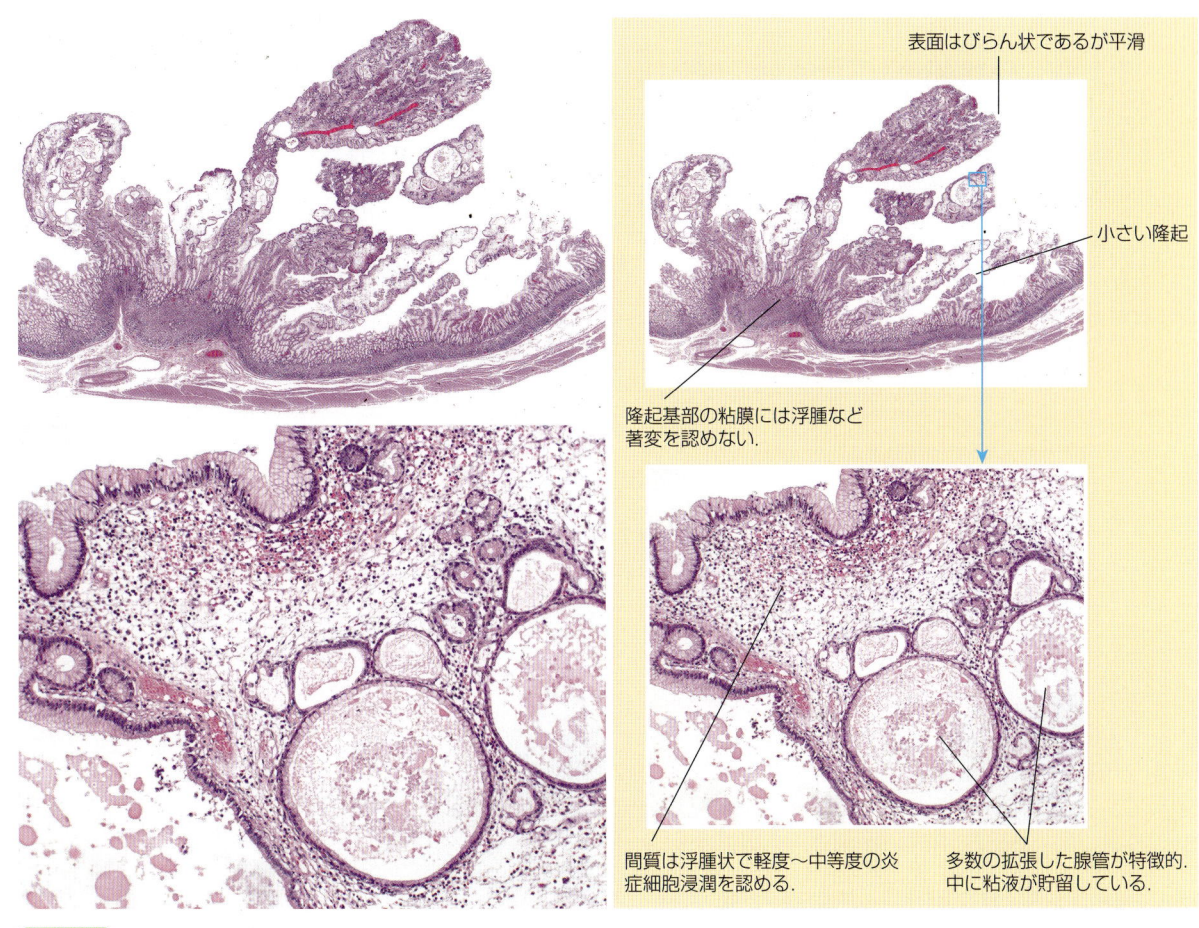

多数の拡張した腺管が特徴的．中に粘液が貯留している．

図 8-50　胃若年性ポリーポーシス（手術標本）　　●本例は胃内他部位に癌が発生していた．

IV. Cronkheit-Canada 症候群（Cronkheit-Canada syndrome）

消化管ポリポーシスと脱毛（禿頭症が多い）・爪萎縮・皮膚色素沈着・消化管蛋白漏出症を合併する疾患で，ポリープは消化管全域に多発する．

大小種々の半球状ないしイモ虫状の粘膜肥厚を示し，ポリープ状隆起も形成する．表面は浮腫状で発赤，出血，びらんを伴う．介在粘膜も浮腫状である．

囊胞状に拡張した腺管と浮腫性の間質からなる．表層部粘膜固有層で毛細血管拡張，出血，炎症細胞浸潤が強い．介在粘膜にも軽度ではあるが同様の変化を認める（図 8-51）．

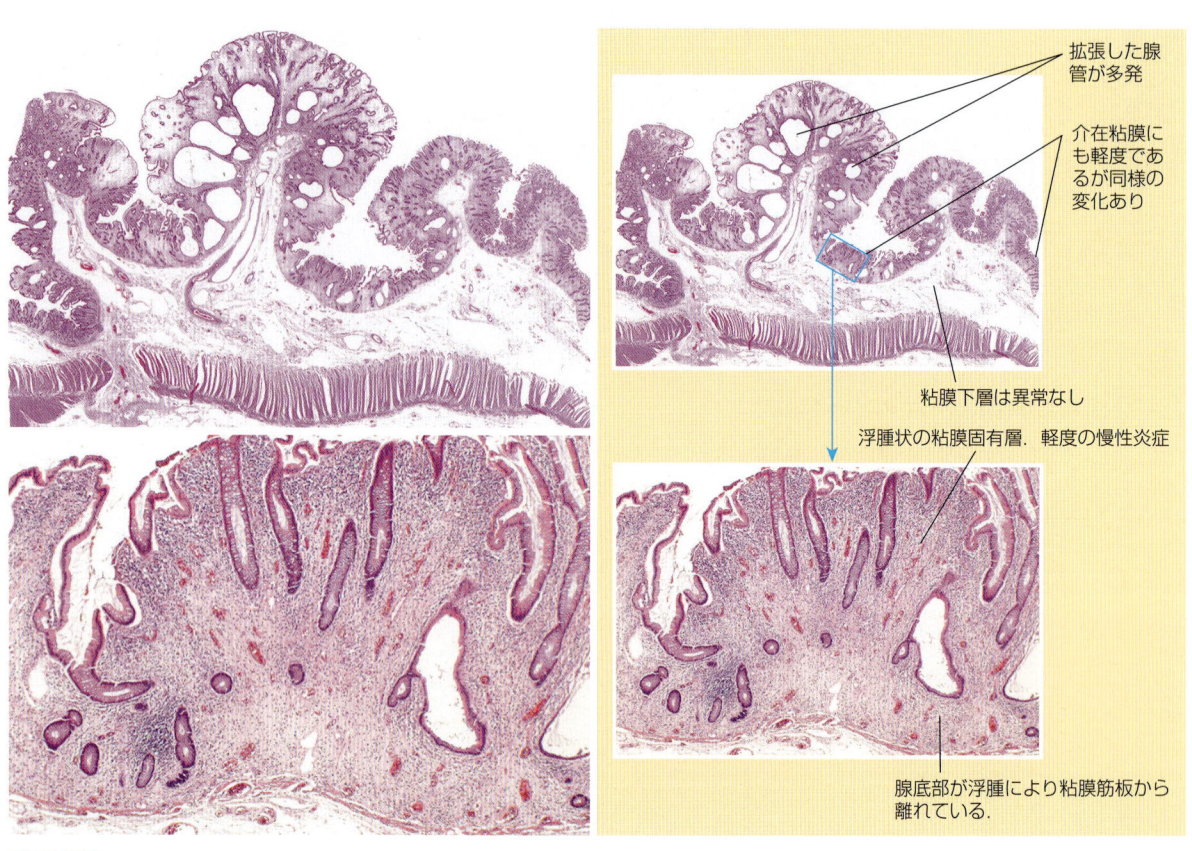

図 8-51　Cronkheit-Canada 症候群（手術標本）
（福岡大学筑紫病院・病理　岩下明徳教授のご厚意による）

- 囊胞状に拡張した腺管と浮腫性の間質からなる．表層部粘膜固有層で毛細血管拡張，出血，炎症細胞浸潤が強い．介在粘膜にも軽度ではあるが同様の変化を認める．

（図中注記）
- 拡張した腺管が多発
- 介在粘膜にも軽度であるが同様の変化あり
- 粘膜下層は異常なし
- 浮腫状の粘膜固有層．軽度の慢性炎症
- 腺底部が浮腫により粘膜筋板から離れている．

D）消化管ポリポーシス

V．Cowden病（Cowden's disease）

　消化管全域に及ぶポリポーシスを呈する常染色体優性の遺伝性疾患で，最初に報告された患者名よりこの名が冠された（Lloyd and Dennis, 1963）．顔面四肢の小丘疹，口腔粘膜の乳頭腫症，さらに甲状腺，乳房，生殖器などの全身諸臓器に過誤腫性病変を生じる．中年期以降には内臓悪性腫瘍や乳癌を合併する．病因遺伝子が第10染色体上に特定され[4]，腫瘍抑制遺伝子のPTENと確認された．

　消化管では，食道，胃，小腸，大腸に過形成性あるいは過誤腫性の隆起性病変が多発する．食道ではびまん性の glycogenic acanthosis（図8-52 上段），胃では過形成性ポリープ，大腸では直腸に密集した過形成性ポリープや過形成結節，分類不能の非腫瘍性ポリープがみられることが多い（図8-52 下段）．そのほか，リンパ濾胞性ポリープ，炎症性ポリープ，脂肪腫，神経節細胞腫などもみられる．

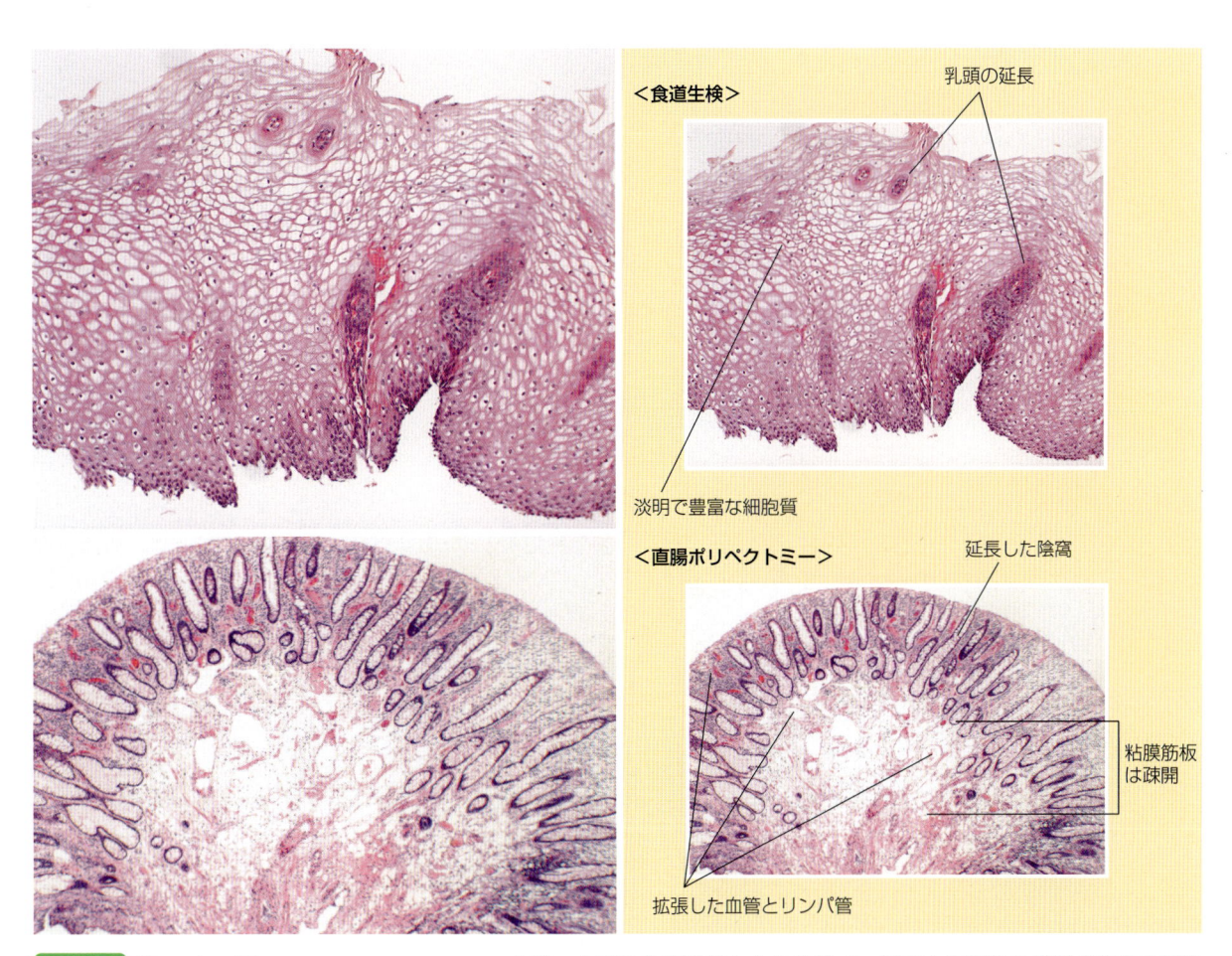

図8-52 Cowden病
- 上段：食道の多発隆起からの生検で，扁平上皮細胞は淡明で豊富な細胞質（グリコーゲンを含む）をもっている．
- 下段：直腸の多発小隆起からのポリペクトミーで，陰窩は軽度延長しているが，鋸歯状変化はない．粘膜筋板は疎開し，その間に拡張した血管とリンパ管を認める．colonic muco-submucosal elongated polyp に類似した特徴的像である．

文　献

1) Shepherd NA, Bussey HJ, Jass JR : Epithelial misplacement in Peutz-Jeghers polyps. A diagnostic pitfall. Am J Surg Pathol　1987 ; 11 : 743-749
2) Haboubi NY, Geboes K, Shepherd NA, et al : Gastrointestinal polyps. 128-132, Greenwich Medical Media Limited, London, 2002
3) Shikata K, Kukita Y, Matsumoto T, et al : Gastric juvenile polyposis associated with germline SMAD4 mutation. Am J Med Genet 2005 ; 134 A : 326-329
4) Nelen MR, Padberg GW, Peeters EA, et al : Localization of the gene for Cowden disease to chromosome 10q22-23. Nat Genet　1996 ; 13 : 114-116

〔八尾隆史，恒吉正澄〕

9 消化管と遺伝子異常

　消化管腫瘍は悪性度の異なる腫瘍組織を，手術あるいは内視鏡的に得やすいことから，癌化の各段階における遺伝子異常に関する解析がよく行われている．これまで，細胞の分化異常や増殖能の獲得，アポトーシス抵抗性など，癌における形質を遺伝子異常で説明できるようになってきた．また，最近では，DNAメチル化をはじめとするエピジェネティックな異常が注目を集めている．本稿では，消化管腫瘍におけるジェネティックおよびエピジェネティックな異常について概説する．

I．大腸癌における遺伝子異常

1．Two hit セオリー

　Knudsonは，癌抑制遺伝子の不活化は二つの染色体上の遺伝子が，点突然変異と染色体欠失などにより両方とも機能しなくなることが必要であると提唱した(two hit セオリー)．これまで，遺伝子変異と染色体欠失，遺伝子変異とメ

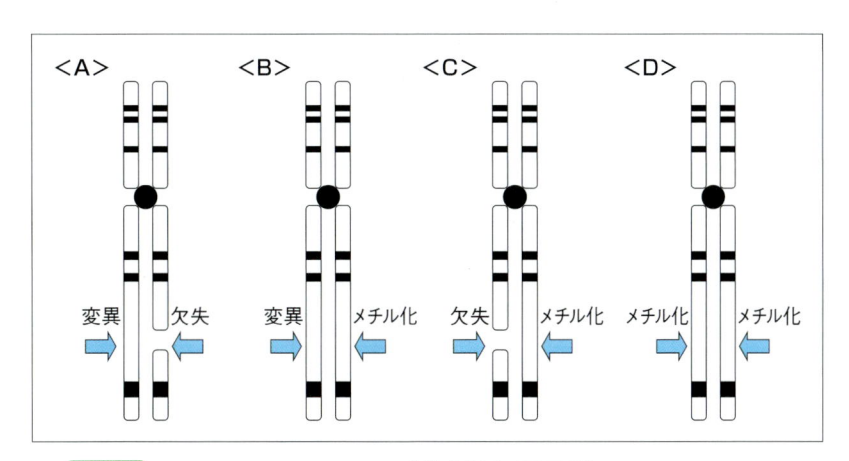

図 9-1 Two hit セオリーによる癌抑制遺伝子不活化
- 遺伝子変異，染色体欠失，DNAメチル化は癌抑制遺伝子不活化の機構として重要である．さまざまな組み合わせにより，二つのアレルに異常が起こり，癌抑制遺伝子は不活化される．
- A：遺伝子変異と染色体欠失による癌抑制遺伝子不活化．*APC*，*p53* など．
- B：遺伝子変異とメチル化による不活化．*hMLH1*，*E-cadherin* など．
- C：染色体欠失とメチル化による不活化．*HIC-1* など．
- D：両アレルのメチル化による不活化．*p16INK4A*，*SFRP* など．

チル化，染色体欠失とメチル化など，さまざまな組み合わせで癌抑制遺伝子が不活化されることが明らかとなっている(**図 9-1**)．

2．多段階発癌

Vogelstein らは，大腸癌の発生と進展には，癌遺伝子と癌抑制遺伝子の異常が蓄積することが重要であるという，いわゆる多段階発癌説を提唱した[1]．その後，*APC* 遺伝子，*K-ras* 遺伝子，*p53* 遺伝子の変異が発癌の過程で徐々に頻度が上昇することが明らかとなり，癌化の過程で遺伝子異常が蓄積するという考え方は広く支持されている(**図 9-2**)．*APC* 遺伝子は当初，家族性大腸腺腫症の原因遺伝子として同定されたが，散発性大腸腺腫でも異常を認め，腺腫発生のもっとも初期の段階に関与すると考えられている．APC は β-catenin のリン酸化による分解を介して，WNT シグナルを負に制御し，腫瘍化を抑制している(**図 9-3**)．*APC* 遺伝子の異常と *β-catenin* 遺伝子の異常はどちらか一方があればよく，両遺伝子の変異は互いに排他的に起こる．一方，K-ras の変異は，異型度の低い腺腫から高異型度の腺腫へ移行する際に起こるとされている．K-ras の変異検出例を図 9-4

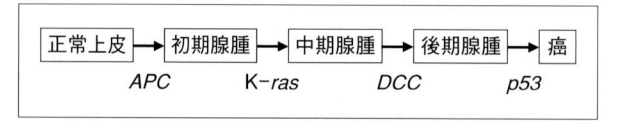

図 9-2 大腸癌における多段階発癌
- Vogelstein らは，腺腫から癌になる過程で，さまざまな癌遺伝子および癌抑制遺伝子の不活化が蓄積するという多段階発癌説を提唱した．

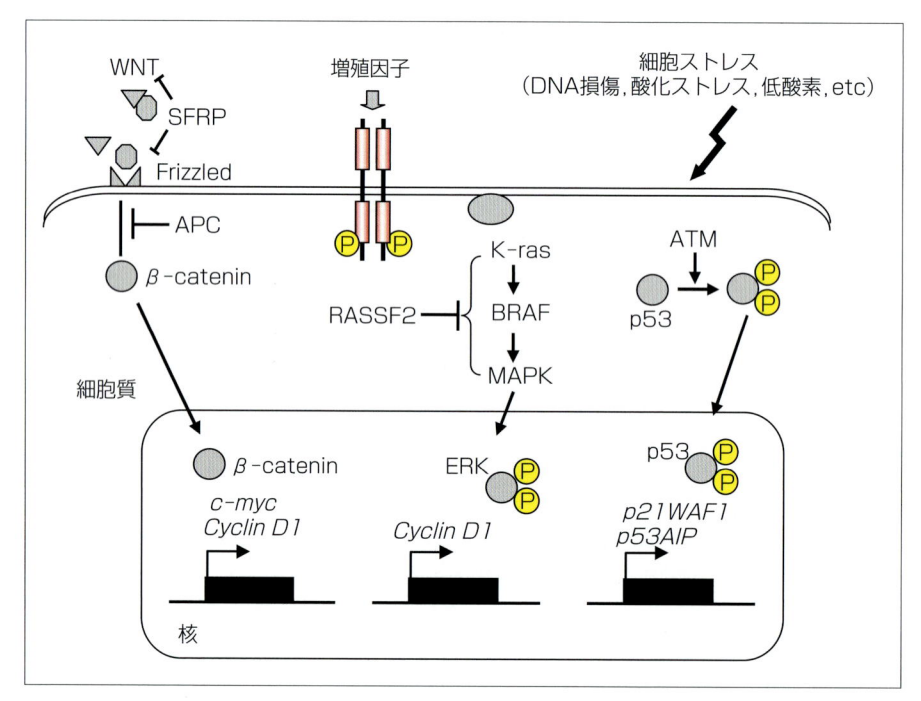

図 9-3 遺伝子変異およびメチル化により異常を認める細胞内シグナル経路

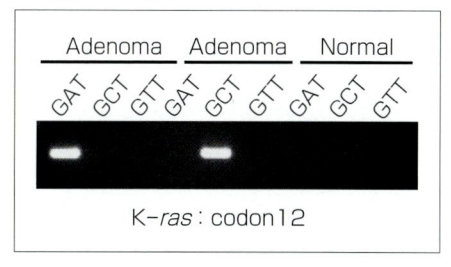

図9-4 K-ras の変異検出例
● mutant allele specific amplification (MASA) 法により，K-ras 遺伝子の codon 12 の変異を同定した．

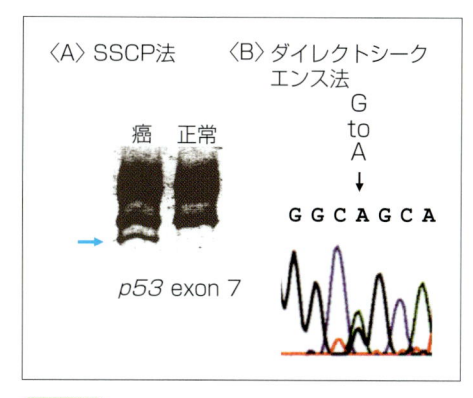

図9-5 p53 の変異検出例
● p53 の exon 7 を PCR 法により増幅後，single strand conformation polymorphism (SSCP) 法により異常なバンド(→)を同定し，ダイレクトシークエンス法により遺伝子変異を解析した．

に示す．K-ras が遺伝子変異により活性化されると，増殖シグナルが恒常的にオンになり，細胞は増殖し続ける(図 9-3)．p53 は代表的な癌抑制遺伝子であり，その変異は腺腫から癌化する際に起こる．p53 は転写制御遺伝子として働き，DNA 損傷が起こると下流の標的遺伝子の発現を誘導して，細胞周期の停止やアポトーシスを誘導する(図 9-3)．p53 遺伝子の変異検出例を**図 9-5** に示す．p53 の変異のほとんどが，転写活性化ドメインに起こり，細胞周期調節やアポトーシスに関与する p53 標的遺伝子の転写異常を引き起こし，癌細胞の増殖に有利に働くとされる．染色体 18 番長腕には，大腸発癌の後期に関与する，DCC 遺伝子，DPC4/SMAD4 遺伝子が存在する．DCC や DPC4/SMAD4 は遺伝子変異よりも，染色体欠失により不活化されることが多い．DCC は神経軸索の誘導因子である netrin の受容体であり，細胞接着や細胞死に関与する．DPC4/SMAD4 は，TGF-β シグナルの調節分子であり，その不活化は TGF-β シグナルの異常を引き起こす．

3．ゲノム網羅的解析により明らかとなった新規大腸癌関連遺伝子

ヒトゲノム情報が明らかになり，さらには塩基配列決定技術の高速化により，遺伝子の網羅的変異解析が行われるようになった．Vogelstein らは，13,023 遺伝子の変異を解析し，大腸癌では，少なくとも 69 の遺伝子が変異を起こしており，大腸癌 1 例当りの平均変異遺伝子数は約 11 であることを明らかにした[2]．網羅的ゲノム解析の結果，BRAF や PIK3CA の変異が同定された．BRAF は Ras シグナル伝達経路において重要な役割を果たす．その変異は K-ras の変異と互いに排他的に起こる．また，大腸癌の約 30% に PIK3CA の遺伝子変異を認める．PIK3CA の点突然変異を認めない腫瘍において，PIK3CA のシグナル経路に関与する頻度は 1〜5% と低いものの，IRS2 や PTEN，PDK1，AKT2，PAK4 などの遺伝子が変異を認める．BRAF の変異は K-ras と同様，腺腫の段階で，PIK3CA の変異は転移性腫瘍など癌化の後期の段階で起こると考えられる．

4．マイクロサテライト不安定性

家族性非ポリポーシス性大腸癌において，ミスマッチ修復酵素遺伝子の点突然変異により，マイクロサテライト不安定性(microsatellite instability；MSI)が起こる(**図 9-6**)．散発性大腸癌においても MSI を認めるが，家族性非ポリポーシス性大腸癌と異なり，ミスマッチ修復酵素遺伝子の点突然変異を有する症例は少なく，

後に示すエピジェネティックな異常によりミスマッチ修復酵素遺伝子の不活化が起きていると考えられている．ミスマッチ修復酵素の異常により，遺伝子のタンパクをコードする領域に繰り返し配列を有する遺伝子（*BAX*, *TGF-βRⅡ*など）に異常が起こり，癌化に至ると考えられている．

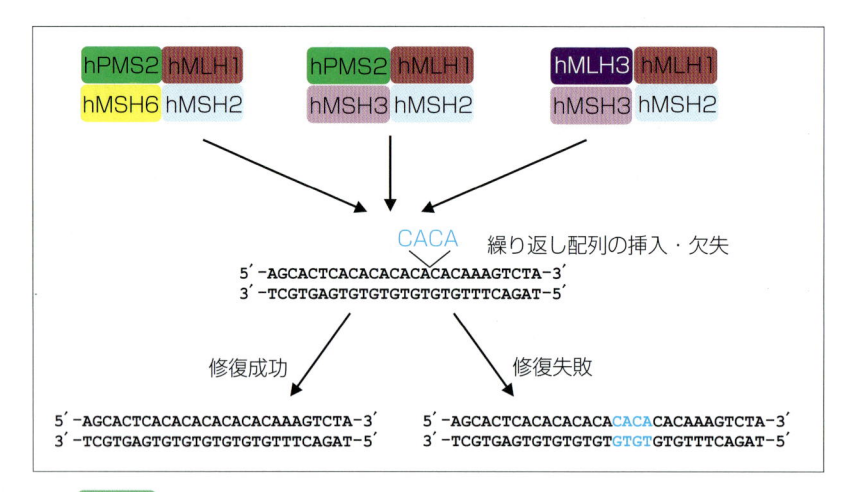

図 9-6 ミスマッチ修復酵素遺伝子の異常によるマイクロサテライト不安定性
- ミスマッチ修復酵素遺伝子に異常があると，繰り返し配列の修復ができなくなり，遺伝子変異が蓄積する．

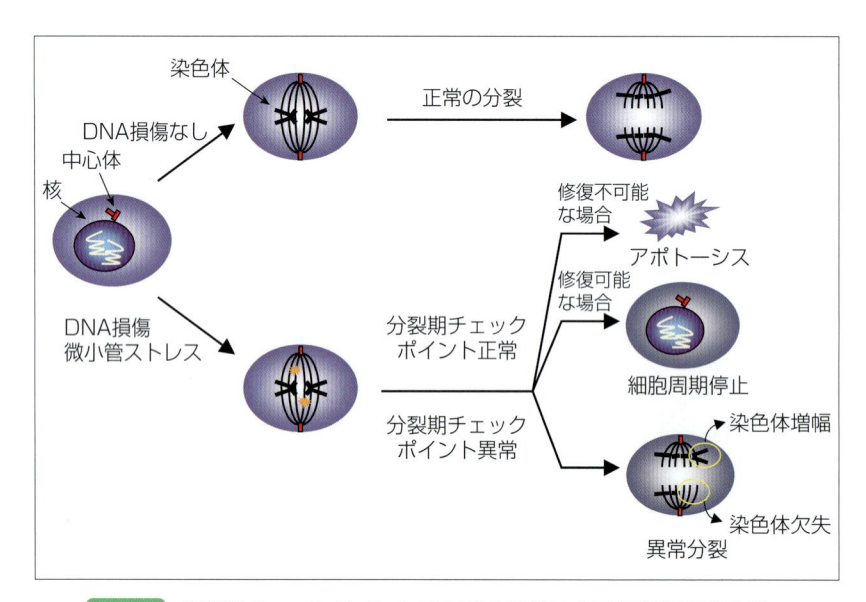

図 9-7 分裂期チェックポイント遺伝子の異常による染色体不安定性
- DNA損傷や微小管にストレスが生じると，分裂期チェックポイント遺伝子が作用し，細胞周期は停止する．損傷が激しく修復不可能な場合はアポトーシスにより異常な細胞の増殖を防いでいる．癌において分裂期チェックポイント遺伝子に異常が起こると，チェックポイントが作用せず，染色体の増幅や欠失を引き起こす．

5. 染色体不安定性

染色体の増幅や欠失は，ランダムに起こるのではなく，染色体の分配を正常に行うためのチェックポイント機構に異常をきたすことにより起こる（図 9-7）．Vogelstein ら[1]は，染色体不安定性（chromosomal instability；CIN）が G_2〜M 期の細胞周期チェックポイントにおいて染色体の分配に関与する遺伝子に異常を認めることを明らかにした．MSI を認めない多くの大腸癌においては，CIN を示し，多彩な染色体異常を示す．細胞分裂期に微小管に損傷が起こると，BUB1 や MAD2 などのチェックポイント遺伝子が活性化され，細胞周期を停止させる．しかし，これらの遺伝子が不活化していると，染色体の不均等な分配が起こる．その結果，染色体コピー数の増加や減少が起こる．癌遺伝子が存在する部位の染色体が増加した細胞は増殖能が亢進する．一方，癌抑制遺伝子の場合は逆に染色体の欠失が起こると細胞の増殖能の亢進やアポトーシス抵抗性を引き起こす．

6. エピジェネティックな異常

最近，DNA の変異や欠失を認めないにもかかわらず，遺伝子の発現が消失している場合があることが明らかとなった[3]．このような遺伝子の一次構造に影響を与えない，いわゆるエピジェネティックな異常のなかでも，DNA メチル化は癌抑制遺伝子不活化の機構として重要である（図 9-8）．DNA メチル化は正常組織では，X 染色体の不活化やインプリンティングに関与し，DNA メチル基転移酵素によりシトシン残基の 5 位に起こる．メチル化したシトシンを目印に，さまざまな遺伝子発現の抑制因子が結合して，遺伝子発現の抑制を引き起こす（図 9-9）．まず，メチル化したシトシンには，MBD と呼ばれるタンパクが結合する．MBD はヒストン脱アセチル化酵素（HDAC）をリクルートし，クロマチンは凝集する．さらに，ヒストンメチル基転移酵素（HMTase）によりヒストンは

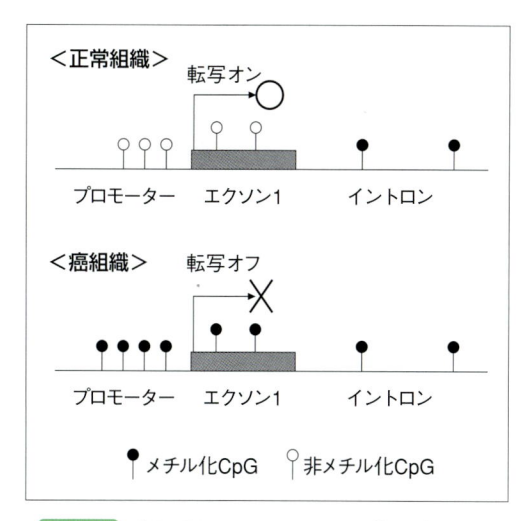

図 9-8 癌における DNA メチル化異常
● 通常，遺伝子のプロモーター領域はメチル化されておらず，遺伝子は発現する．癌化により，異常メチル化が起こると遺伝子発現が消失する．

メチル化され，遺伝子発現は強く抑制される．

これまで，細胞周期チェックポイントやアポトーシス，血管新生，腫瘍免疫，細胞接着など，さまざまな遺伝子が異常メチル化により不活化されていることが明らかとなった[3]．メチル化している遺伝子数は数百にものぼり，遺伝子変異で説明のできなかった大腸癌のさまざまな形質に関与することが示唆される．DNA メチル化の異常が PCR 法を用いて検出できるようになり，多くの遺伝子のメチル化が報告されてきた（図 9-10）．われわれはこれまで，細胞周期チェックポイント遺伝子 p16INK4A，14-3-3σ，CHFR，アポトーシス関連遺伝子 DAP-kinase，HRK，BNIP3，HLA-DR 遺伝子の転写活性化遺伝子である CIITA などが大腸癌において異常メチル化により不活化されていることを報告してきた[4]．最近われわれは，Ras シグナル伝達経路の負の制御遺伝子 RASSF 遺伝子群の解析により，RASSF2 が大腸癌において異常メチル化によりサイレンシングされていること，Ras シグナルの活性化には，K-ras や BRAF の遺伝子変異だけでなく，Ras シグナル

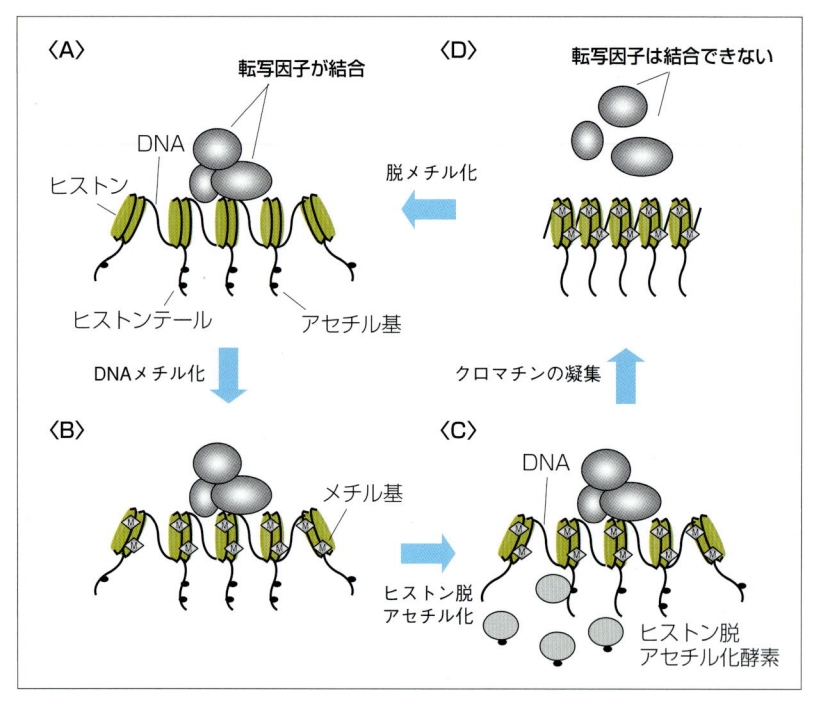

図 9-9 DNA メチル化とヒストン脱アセチル化による遺伝子サイレンシング

A：通常遺伝子のプロモーター領域の DNA はメチル化されておらず，転写因子が結合して遺伝子発現はオンになる．
B：癌組織において DNA メチル化が起こる．
C：ヒストン脱アセチル化酵素により，ヒストンの脱アセチル化が起こる．
D：脱アセチル化したヒストンは電荷を失い，クロマチンは凝集するため転写因子が結合できなくなり遺伝子発現は抑制される．DNA メチル化阻害薬で脱メチル化が起こることにより，遺伝子発現は回復する．

伝達経路の負の制御遺伝子がエピジェネティックな異常により不活化されていることが重要であることを明らかにした（図 9-3）[4]．また，DNA メチル化阻害薬投与により発現誘導される遺伝子の網羅的解析により，WNT の調節遺伝子，SFRP が大腸癌において異常メチル化により不活化されていることを報告した（図 9-3）[4]．

7. CpG island methylator phenotype（CIMP）

われわれは，大腸癌における異常メチル化のプロファイルを解析する過程で，一部の癌において，解析した遺伝子のほとんどが異常メチル化していることを見出した．これらの腫瘍は，ゲノムワイドなメチル化の異常，CpG island methylator phenotype（CIMP）を有すると考えられた[5]．CIMP 陽性の腫瘍はミスマッチ修復遺伝子 hMLH1 の異常メチル化により，MSI を有する（**図 9-11**）．さらに，散発性大腸癌のほとんどが，CIMP による hMLH1 の異常メチル化が原因で起きていることが明らかとなった[5]．MSI 陽性 CIMP 陽性腫瘍は，とくにメチル化している遺伝子数が多く，CIMP-high（CIMH-H）または CIMP1 と呼ばれる．CIMP-H 腫瘍ではとくに BRAF の変異が多いことが特徴である．一方，MSI 陰性 CIMP 陽性腫瘍はメチル化している遺伝子数が CIMP-H より少なく，

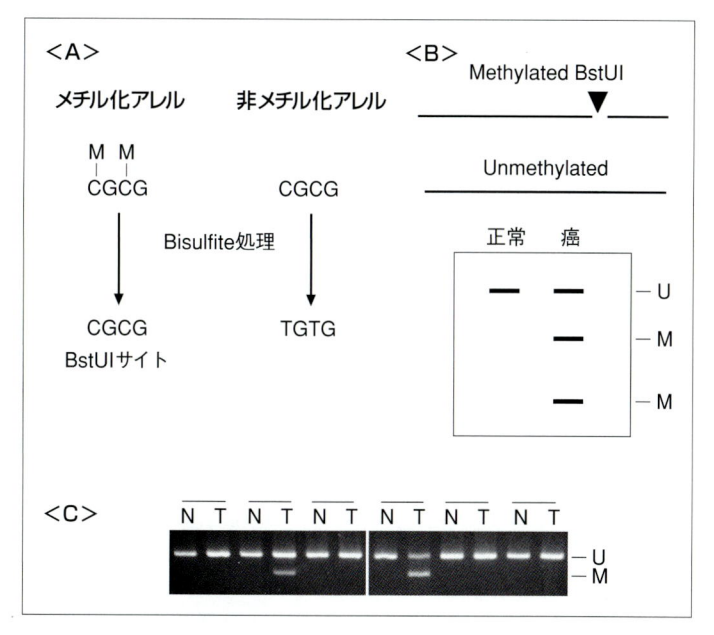

図9-10 PCR法による異常メチル化の検出

● combined bisulfite restriction analysis (COBRA) 法による*CHFR*遺伝子異常メチル化の検出例を示す.
A：COBRA法の原理. bisulfite処理により, メチル化しているCpG配列はCpGのままに, メチル化していないCpG配列はTpGへ変換される.
B：PCR産物をCGCGを認識するBstUIで切断すると, メチル化しているアレルのみが切断され, 電気泳動により, メチル化アレルと非メチル化アレルを分離できる (U：非メチル化アレル, M：メチル化アレル).
C：大腸癌における*CHFR*遺伝子のメチル化検出例 (N：正常大腸組織, T：大腸癌).

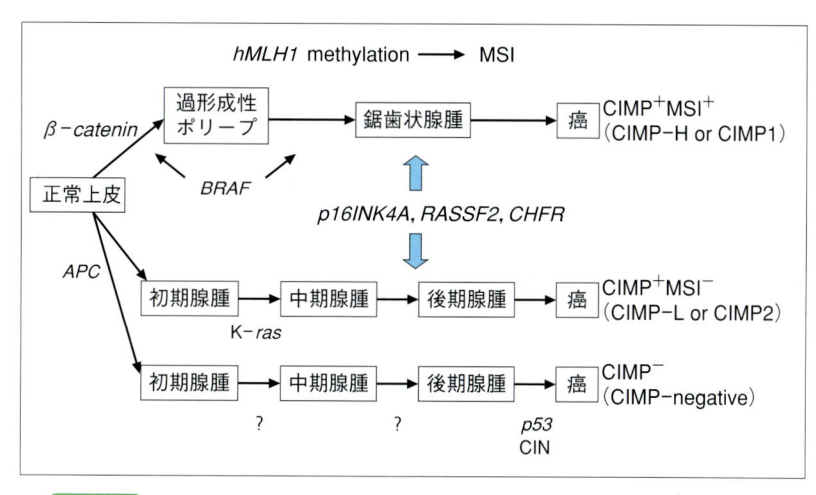

図9-11 CIMP

● 大腸癌の一部はゲノムワイドなメチル化の異常である, CIMPを有する. CIMP陽性腫瘍のなかで, *hMLH1*の異常メチル化を有するグループでは, *BRAF*遺伝子の変異を高率に認める. 一方, CIMP陽性MSI陰性の腫瘍においては, K-*ras*の変異を高率に認める. CIMP陽性腫瘍では*p53*の変異の頻度は低い. CIMP陰性腫瘍では*p53*の変異が多く, 染色体不安定性を認めるが, 発癌の分子機構に関しては未知の点が多い.

CIMP-low(CIMP-L)またはCIMP2と呼ばれる．CIMP-L/CIMP2の症例は，K-rasの変異が高率である．CIMP陰性腫瘍(CIMP-negative；CIMP-N)では，BRAF，K-rasの変異の頻度は低く，p53の変異の頻度が高い．以上のように，散発性大腸癌はそのジェネティックおよびエピジェネティックな異常のプロファイルから，大きく3種類に分類される．Sugaiらは，MSI陽性大腸癌には，染色体欠失(loss of heterozygosity；LOH)やaneuploidが少なく，逆にMSI陰性癌ではLOHやp53の変異が多いと報告している[6]．今後，CIMP陽性腫瘍におけるCINが起こる頻度やタイミング，その分子機構の解析が必要と考えられる．

8．組織形態と遺伝子異常

従来，K-rasの変異は隆起型大腸癌に多く，p53の変異は平坦型大腸癌に多いとされてきた．この，K-ras，p53の変異の頻度がCIMPのステイタスを反映しているか興味深い．Jassらは，従来癌化しにくいとされてきた，hyperplastic polypとその関連病変を精力的に解析し，sessile serrated adenomaにBRAFの変異およびCIMP-Hが多いと報告している[7]．また，Hiraokaらは，granularタイプのlaterally spreading tumor(LST)においてK-rasの変異を有しCIMP陽性の腫瘍が多いと報告している[8]．早期大腸癌病変におけるジェネティックおよびエピジェネティックな異常に関してさらなる解析が必要と考えられる．

II．胃癌における遺伝子異常

胃癌においても，大腸癌と同様，APCやK-ras，p53の異常が報告されている．しかし，大腸癌で変異の多い既知の遺伝子異常の頻度は非常に低く，胃癌において異常を認める遺伝子に関しては未知の点が多い．

胃癌に特徴的な遺伝子異常の一つにE-cadherinの異常があげられる．E-cadherinの変異は未分化型胃癌の約30％に認められる．また，変異を認める症例では，別のアレルが染色体欠失や異常メチル化により不活化されている．

エピジェネティックな異常に関しては，p16，SFRP1，SFRP2，SFRP5，RASSF1，RASSF2，CHFR，DAP-kinase，BNIP3など大腸癌と共通してメチル化している遺伝子が多い．RUNX3のノックアウトマウスが胃の増殖性変化を起こすことから，その不活化は胃癌の発生に重要と考えられる．RUNX3はTGF-βシグナルにおいて重要な役割を果たし，胃癌の65％で異常メチル化を認める．

胃癌症例の5〜15％を占めるEpstein-Barr(EB)ウイルス陽性癌は，K-rasやp53の変異をほとんど認めず，異なる経路で癌化すると考えられる．EBウイルス陽性胃癌は，ゲノムワイドなメチル化の異常を有する．

III．食道癌における遺伝子異常

食道癌においては，K-ras，p53の遺伝子変異を比較的高頻度に認める．dysplasiaにおいても変異を認めると報告されている．一方，APC，β-cateninの変異は少ないと報告されている．エピジェネティックな異常に関しては，APC遺伝子やp16INK4A，E-cadherin，RASSF1の異常メチル化が報告されている．現在のところ，食道癌に特異的な遺伝子異常は

少ない．食道癌には扁平上皮癌と，Barrett上皮から発生する腺癌が存在し，それぞれ異なる経路で発癌すると考えられるが，詳細は不明である．

IV. 家族性消化管腫瘍と遺伝子異常

家族性大腸腺腫症では，*APC* 遺伝子に点突然変異を認める．また，遺伝性非ポリポーシス性大腸癌（HNPCC）においては約90％が，ミスマッチ修復遺伝子 *hMSH2* あるいは *hMLH1* の突然変異を認める．残りの10％では，*hMSH6*，*hPMS1*，*hPMS2* の変異を認める．Cowden症候群における hamartoma では，プロテインフォスファターゼである *PTEN* 遺伝子の変異を認める．また，Peutz-Jeghers症候群における若年性ポリポーシスでは，*STK11/LKB1* 遺伝子の変異を認める．*STK11/LKB1* 遺伝子は，セリン／スレオニンキナーゼをコードし，*p53* によるアポトーシスに関与する．また，家族性胃癌の原因として，*E-cadherin* の変異が報告されている．

V. 非上皮性腫瘍における遺伝子異常

上皮以外の間葉系組織由来の消化管腫瘍に関しても，遺伝子異常が明らかとなりつつある．gastrointestinal stromal tumor（GIST）では，受容体型チロシンキナーゼである c-kit や platelet-derived growth factor（PDGF）受容体 A の変異による活性化を認める．MALTリンパ腫では，*p16INK4A* の異常メチル化を認めるが，*Helicobacter pylori* 除菌後にメチル化レベルが低下することが報告されている．

おわりに

消化管腫瘍における遺伝子異常について概説した．消化管腫瘍の遺伝子異常の解析はもっともよく進んでおり，その知見が早期に臨床へ還元されることが期待される．たとえば，遺伝子変異や DNA メチル化異常に関しては，便や血清中からの検出が可能であり，腫瘍マーカーとして有用と考えられる．また，癌細胞は，WNT や Ras シグナルの恒常的な活性化に依存性に増殖しアポトーシスを回避しているため，これらのシグナルは治療の分子標的としても有望である．このように，個々の遺伝子異常の消化管腫瘍の発生と進展における役割の理解は飛躍的に向上した．今後，遺伝子異常が組織形態に与えるインパクトについてさらなる理解が進むことを期待する．

文献

1) Kinzler KW, Vogelstein B : Lessons from hereditary colorectal cancer. Cell 1996 ; 87 : 159-170

2) Sjöblom T, Jones S, Wood LD, et al : The consensus coding sequences of human breast and colorectal cancers. Science 2006 ; 314 :

268-274

3) Herman JG, Baylin SB : Gene silencing in cancer in association with promoter hypermethylation. N Engl J Med 2003 ; 349 : 2042-2054
4) Toyota M, Issa JP : Epigenetic changes in solid and hematopoietic tumors. Semin Oncol 2005 ; 32 : 521-530
5) Toyota M, Ahuja N, Ohe-Toyota M, et al : CpG island methylator phenotype in colorectal cancer. Proc Natl Acad Sci USA 1999 ; 96 : 8681-8686
6) Sugai T, Takahashi H, Habano W, et al : Analysis of genetic alterations, classified according to their DNA ploidy pattern, in the progression of colorectal adenomas and early colorectal carcinomas. J Pathol 2003 ; 200 : 168-176
7) Kambara T, Simms LA, Whitehall VL, et al : BRAF mutation is associated with DNA methylation in serrated polyps and cancers of the colorectum. Gut 2004 ; 53 : 1137-1144
8) Hiraoka S, Kato J, Tatsukawa M, et al : Laterally spreading type of colorectal adenoma exhibits a unique methylation phenotype and K-ras mutations. Gastroenterology 2006 ; 131 : 379-389

(豊田　実，今井浩三，篠村恭久)

和文索引

あ

アニサキス症 88
アポトーシス 101
　——関連遺伝子 217
アミロイドーシス 89
アメーバ赤痢 132, 134, 138
アレルギー性肉芽腫性血管炎 98, 99
悪性リンパ腫 65, 101

い

イソスポーラ症 86, 87, 97
胃黄色腫 55
胃型腺腫 92
胃癌取扱い規約 77
胃癌における遺伝子異常 220
異型囊胞腺 75
萎縮性胃炎 183
胃上皮化生 86, 89, 91
異所性胃粘膜 32, 56, 89, 90
異所性脂腺 32
異所性膵 57, 91
胃腺窩上皮型過形成 91
胃底腺 45
　——ポリープ 54
遺伝子サイレンシング 218
遺伝性非ポリポーシス性大腸癌 221
胃粘膜の組織 45
胃の正常組織 45
胃びまん性大細胞型B細胞リンパ腫 173
疣状癌(食道) 38
胃ポリープ 53
印環細胞癌
　——(胃) 62

　——(虫垂) 112

え

エピジェネティックな異常 217
エルシニア症 97
エルシニア虫垂炎 109
壊死物(胃) 51
壊疽性虫垂炎 108
炎症性総排出腔ポリープ(大腸) 141
炎症性腸疾患 88
炎症性ポリープ
　——(食道) 34
　——(大腸) 138
炎症性ポリポージス(大腸) 120
炎症性類線維性ポリープ(胃) 55

か

カタル性虫垂炎 107
カルチノイド腫瘍 177
　定型的—— 180
　非定型的—— 178, 184
回腸 81
回腸腺癌 103
回腸腺腫 103
潰瘍
　——(胃) 51
　——(小腸) 101
潰瘍性大腸炎 119, 138, 139
　——の活動期 121, 122, 123
　——の緩解期 124
　——の虫垂病変 109
核異型 193
過形成性ポリープ 91
　——(胃) 53
　——(大腸) 136
　——(虫垂) 116

化生性ポリープ(大腸) 136
家族性胃癌 221
家族性大腸腺腫症 204, 221
顆粒細胞腫(食道) 35
管状腺癌(胃) 61
癌肉腫(食道) 38
乾酪性肉芽腫 129, 135
　非—— 127, 135
肝様腺癌 64

き

偽悪性ポリープ 34
偽ポリポージス 120
偽膜性大腸炎 131, 132
逆流性食道炎 33
吸収細胞(胃) 47
急性胃炎 48
極高分化型管状腺癌(胃) 62
虚血性小腸炎 99
　——(狭窄型) 98
虚血性大腸炎 129, 130
鋸歯状腺腫(大腸) 158
鋸歯状病変(大腸) 158

く

クローン病 98, 124, 125, 138
　——における disproportionate inflammation 128
　——における肉芽腫 126
　——の裂溝形成 127
空腸 81
空腸腺癌 103
空腸腺腫 103

け

血管炎(小腸) 98

結節性多発動脈炎(小腸) 98
限局性深在性囊胞性大腸炎 141

こ

好酸球性十二指腸炎 88
高分化内分泌細胞腫瘍 178

さ

再生上皮 52
細胞周期チェックポイント 217
　　——遺伝子 217
細胞内シグナル経路 214
残胃 69
　　——の癌 73, 74, 76
　　狭義の——癌 75
残胃炎 69
　　Helicobacter pylori と—— 72
　　吻合部—— 69
　　吻合部領域以外の—— 72

し

ジアルジア症 97
若年性ポリープ/ポリポーシス 208, 221
充実型低分化腺癌(胃) 64
十二指腸 81
十二指腸炎 85
　　好酸球性—— 88
十二指腸潰瘍 85
十二指腸腺癌 92
十二指腸腺腫 92
主細胞(胃) 45
小細胞癌 184
小腸 81
　　——の GIST 199
　　——の正常組織像 81
小腸潰瘍 101
小腸憩室 102
上皮内リンパ球(小腸) 96
食道胃接合部の炎症性ポリープ 34
食道癌取扱い規約 43

食道癌における遺伝子異常 220
食道の正常構造 31
神経系由来のGIMT 196
神経鞘腫 196

せ

セリアック・スプルー 96, 97
生検の理想と問題点 23
線維化(胃) 53
線維筋症(大腸) 142
腺窩上皮 45
　　——の過形成 69, 70, 72
染色体欠失 213, 220
染色体不安定性 217

た

大腸 MALT リンパ腫 176
大腸
　　——管状絨毛腺腫 161
　　——管状腺腫 148
　　——軽度異型腺腫 148
　　——高度異型腺腫 148
　　——高分化腺癌 153
　　——絨毛腫瘍 162
　　——腫瘍性病変 147
　　——腺腫内癌 152
　　——中等度異型腺腫 148
　　——粘膜内癌 148
　　——粘膜内分化型腺癌 150
　　——の正常粘膜 117
　　——表面陥凹型腫瘍 163
大腸型腺腫(胃) 59
大腸癌関連遺伝子 215
大腸癌取扱い規約 166
大腸癌における遺伝子異常 213
大腸腺腫 148
多段階発癌 214
単純性潰瘍 100, 131

ち

中間帯 48
虫垂

——の印環細胞癌 112
——の急性炎症 106
——の切り出し 105
——の腫瘍 110
——の正常組織 105
——の大腸型腺癌 112
——の粘液囊胞腺癌 112
——の粘液囊胞腺腫 111
——の慢性炎症 108
虫垂炎 106
　　エルシニア—— 109
　　カタル性—— 107
　　壊疽性—— 108
　　蜂窩織炎性—— 108
虫垂憩室 114
虫垂周囲炎 108
腸型腺腫 92, 93
腸型ベーチェット病 131
腸管気腫性嚢胞症 144
腸結核 98, 128, 138
腸上皮化生 47
腸スピロヘータ症 110
直腸孤立性潰瘍 141

て

定型的カルチノイド腫瘍 180
低分化腺癌(胃) 62
点突然変異 213

な

内視鏡診断 21
内視鏡切除標本の取り扱い 25
内視鏡治療 21
内分泌細胞癌(胃) 65

に

肉芽腫性炎症 97
肉芽組織(胃) 51
乳頭腫(食道) 35
乳頭腺癌(胃) 61

ね

粘液癌(胃)　64
粘膜下異所性胃腺　32, 56, 89, 90
粘膜関連リンパ組織　48, 167
粘膜脱症候群　132, 133, 141

は

バーチャルバイオプシー　21
パネート細胞　47
杯細胞　47

ひ

ヒストン脱アセチル化酵素　217
びまん性大細胞型B細胞リンパ腫　167
びらん(胃)　51
非乾酪壊死性類上皮細胞肉芽腫　126
非乾酪性肉芽腫　127, 135
肥厚性胃炎　50
微細血管構築像　21
微小細胞集簇巣　183
非定型的カルチノイド腫瘍　178, 184
非特異性多発性小腸潰瘍症　101
標本
　——の切り出し　22, 27
　——の染色　26
　——の取り扱い　24
病理検査依頼書の作成　28
病理診断の記載例　16, 17, 18, 19
病理診断の構成要素　13
病理報告書　13

ふ

ブルンナー腺　82
　——過形成　89
　——過形成巣　90
ブルンナー腺型腺腫　92, 93
ブルンナー腺腫　89
不活化　213
副細胞(胃)　45
腹膜偽粘液腫　113
吻合部
　——以外の残胃新生癌　76
　——過形成性胃炎　51
　——残胃炎　69
　——残胃新生癌　73, 74
　——領域以外の残胃炎　72
糞線虫症　88, 97
噴門腺　45, 47
分裂期チェックポイント遺伝子　216

へ

ベーチェット病　100, 131
平滑筋腫　194, 195
壁細胞　45
扁平上皮内腫瘍(食道)　36
扁平腺腫(胃)　58

ほ

蜂窩織炎性虫垂炎　108

ま

マントル細胞性リンパ腫　167
マイクロサテライト不安定性　215, 218, 220
慢性胃炎　48

慢性活動性EBウイルス感染症　101, 102

み

ミスマッチ修復酵素遺伝子　215, 216
未分化癌(胃)　62

め

メチル化　213, 214, 217, 218
メッケル憩室(小腸)　102

や

薬剤起因性大腸炎　131
薬剤性出血性大腸炎　131

ゆ

幽門腺　45, 47
幽門腺型腺腫　58, 59, 92, 94

ら

ランブル鞭毛虫症　86, 87

り

リンパ管拡張症　89, 97

る

類基底細胞癌(食道)　39
類上皮細胞肉芽腫(小腸)　88, 97
　非乾酪壊死性——(大腸)　126

ろ

濾胞性リンパ腫　167, 174

欧文索引

A

A 型胃炎　50
actin（α-smooth muscle actin）　198
acute appendicitis　106
acute gastritis　48
adenocarcinoid　178
adenocarcinoma of duodenum　92
adenoma of duodenum　92
adenoma
　——, colonic type　59
　——, pyloric gland type　59
AFP 産生胃癌　64
allergic granulomatous angitis（AGA）　98
amebic colitis　132
aneuploid　220
anisakiasis　88
APC　214, 221
atypical carcinoid tumor　178, 184

B

β-catenin　214
Barrett 食道　34, 39
basaloid carcinoma　39
bcl-2 蛋白　175
Behcet's disease　100
Billroth-Ⅰ法例の吻合部残胃　72
Billroth-Ⅱ法例の残胃・空腸　70
BNIP3　217
BRAF　215, 219
Brunner's gland　82
　——adenoma　92
　——hyperplasia　89

budding　154, 156

C

cap polyp/polyposis　143
carcinoid tumor　177
carcinoma of gastric remnant　73
carcinoma with lymphoid stroma　64
cardiac gland　45
CD10　175
CD34　198
celiac sprue　96
centrocyte-like cells（CCL 細胞）　167
chromosomal instability（CIN）　217
chronic appendicitis　108
chronic gastritis　48
CIITA　217
c-kit　198
　——陰性 GIST　199
cobblestone appearance　124
colitis cystica profunda　132
colonic muco-submucosal elongated polyp　145
colorectal adenoma　148
combined bisulfite restriction analysis（COBRA）法　219
Cowden 症候群　221
Cowden 病　211
CpG island methylator phenotype（CIMP）　218
Crohn's disease　98, 124
Cronkheit-Canada 症候群　210
crypt
　——atrophy　135
　——branching　135
　——distortion　135

　——loss　135

D

DAP-kinase　217
DCC　215
desmin　198
diffuse large B-cell lymphoma　173
diverticulum　114
　——of small intestine　102
DNA メチル化　217
DPC4/SMAD4　215
drug associated colitis　131
drug associated hemorrhagic colitis　131
Dutcher 体　170, 171
dysplasia　31

E

E-cadherin　220, 221
ectopic pancreas　57
EMR　21
endocrine cell carcinoma　178
endocrine cell micronest（ECM）　183
Epstein-Barr（EB）virus　110, 220
　——infection　101, 102
erosion　51
ESD　21
EUS　21

F

familial adenomatous polyposis　204
fibromuscular obliteration　132,

142
fibrosis 53
filiform polyposis 138, 139
flat adenoma 58
follicular colonization 167, 170, 171
follicular lymphoma 174
foveolar duct 84, 86
foveolar epithelium 45
foveolar hyperplasia 69, 70, 72
fundic gland 45
　——polyp 54

G

gangliocytic paraganglioma 95
gastric adenoma 58
gastric carcinoma 61
gastric metaplasia 89
gastritis cystica polyposa 72
gastrointestinal mesenchymal tumor(GIMT) 188
　——の診断工程 201
　——の病理組織像 189
　——の分類 188
　神経系由来の—— 196
gastrointestinal stromal tumor (GIST) 188
　——の免疫染色 191, 199
　——のリスク分類 189
ghost like appearance 130, 131
giant inflammatory polyposis 138
giardiasis 86
glycogenic acanthosis 211
goblet cell carcinoid 178, 186
granular cell tumor 35
granulation tissue 51
Group 分類 14, 166

H

H-caldesmon 198
Heinlich の分類 57
Helicobacter pylori 50, 85

　——と残胃炎 72
heterotopic gastric mucosa 32, 56, 89
heterotopic sebaceous gland 32
high grade SIN の特徴 37
HLA-DR 217
hMLH1 218, 219
hMSH2 221
hyperplastic polyp 53, 136
hypertrophic gastritis 50

I

inflammatory fibroid polyp(IFP) 55, 103
inflammatory myoglandular polyp 140
inflammatory polyp 138
interamucosal carcinoma 148
intestinal metaplasia 47
intestinal spirochetosis 110
intestinal tuberculosis 98, 128
intraepithelial lymphocyte (IEL) 83, 96
ischemic colitis(IC) 129
ischemic enteritis 98

J

juvenile polyp/polyposis 208

K

Ki-67 198
K-*ras* 219

L

lambliasis 86
loss of heterozygosity (LOH) 220
lymphangiectasia 89
lymphoepithelial lesion (LEL) 167, 168
lymphoepithelioma-like carcinoma 64
lymphoid cuffing 196

M

MBD 217
Meckel's diverticulum 102
microsatellite instability (MSI) 215, 218, 220
mixed endocrine-exocrine tumor 178
mucinous cystadenocarcinoma 112
mucinous cystadenoma 111
mucosa-associated lymphoid tissue(MALT) 48
　——リンパ腫 66, 167, 176
mucosal prolapse syndrome (MPS) 132, 141
mucosal tag 138

N

necrotic debris 51
neurogenic hyperplasia 116
neuroma(虫垂) 116
non-specific duodenitis (NSD) 85
nonspecific multiple ulcers of small intestine 101
NSAIDs 101

P

p16 217
p53 215, 219
Paneth 細胞 47
periappendicitis 108
Peutz-Jeghers 症候群 205, 221
PIK3CA 215
plump epithelioid granuloma 126
pneumatosis coli 144
polyarteritis nodosa(PN) 98
polyp(胃) 53

primary gastric stump carcinoma 73
pseudocarcinomatous invasion 157
pseudolipomatosis 144
pseudomembranous colitis (PMC) 131
pseudomyxoma peritonei 113
PTEN 221
pyloric gland 45
──adenoma 92

R

RASSF 217, 220
regenerative epithelium 52
remnant gastritis 69
RUNX3 220

S

S100 115, 196, 198
Schönlein-Henoch 紫斑病 89
"See description" 14
serrated adenama 158
serrated lesion 158
sessile serrated polyp 136, 155, 158
SFRP 218
signet-ring cell carcinoma 112
simple ulcer 100, 131
small cell carcinoma 178, 184
smooth muscle differentiation (leiomyoma) 195
so called schwannoma 196
squamous intraepithelial neoplasia 31, 36
STK11/LKB1 221
stomal gastritis 69
stromal hyperplastic gastritis 51
strongyloidiasis 88

T

T 細胞性リンパ腫 167, 175
t(11 ; 18)(q21 ; q21) 172
T-cell lymphoma 175
tubular adenoma 148
tubulovillous adenoma 161
two hit セオリー 213
typical carcinoid tumor 180

U

ulcer 51
ulcer-associated duodenitis (UAD) 85
ulcerative colitis (UC) 119

V

verrucous carcinoma 38
villous tumor 162
vimentin 198

W

well differentiated endocrine neoplasm 178
Whipple 病 96

Y

Yersinia infection 97

消化管病理標本の読み方
[改訂2版]

1999年11月1日　第1版1刷発行
2008年10月10日　第2版1刷発行

編　著　中村　眞一
発行者　増永　和也
発行所　株式会社 日本メディカルセンター
　　　　東京都千代田区神田神保町1-64（神保町協和ビル）
　　　　〒101-0051　TEL 03(3291)3901㈹
印刷所　三報社印刷株式会社

ISBN978-4-88875-213-8 ¥10000E
Ⓒ 2008　乱丁・落丁は，お取り替えいたします．

本書に掲載された著作物の複写・転載およびデータベースへの取り込みに関する許諾権は日本メディカルセンターが保有しています．

JCLS ＜㈱日本著作出版権管理システム委託出版物＞
本書の無断複写は著作権法上での例外を除き，禁じられています．複写される場合はそのつど事前に㈱日本著作出版権管理システム（☎03-3817-5670 FAX 03-3815-8199）の承諾を得てください．